高等卫生职业教育新形态一体化创新教

老 年 护 理

黄利全　宋艳苹　赵金平　主编

中国科学技术出版社
·北京·

图书在版编目（CIP）数据

老年护理 / 黄利全，宋艳苹，赵金平主编 . -- 北京：
中国科学技术出版社，2025. 2. -- ISBN 978-7-5236
-1255-2

Ⅰ . R473.59

中国国家版本馆 CIP 数据核字第 2025GH3607 号

策划编辑	王晓义	
责任编辑	王　颖	
封面设计	孙雪骊	
正文设计	中文天地	
责任校对	焦　宁	
责任印制	徐　飞	

出　　版	中国科学技术出版社
发　　行	中国科学技术出版社有限公司
地　　址	北京市海淀区中关村南大街 16 号
邮　　编	100081
发行电话	010-62173865
传　　真	010-62173081
网　　址	http://www.cspbooks.com.cn

开　　本	889mm×1194mm　1/16
字　　数	329 千字
印　　张	13.5
版　　次	2025 年 2 月第 1 版
印　　次	2025 年 2 月第 1 次印刷
印　　刷	北京荣泰印刷有限公司
书　　号	ISBN 978-7-5236-1255-2 / R·3426
定　　价	44.00 元

高等卫生职业教育新形态一体化创新教材

《老年护理》编委会

主　编　黄利全　宋艳苹　赵金平

副主编　黄桂园　孙海燕

编　委（排名不分先后）

黄利全　金华职业技术大学

黄桂园　金华职业技术大学

于　倩　金华职业技术大学

宋艳苹　菏泽医学专科学校

赵金平　辽源职业技术学院

孙海燕　江苏医药职业学院

蔡巧英　菏泽医学专科学校

李　翠　辽源职业技术学院

胡明明　江苏卫生健康职业学院

符娇英　金华市第二医院

侯绪英　山东省立医院菏泽医院

王航赛　金华职业技术大学

洪慧敏　金华职业技术大学

前　言

随着我国老龄人口绝对数的不断攀升，以及老龄化程度的加深，对老年护理人才的需求不断增加，对老年护理教育也提出了更高要求。本教材紧紧围绕老年护理行业需求，以人的生命周期自然规律为主线，以老年人的健康需求为重点，突出学生职业情感培养与老年护理思维能力的培养。

本教材共分为6个项目，即"步入老年　科学认知——老年护理与保健""健康之路　评估起步——老年人能力评估""衣食住行　细致照护——老年人安全护理""关爱老人　远离伤害——老年意外护理""维持功能　专业护理——老年疾病护理""珍惜生命　休养生息——老年生命教育"。每个项目下又设若干任务。为培育学生从事老年护理的职业情感，每个任务之前设有"学思践悟"板块；为提升学生的老年护理思维能力，每个任务设置任务描述、任务分解、任务实施、任务评价等板块，每个项目后还附有项目检测等。为凸显老年护理专科特色，规避与内科护理、五官科护理、护理学基础等课程内容的重复，在老年常见疾病护理项目中，将疾病护理任务分解为护理背景、护理方案两个子任务。护理背景涵盖疾病的简要概述，为后续护理方案的实施奠定基础，以增强学生的知识运用能力、技能操作能力，以及职业素养的养成。

在教材编写过程中，各位编者所在单位给予了支持与鼓励，在此表示诚挚谢意！虽然进行了多轮修改和审校，但因编者知识和能力有限，教材中仍难免有不足之处，恳请各位专家、同人和读者给予指正。

编　者

2024年3月

目　　录

项目目标

1. 能理解老化的概念及特征、老年人及老龄化社会的划分标准、人口老龄化、健康老龄化、积极老龄化的内涵与意义。
2. 能说出衡量人类寿命的指标、老年护理的概念与范畴、老年护理的执业要求；老年保健概念、老年保健基本原则、自我保健的概念及注意事项。
3. 能结合实际说出人口老龄化的应对策略；能指导老年人进行自我保健。
4. 能识别老年保健的重点人群及特点。
5. 具有尊重和促进老年人健康行为的意识和"健康中国，行动有我"的责任担当。

任务一　老化与老年护理

【学思践悟】

中国的孝道文化

孝道文化是中国传统文化的核心，具有奉养、敬亲、待疾、立身、谏诤的深刻内涵，即我们每个人均需赡养父母、敬爱父母、精心照料生病的父母、自身咸就一番事业，以及直言规劝父母的某些过失。当前，我国正迈入老龄化社会，面对越来越多的老年人，在学习老年护理知识的同时须融入中国孝道文化的学习，培养尊老爱老助老的传统美德。

任务描述 1-1

国家统计局发布的《中华人民共和国 2022 年国民经济和社会发展统计公报》显示，截至 2022 年年底，我国 60 周岁及以上人口约 2.8 亿人，约占总人口的 19.8%；65 周岁及以上人口约 2.09 亿人，约占总人口的 14.9%。据专家预测分析，2030 年前后将是我国老龄化人口加速发展的时期，至 2050 年，中国老年人口将接近 5 亿人，将占总人口的 22.8%，高龄老年人将达到 1.08 亿人，独居和空巢老年人将超过 54%。

请结合实际，说说我国人口老龄化的主要原因、给社会带来的压力与挑战，以及护理人员在工作中发挥的作用。

任务分解

老化与老年护理分为人口老龄化、老年护理2个子任务，如图1-1-1所示。请结合实际案例进行任务学习。

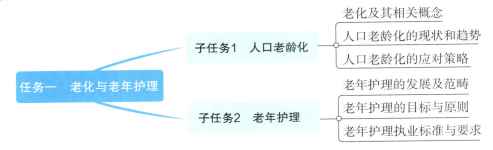

图1-1-1　老化与老年护理的任务分解

子任务1　人口老龄化

任务实施

随着经济的发展与社会的进步，老年人口与日俱增。这是社会发展的必然结果，也是当今世界人们普遍关心的重要话题之一。研究并满足老年人的健康需求，提高老年人的生活质量，恢复、保持和促进老年人的身心健康，是护理领域的重要课题。

一、老化及其相关概念

每个人都会经历童年、青年、中年和老年，在不同的年龄阶段，人体会发生一系列生理和心理变化。而"老年"阶段从生理意义上讲，是人生命过程中组织器官走向老化和生理功能走向衰退的阶段。

1. 老化

（1）老化的概念：随着年龄的增长，人体会发生一系列生理和心理改变，这是生物种类在生命延续过程中出现的一种现象。所谓的老化，即衰老，是人体从出生到成熟期后，在形态结构和功能上发生的进行性、衰退性变化。

老年的概念与特点

（2）老化的分类：可分为生理性老化和病理性老化。生理性老化指成年之后机体退化与年龄俱增的过程，是一种正常的老化现象。病理性老化指在生理性老化基础上，因生物、心理、社会及环境等多种因素加速了老化的过程，属于一种异常的老化现象。

（3）老化的特征：一是累积性。老化是机体形态结构和功能上的一些微小变化，是日复一日、年复一年逐步积累的结果，一旦表现出来，便不可逆转。二是普遍性。老化是多细胞生物普遍存在的，且同种生物的老化进程大致相同。三是渐进性。老化是一个循序渐进的演变过程，且进行性加重，常在不知不觉中出现老化的征象，且同一物种所表现出来的老化征象相同。四是内生性。老化是生物个体的一种正常生命过程，是生物体本身固有的特性，其他因素只能加速或延缓老化，却不能阻止老化。五是危害性。老化的过程是机体功能衰退的过程，机体免疫力一旦低下，极易受感染而患病，最终死亡。

2. 老年人年龄划分标准

衰老虽是个体器官老化的过程，但也受社会政治、经济、文化等综合因素的影响，故世界各国对老年人的年龄界定不一。为统一对老年人年龄的划分，世界卫生组织提出两个标准：发达国家将 65 岁及以上人群界定为老年人；发展中国家将 60 岁及以上人群界定为老年人。

另外，世界卫生组织确定的年龄分段标准为：44 岁以下为青年人；45 ~ 59 岁为中年人；60 ~ 74 岁为年轻老年人；75 ~ 89 岁为老年人；90 岁以上为非常老的老年人或长寿老年人。在我国，45 ~ 59 岁为中老年人（老年前期）；60 ~ 89 岁为老年人（老年期）；90 ~ 99 岁以上为长寿老人（长寿期）；100 岁以上为百岁老人。

关于人的寿命，可以用 3 个主要指标来衡量长短。

（1）最高寿命：指在无任何外因干预的条件下，从遗传学角度推测人类可能生存的最高年龄。如用性成熟期、生长期或细胞分裂次数等的倍数来推算研究，人类的最高寿命可达 110 ~ 175 岁。

（2）平均期望寿命：指经回顾性死因统计与其他统计学方法，计算出特定人群能生存的平均年限，简称平均寿命或预期寿命。平均寿命表示生命的长度，以死亡为终点，是衡量一个国家或地区人口老化程度的重要指标。随着科学的发展，人类平均寿命将逐渐接近或达到最高寿命。

（3）健康期望寿命：指去除残疾与残障后的人类生存曲线，即个人在良好状态下的平均生存年数。当老年人日常生活自理能力丧失，即为健康期望寿命的终点而进入寿终前的依赖期，故平均寿命是健康期望寿命与寿终前依赖期的总和。该指标是卫生领域评价居民健康状况的指标之一，体现生命质量。

3. 人口老龄化

人口老龄化是指老年人口占总人口的比例不断上升的一种动态过程。其中，老年人口占总人口的百分比称老年人口系数，为评价人口老龄化程度的重要指标。导致人口老龄化的直接原因可能主要为出生率和死亡率的下降、平均预期寿命的延长。

4. 老龄化社会

人口年龄结构是指一定时期内各年龄组人口在全体人口中所占的比重，是过去和当前人口出生、死亡、迁移变动对人口发展的综合作用，也是经济增长和社会发展的结果。随着老年人口总数的增加，社会中老年人口比例不断上升，使社会形成"老年型人口"或"老龄化社会"。

世界卫生组织对老龄化社会的划分制定了两个标准：发达国家将 65 岁及以上人口超过总人口的 7% 定义为老龄化社会，发展中国家将 60 岁及以上人口超过总人口的 10% 定义为老龄化社会。美国早在 1940 年即进入了老龄化社会，日本在 1970 年进入老龄化社会。我国进入老龄化社会的时间是 1999 年。

二、人口老龄化的现状和趋势

1. 世界人口老龄化特点

人口老龄化标志着人类平均寿命的延长，体现了生命科学与社会经济的不断进步与发展。从世界范围看，人口老龄化是总体发展趋势，呈现以下特点。

（1）人口老龄化的速度加快：当前世界年人口增长数为9300万人，年增长率为1.7%，在世界人口的增长中，发达国家人口增长率不到0.5%，但发展中国家人口增长率为2.1%；1950年全世界约有2亿老年人，2002年达6.29亿人，2011年上升至7.43亿人，占总人口的11%，预计到2050年，老年人数量将猛增至20亿人，老年人口的比例将从目前的1/10增至1/5。日本被称为"银发之国"，截至2022年9月，65岁以上的老年人口3727万人，占总人口的29.1%；预计到2100年，日本人口总数将仅相当于1998年的一半略多一点，成为全球老龄化进程最快、老龄人口比例最高的国家。

（2）高龄老年人的增长率最大：80岁以上高龄老人是老年人口中增长速度最快的群体，1950—2050年，平均每年以3.8%的速度增长，远远超过了60岁以上人口的平均增长速度。2010年全球80岁以上老年人口超过1.05亿人，预计至2050年，高龄老人大约为3.8亿人，约占老年人口总数的1/5。澳大利亚老年人口的明显特征是高龄化，70岁以上老年人约占全部人口的9%（约200万人），到2051年预计上升到20%（约570万人）。

（3）发展中国家老龄人口增长快：从20世纪60年代发展至今，发展中国家老年人口的增长率是发达国家的2倍，也是世界人口增长率的2倍。目前，65岁老年人口数量每月以80万人的速度增长，其中66%集中在发展中国家。预计到2050年，世界老年人口中约有82%的老年人（超过16亿人）将生活在发展中地区，4亿老年人将生活在发达地区。

（4）人口平均寿命逐渐延长：19世纪许多国家的平均寿命只有40岁左右，20世纪末已达到60～70岁，一些国家已超过80岁。据《2018年我国卫生健康国内事业发展统计公报》显示，中国居民人均寿命为77岁，这比1990年的69.03岁增长了将近8岁；世界卫生组织公布的2019年世界各国人均寿命排名，日本以83.7岁位居榜首，其次分别为瑞士、新加坡和澳大利亚，我国排在第53位。

（5）老年女性寿命较男性长：一般而言，老年男性的平均寿命低于女性，如澳大利亚女性的平均预期寿命为83岁，比男性老人高4.7岁，位居世界第一。美国女性老人的平均预期寿命比男性老人高6.9岁，日本为5.9岁，法国为8.4岁，中国为4.99岁。这种性别差异致使多数国家老年人口中女性人数超过男性。

2. 中国人口老龄化特点

2006年发布的《中国人口老龄化发展趋势预测研究报告》指出，中国人口老龄化可分为3个阶段：第一阶段为快速老龄化阶段（2001—2020年），此期间老年人口将达到2.48亿人；第二阶段为加速老龄化阶段（2021—2050年），老年人口最终将超过4亿人；第三阶段为重度老龄化阶段（2051—2100年），老年人口规模将稳定在3亿～4亿人。也就是说，中国人口老龄化将伴随21世纪始终，且2030—2050年为最严峻时期。此外，中国面临的是人口老龄化和老年人口总量过多的双重压力。

与其他国家相比，中国的人口老龄化社会进程有以下几个特点。

（1）老年人口基数大：第七次全国人口普查数据显示，截至2021年5月11日，全国人口总数为 14.12 亿人，其中 60 岁及以上的老年人达 2.64 亿人，占总人口的 18.70%，65 岁及以上老年人为 1.91 亿人，占总人口的 13.50%。这不仅表明我国是世界上第一人口大国，也是世界上唯一老年人口超过 1 亿人的国家，占全球老年人口总量的 1/3 以上。同第六次全国人口普查数据相比，60 岁及以上人口的占比上升 5.44 百分点，65 岁及以上人口的占比上升 4.63 百分点。

（2）老年人口增长快：65 岁以上老年人占总人口的比例从 7% 上升到 14%，发达国家大多用了 45 年以上的时间，而我国只用了 27 年，且将长时期保持较高的递增速度，属于老龄化速度最快的国家之一。据有关报告预测，"十四五"期间我国 60 岁及以上老年人口将年均增加 1000 万人，到 2049 年我国 60 岁以上的老年人将占总人口的 31%，老龄化程度仅次于欧洲。

（3）高龄化趋势明显：近 10 年来，我国高龄老年人已接近 2000 万人，其数量增加了近 1 倍。目前，高龄老年人口以 2 倍于老年人口的高速增加，今后每年将以 100 万人的速度递增，预计到 2050 年我国高龄老年人口数将达到 9448 万人，也就是说，平均每 5 个老年人中就将有 1 个高龄老年人。

（4）老龄化先于工业化：发达国家在进入老龄化社会时均已进入后工业化时期，人均国内生产总值在 5000～10000 美元，目前约为 20000 美元；而我国 1999 年进入老龄社会时人均国内生产总值还不足 1000 美元，2010 年为 4000 美元，2016 年达到 8866 美元。

（5）老龄化与家庭小型化、空巢化相伴随：随着年轻人异地求学、工作、定居，使得空巢的老年人越来越多。第六次全国人口普查数据表明，目前我国平均每个家庭有 3.1 人，家庭小型化使家庭养老功能明显弱化，导致部分老年人经济生活状况较差，心理问题较突出。

（6）地区发展不平衡：目前，我国人口老龄化发展明显出现了由东向西的区域梯次特征，东部沿海经济发达地区明显快于西部经济欠发达地区。上海市于 1979 年最早进入人口老年型行列，与最迟 2012 年进入人口老年型行列的宁夏回族自治区相比，时间跨度长达 33 年。

（7）城乡倒置显著：2020 年，中国农村 60 周岁及以上老年人口占农村总人口的 23.8%，比城市高出 8 百分点；到 2035 年，中国农村 60 岁及以上老年人口在农村总人口中的占比将达 37.7%，农村人口老龄化水平将高出城镇 13 个百分点，老龄化"城乡倒置"现象进一步加剧。

任务分析 1-1（1）

　　结合人口普查结果数据分析我国人口老龄化的现状与特点，可以发现我国人口老龄化的基数大、增长快、高龄化与空巢化趋势明显。

三、人口老龄化的应对策略

　　随着人口老龄化的快速发展，给各国社会带来的影响日益加深。其中解决老龄化问题的根本是加快社会经济的发展，提升劳动力人口数量，增加社会财富的积累。应着重加强以下 3 个方面的建设。

1. 健全医疗保健防护体系

　　世界各地老年人最为突出的需求就是"老有所医"。为应对人口老龄化带来的健康服务需求，各国政府需加快深化医疗健康改革，健全社区卫生服务体系和组织。提高老年人的福利待遇，包括最低养老金的发放、最大额度的医疗保险及医疗报销等，为老年人提供一定的心理保障，缓解老年人患病后对家庭和个人造成的经济压力，妥善解决老年人"看病难"的问题。

2. 完善社会保障和养老服务

建立并完善老年社会保障和老龄服务体系是实现"老有所养"目标的根本保证。动员社会各方力量筹措资金，建成覆盖城乡居民的社会保障体系，使基本保障惠及每位老年人。加快建设社会养老服务体系，实行"以居家为基础、社区为依托、机构为补充"的养老模式。积极推进社区养老、上门服务，以方便老年人在社区、居家就能享受专业的照料、护理与保健服务。加快建设法制化的社会养老服务，保障老年人合法权益，建立老年护理保险制度，实施城乡贫困老人的养老服务补贴政策，从根本上保障"老有所养"。

3. 逐步实现健康老龄化和积极老龄化

健康老龄化为世界卫生组织于 1990 年 9 月在哥本哈根会议上提出的理念，旨在全世界推行老年人的健康生活目标，并作为全球解决老龄问题的奋斗目标。健康老龄化是指老年人在晚年能保持躯体、心理和社会生活的完好状态，将疾病或生活无法自理推迟到生命的最后阶段。所谓的积极老龄化是在健康老龄化的基础上提出，强调老年人不仅在集体、社会、心理方面保持良好状态，而且要积极面对晚年生活，成为家庭和社会的重要资源，为社会发挥余热，做出有益的贡献。因此，健康老龄化并非终极目标，让老龄人群持续保持积极向上的心态，在社会发展的各领域发挥所长，提升影响力及可持续发展力，乃为解决老龄化问题的重要途径。

任务分析 1-1（2）

当前，解决我国人口老龄化问题应从完善医疗保健体系、社会保障体系，以及推动健康老龄化与积极老龄化等方面着手。

子任务 2　老年护理

一、老年护理的发展及范畴

老年护理伴随着老年医学而不断发展，大致经历了 4 个时期：理论前期（1900—1955 年），尚未形成任何理论指导护理实践活动；理论初期（1955—1965 年），开始研究、建立、发展老年护理理论；老年医疗保险福利制度后期（1965—1981 年），此期间老年护理的专业活动与社会活动相结合；全面完善和发展时期（1985 年至今），形成了较完善的老年护理理论并指导护理实践。

1. 国外老年护理发展

1900 年，老年护理最早在美国被确定为专业，并形成了独立的学科。至 20 世纪 60 年代，美国护理协会成立了老年护理专科小组和老年病护理分会，确立了老年护理专科委员会，使老年护理真正成为护理学中一个独立的分支；1970 年，首次正式公布老年病护理职业标准；1975 年，颁发老年护理专科证书，更名老年病护理分会为"老年护理分会"，服务对象由老年患者扩大至老年人群；1976 年，美国护理学会提出要关注老年人对现存的和潜在的健康问题的反应，从护理的角度和范畴执行各项业务活动；1987 年，美国护理协会提出用"老年护理"概念取代"老年病护理"，并重新制定了老年护理职业标准。

自 20 世纪 70 年代以来，美国护理教育开始发展，特别是开展了老年护理实践的高等教育和训练，培养了具备研究生学历的高级实践护士，能以整体护理的方式解决老年人复杂的护理问题。高级执业护士包括老年护理开业护士、老年护理临床专家。老年护理开业护士在多种场所为老年人提供初级卫生保健、社区卫生服务等工作。多数护理专家在医院工作，作为多科医疗协作组的咨询顾问，并协助在职护士在医院、养老院或社区卫生代理机构之间建立联系。在一些国家，如德国、英国、澳大利亚、日本、新加坡，以及我国台湾地区和香港特区等，均建立了较为完善的老年护理专科认证体系和规范的老年护理管理模式。

2. 国内老年护理发展

我国老年护理的发展比较缓慢，最早是住院老年患者的护理。1985 年天津市成立了第一所临终关怀医院，1988 年上海市建立了第一所老年护理医院。此后逐步发展成多种形式的老年医疗、护理、康复、养老机构等，如老年病医院、老年护理院、养老院、家庭病床和居家养老等。但我国老年护理专科发展不能满足我国快速增长的老龄化趋势，故应加大培养具有老年护理相关知识及经验的护士，逐步形成老年护理专科队伍。20 世纪 90 年代以来，人口老龄化带来的系列问题引起了我国卫生部、民政部、国家科委及各级政府的高度关注，先后发布了《关于加强老龄工作的决定》《中国老龄工作发展纲要》等相关政策，有力地促进了老龄事业的发展。1996 年，中华护理学会提出了发展和完善我国社区老年护理的倡议；1999 年，中华护理学会增设了老年病护理专业委员会。

1998 年以后，我国高等护理院校陆续增设老年护理课程，平均 30 学时。随后老年护理教育逐渐发展，目前护理研究生教育中已有老年护理研究方向。总之，老年护理的目标是运用老年护理专科理论与实践技能，对老年人进行健康评估，根据老年人存在的或潜在的护理问题进行老年人身体护理、心理护理等，掌握老年人常见疾病的临床表现、治疗原则，开展循证护理、延续性护理，在医院、康复护理院、养老机构、社区家庭等为老年人逐步建立照护的方式及健康管理模式，以增强老年人自我照顾能力。通过三级预防策略，减少老年人的健康风险，延缓衰老，减少并发症的发生，降低伤残率，提高老年人的生活质量。通过缓和医疗使老年人度过人生最后的时光并感到满意。

3. 老年护理范畴

老年护理的服务对象为健康老年人、患病老年人及老年人家属，服务重点为自然、社会、文化教育和生理、心理等因素对老年人健康的影响，探索解决老年人现存和潜在的健康问题的护理措施，让老年人尽可能地获得和保持最佳健康状态，或者有尊严地离开人世，从而提高老年人的生活质量。其服务内容主要包括以下几方面。

（1）提供延缓老年人功能衰退、发挥残存功能的护理措施，提高老年人的生活自理能力。

（2）解决老年人的生理、心理和社会适应能力方面的护理问题，减少各种危险因素给老年人带来了负面影响。

（3）创设老年人优良的生命质量保障环境，最大限度地维持和促进老年人的最佳功能。

（4）对各种老年人群进行健康宣教，提高老年人良好的保健意识和能力。

老年护理强调保持、恢复和促进健康，预防和控制各种急慢性疾病导致的残疾，发挥老年人的自我护理能力，保持舒适和人的尊严。

二、老年护理的目标与原则

老年护理是指为老年人提供医疗保健、精神支持、康复娱乐等系列服务，达到老年人最佳的身体、心理与社会功能状态。然而，每个人进入老年期，心身功能均走向衰亡，故老年护理的目标是增强自我照顾能力、延缓衰退及恶化、提高生活质量。

1. 目标

（1）增强老年人的自我照顾能力：面对老年人的虚弱与需求，医护人员常会给予帮助，却很少考虑到老年人自身的能力，导致许多老年人常被生活在依赖之中，久而久之，反将引起老年人的生活自理能力丧失。因此，在护理中应善于运用老年人自身资源，采取以健康教育为主的护理措施，达到维持和促进老年人自我照顾能力的发展，避免过分依赖他人的目的。

（2）延缓老年人的衰退及恶化：通过建立健康档案，积极开展健康教育，普及并提高老年人的自我保健意识，建立良好的生活方式，延缓老年人的衰退，增进健康。实施三级预防策略，预防并发症的发生，防止伤残。

（3）提高老年人的生活质量：人到老年，越需注重健康的身体、积极的心态和良好的社会适应状态，只有在健康基础上的长寿，才是老年人生活的意义和护理的价值。对待临终老人，更应给予全方位的服务和综合性的护理，有陪伴、无痛苦、舒适地度过生命的最后时光。因此，让老年人达到"年高不老、寿高不衰、依赖不长"才是护理的目标。

2. 原则

由于老年护理工作对象的特殊性及工作内容的跨界性，老年护理实践需遵循以下护理原则。

（1）满足需求原则：因老年人具有独特的心理社会经历，故需求会有多重性与独特性，在护理中，应将满足老年人的需求放在首位。运用老化理论及老年护理的知识与技能，及时发现老年人现存的、潜在的健康问题和各种需求，有针对性地满足，真正达到恢复和维持健康、提高生活质量的目的。

（2）尽早防护原则：许多老年病如高脂血症、高血压、糖尿病、动脉粥样硬化等疾病，均起源于中青年时期且病情演变时间长，故老年护理的实施应从中青年时期入手，采取有效的预防措施，延缓老年疾病的发展。对于患有慢性病、有残疾的老年人，也应根据实际情况，尽早地实施康复医疗和护理。

（3）面向社会原则：随着人口老龄化，老年人群的增多，社会养老将发挥更大功能。因此，老年护理在考虑个人、家庭因素的同时，需更多考虑社会因素。如此，不仅老年人本人受益，还将大大减轻家庭和社会的负担。

（4）连续照护原则：由于老年人病程长、并发症及后遗症多，生活自理能力下降，甚至具有严重的生理功能障碍，故老年人常需连续性照顾，如院外的预防性照顾、精神护理、家庭护理等，这对护理工作提出更大的挑战与依赖。因此，在护理活动中，对各年龄段健康的、患病的老年人在各个不同的护理场所，务必提供持之以恒的护理。

三、老年护理执业标准与要求

因老年人群是一个庞大的弱势群体，极有可能处于发生不良后果的危险中，故老年护理是一种更具社会责任感和人道主义精神的工作，对护理人员的要求更严格。我国学者提出老年护理从业人员的基本能力应至少具备评估和干预能力、沟通交流能力、评判性思维能力、健康教育能力和综合性知识的运用能力等。具体执业标准与要求如下。

1. 执业标准

老年护理从业人员必须经过学校教育、在职教育、继续教育和岗前培训等途径，储备老年护理的知识和技能。目前，我国尚无老年护理执业标准，主要参照美国 1937 年修订的老年护理执业标准，强调了增强老年人的独立性及维持最佳的健康状态。

2. 执业要求

（1）高尚的职业精神：老年人曾对社会做出了很多贡献，但因衰老而致生理功能退化，生活自理能力下降，故护理人员应尊老、敬老、助老，为老年人争取各种伦理和法律权利；对老年人应富有爱心、耐心、细心、诚心，为老年人分忧解难、扶病解困。

（2）过硬的专业素质：老年人因自身的反应度与敏感度下降，以及罹患疾病多种，常存在更多的健康问题和需求，增加了护理的复杂性与困难度。因此，护理人员不仅要有扎实的护理理论知识和娴熟的操作技能，而且要具备心理学、社会学、教育学等方面的知识，从老年人身心、社会及文化的需求出发，解决老年人的实际需要。

（3）优良的人文素质：护理老年人应具有良好的沟通交流能力、协调合作能力，确保能与老年人进行有效沟通；还应具备一定的法律、法规、伦理、心理等知识，才能更好地维护老年人的合法权益。另外，需具备一定的社会、文化、历史等多元文化知识，才能针对不同背景的老年人提供个性化的护理。

任务评价

学习自评表

| 班级 _____ | | 姓名 _____ | 学号 _____ |

	学习索引	学生自评 1—完全掌握　2—部分掌握　3—仍需加油	
知识点	老化	☐ 概念	☐ 特点
	老年人年龄划分标准	☐ 世界卫生组织标准	☐ 我国标准
	人口老龄化	☐ 概念 ☐ 我国人口老龄化特点	☐ 世界人口老龄化特点 ☐ 人口老龄化的应对策略
	老龄化社会	☐ 划分标准	
	健康老龄化	☐ 概念	
	积极老龄化	☐ 概念	
	老年护理	☐ 范畴 ☐ 执业要求	☐ 原则

任务二　老年人健康保健

【学思践悟】

老年保健先进人物

　　大连医科大学原校长李学文自 1997 年退休后,致力于社会公益事业,为老年人健康事业做出了积极贡献。他曾组织 150 名专家成立科普讲师团,亲自宣讲 100 多场次;主编《科学生活宝典》(被翻译成日文)以及《健康保健》小册子,被称为"大连的健康使者"。他应邀在国内多地演讲,赴日讲学 3 次;撰写 100 多篇论文和科普文章;组织两届"大连国际老年人健康科学论坛"并做主旨报告;主持、参与"全市居民膳食营养和习惯行为"等大型调研活动。2000 年,李学文创建大连市优秀专家糖尿病医院,集全市最优专家轮流出诊服务患者并免收挂号费,开展每月 1 次的预防保健大课堂。

任务描述 1-2

　　李爷爷和王奶奶是一对年过七旬的"空巢"老年夫妇,子女均在外地工作。李爷爷,76 岁,退休工人,有抽烟习惯,喜静不喜动,有高血压病史 20 年,间断服药,平时血压不平稳,经常有一过性头晕或肢体麻木。李奶奶,73 岁,退休教师,有糖尿病病史 10 年,近期骨密度检测结果显示骨质疏松,不敢大活动,担心摔倒骨折。两位老年人想通过各种途径获得老年人保健知识,以促进和维护健康。

　　请说说老年保健的概念、内容,以及老年保健重点人群、自我保健等。

任务分解

　　老年人健康保健分为老年保健理念与策略、老年人自我保健与健康促进 2 个子任务,如图 1-2-1 所示。

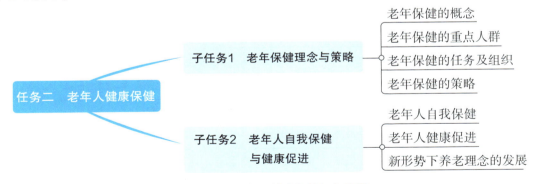

图 1-2-1　老年人健康保健任务分解

任务实施

　　随着社会经济发展和医疗保健的不断进步,人们生活及健康水平日益提高,人类平均寿命逐渐延长,老年人口也不断增多,做好老年保健工作,为老年人提供满意的医疗保健服务,满足老年人的健康需求，提高老年人生活质量，是当前社会的一大重要任务。这不仅有利于老年人的健康长寿，更有助于促进社会的稳定与发展。

子任务1　老年保健理念与策略

随着年龄的增长，老年人的身体状况逐渐衰退，更容易受到慢性病的影响，健康需求更复杂、更迫切。做好老年保健工作，尤其是对老年重点保健人群的保健服务，有利于老年人健康长寿和延长老年人生活自理年限，对预防疾病、促进功能恢复和提高老年人生活质量都非常重要。

一、老年保健的概念

世界卫生组织老年卫生规划项目认为，老年保健是指在平等享用卫生资源的基础上，充分利用现有的人力、物力资源，以维持和促进老年人健康为目的，使老年人得到基本的医疗、护理、康复和保健等服务。

老年保健的具体内容包括老年人的日常生活、运动、饮食、用药、心理、常见健康问题与疾病等方面的保健，可以通过建立保健手册，对老年人进行健康讲座、健康咨询、健康查体和康复训练等保健活动来实现。

1. 老年保健的目标

老年保健的目标是最大限度地延长老年期独立自理生活的时间，缩短功能丧失及在生活上依赖他人的时间，达到延长健康预期寿命、提高老年人生命质量的目的，进而实现健康老龄化。

2. 老年保健的基本原则

（1）全面性原则：老年人的健康包括躯体、心理和社会适应三方面的健康，所以老年保健也应是多维度、多层次的。多维度指老年保健不仅要重视躯体健康，还要重视老年人的心理卫生和精神健康，促进老年人的社会适应性和提高生活质量。多层次指对疾病和功能障碍的预防、治疗、康复、健康促进和维护。因此，制订一个优化的、全面的老年保健计划是非常有益的。

老年保健的
基本原则

（2）功能分化原则：老年保健的功能分化，即在对老年人健康的全面性充分认识的基础上，对老年保健的各个层面有足够的重视，具体体现在老年保健的计划、组织、实施及评价方面。老年保健不仅需要从事老年医学工作和研究的医护人员，还应该有精神病学家、心理学家、社会工作者、养老护理员及家属的参与，在人力配备上显示出功能分化。

（3）区域化原则：老年保健的区域化是为了使老年人获得更方便、快捷的保健服务，以社区为基础，通过家庭、邻居和社区提供医疗保健和生活照料服务，帮助老年人克服困难，更好地生活。重点针对老年人独特的需要，确保在要求的时间、地点，为真正需要服务的老年人提供社会援助。因此，保健机构的医师、护士、社会工作者和保健计划设计者等应接受过老年学和老年医学专业训练，从老年群体的健康水平出发，将治疗、护理、康复、保健融为一体，以预防为主实施健康教育，做到疾病的早预防、早发现、早治疗，提高对营养与用药意外事故、环境安全问题、精神障碍等的识别率。

（4）费用分担原则：老年保健的费用筹集是老年保健管理的关键环节。解决日益增长的老年保健需要与紧缺的财政支持之间矛盾的方法是"风险共担"，即政府、单位、保险公司与老年人分别承担，即政府承担一部分、保险公司的保险金补偿一部分、老年人自付一部分。

二、老年保健的重点人群

1. 高龄老年人

老年保健的
重点人群

高龄老年人是指 80 岁以上的老年人，是老年特征最突出的人口。高龄老年群体中 60% ~ 70% 有慢性疾病，常有多种疾病并存，病情复杂、病程长。随着年龄增长，老年人的健康状况不断退化，同时心理健康状况也令人担忧。因此，高龄老年人对医疗护理、健康保健等方面的需求加大。

2. 独居老年人

随着社会的发展和人口老龄化、高龄化及我国推行计划生育政策所带来的家庭结构变化和子女数的减少，家庭已趋于小型化，只有老年人组成的家庭比例逐渐升高。特别是我国农村，青年人外出打工的人数越来越多，导致老年人单独生活的现象比城市更加严重。独居的老年人很难外出看病，对医疗保健的社区服务需求量增加。因此，定期巡诊、送医送药上门，提供健康咨询和开展社区老年保健服务具有重要意义。

3. 丧偶老年人

丧偶老年人的人数随年龄增高而增加。丧偶对老年人的生活影响很大，所带来的心理问题也非常严重。丧偶使多年的夫妻生活所形成的互相关爱、互相支持的平衡状态突然被打破，使夫妻中的一方失去了关爱和照顾，常会使丧偶老年人感到生活无望、乏味，甚至积郁成疾。据世界卫生组织报告，丧偶老年人的孤独感和心理问题发生率均高于有配偶者，这种现象对老年人的健康是有害的，尤其是近期丧偶者，常导致原有疾病的复发。因此，丧偶老年人的心理调适非常重要。

4. 患病老年人

患病加重了老年人的经济负担。为缓解经济压力，部分老年人会自行购药、服药，易导致延误诊断和治疗。因此，社区保健服务人员应根据具体情况定期随访，做好老年人健康检查、健康教育、保健咨询，配合医师治疗，促进老年人的康复。

5. 新出院老年人

近期出院的老年人还未完全恢复，身体状况差，常需要继续治疗和及时调整治疗方案，如遇到经济困难等不利因素，疾病极易复发甚至导致死亡。因此，从事社区医疗保健的人员，应根据老年患者的情况，定期随访。

6. 精神障碍老年人

常见的精神障碍有神经衰弱、焦虑症、抑郁症和老年期痴呆。尤其是老年期痴呆，随着老年人口和高龄老人的增多，痴呆的老年人人数也在增加。痴呆使老年人生活失去规律，并且不能自理，常伴有营养障碍，从而加重原有的躯体疾病。因此，痴呆老年人需要的医疗和护理服务明显高于其他人群，应引起全社会的重视。

三、老年保健的任务及组织

老年保健工作的目的是要运用老年医学知识开展老年病的防治工作，加强老年病的监测，控制慢性病和伤残的发生。开展老年人群健康教育，指导老年人的日常生活和健身锻炼，提高健康意识和自我保健能力，延长老年人的健康期望寿命，提高老年人的生活质量。因此，老年保健任务的完成需要依赖一个完善的医疗保健服务体系，充分利用社会资源，做好老年保健工作。

1. 建立社区老年保健网络

老年保健的中心在社区。社区可以建立以家庭为基础、以居委会为核心、以社区为依托的老年保健服务体系。社区老年保健服务可以提供多种形式的综合服务，为不同年龄段、不同健康状况的老年人提供所需要的服务，使老年人不离开自己熟悉的生活环境就能够得到适宜的医疗保健服务。

2. 建立社区老年医院、老年护理医院和老年保健所

在社区内逐步建立配套的老年医院、老年护理医院和老年保健所，为老年人疾病治疗、康复护理、日间照料、健康教育、健康检查等提供全面服务。

3. 开展老年人家庭健康管理

老年人家庭健康管理主要包括建立健康档案、开设家庭病床、提供家庭护理等。

（1）建立健康档案：目的是掌握社区老年人的基本健康状况和社区的医疗保健资源，为老年保健管理提供依据。健康档案包括：①个人健康档案，主要涉及老年人健康的基本情况，健康检查记录，主要的健康问题等；②家庭健康档案，是指家庭成员的基本资料、家庭功能评估和家庭主要问题等；③社区档案，含有社区老年人群的总体健康状况和卫生保健需求等。

（2）开设家庭病床：家庭病床可以解决老年人上医院就诊的诸多困难，同时也可以缓解医院病床紧张的状况。家庭病床应具有医疗预防、保健康复、健康教育等综合性服务功能，进而实行全科医疗服务。同时，由于绝大部分老年人生命的最后阶段都是在家中度过的，因此家庭病床医护人员还担负着"临终关怀"的任务。

（3）提供家庭护理：家庭护理可以缓解综合性医院床位紧张的局面，减少住院费用，节约开支。同时，也可以使老年人生活在自己的家庭，并能与亲属在一起。家庭是老年人最好的康复场所，能够对老年人提供物质支持、生活照顾和心理安慰。

四、老年保健的策略

总体战略部署：构建包括政府、社区、家庭和个人共同参与的、完善的、多渠道、多层次、全方位的老年保障体系，进而形成老年人口寿命延长、生活质量提高、代际关系和谐、社会保障有力的老年服务保健网络、健康老龄社会。根据老年保健目标，针对老年人的特点和权益，可将我国的老年保健策略归纳为6个"有所"。

1. 老有所医——老年人的医疗保健

大多数老年人的健康状况随着年龄的增长而下降，健康问题和疾病逐渐增多。要改善老年人口的医疗状况，就必须首先解决好医疗保障问题。通过深化医疗保健制度的改革，逐步实

现社会化的医疗保险，运用立法手段和费用合理分担原则，将大多数的公民纳入这一体系当中，才能改变目前支付医疗费用的被动局面，真正实现"老有所医"。

2. 老有所养——老年人的生活保障

目前家庭养老仍然是我国老年人养老的主要方式，但由于家庭养老功能逐渐弱化，养老必然由家庭转向社会，特别是社会福利保健机构。增加养老资金的投入，建立设施完善的社区老年服务机构，老年人的基本生活照护有保障，将成为老年人安度幸福晚年的重要方面。

3. 老有所乐——老年人的文化生活

老年人在劳动岗位奉献了几十年，国家、集体和社区都有责任为老年人的"所乐"创造条件，积极引导老年人正确和科学地参与社会文化活动，提高身心健康水平和文化修养。"老有所乐"的内容比较广泛，如社区内可建立老年活动中心，开展琴棋书画、阅读欣赏、体育文娱活动、饲养鱼虫花草、组织观光旅游、参与社会活动等。

4. 老有所学——老年人的发展

老年人虽然在体力和精力上不如青年人和中年人，但老年人在人生岁月中积累了丰富的经验和广博的知识，是社会的宝贵财富。因此，老年人仍然存在一个继续发展的问题。老年人可根据自己的兴趣爱好选择学习内容，如弹琴、绘画、烹调、缝纫等，这些知识又给老有所为创造了一定的条件或有助于老年人潜能的发挥。

5. 老有所为——老年人的成就

老有所为可分为两类：①直接参与社会发展，将自己的知识和经验直接用于社会活动中，如从事各种技术咨询服务、医疗保健服务、人才培养等；②间接参与社会发展，如献计献策、社会公益活动、编史或写回忆录、参加家务劳动、支持子女工作等。在人口老龄化日益加剧的今天，不少国家开始出现了劳动力缺乏的问题，老有所为在一定程度上也可以缓和这种矛盾；同时，老有所为也为老年人增加了个人收入，对提高老年人在社会和家庭中的地位及进一步改善自身生活质量起到了积极作用。

6. 老有所教——老年人的教育及精神生活

一般来说，老年群体是相对脆弱的群体，经济脆弱、身体脆弱、心理脆弱。由于经济上分配不公、政治上忽视老年人、情感上淡漠老年人、观念上歧视老年人等都可能造成老年人的心理不平衡，从而不利于代际关系的协调，不利于社会的发展，甚至会造成社会的不安定因素。国内外研究表明：科学的、良好的教育和精神文化生活是老年人生活质量和健康状况的根本保证。因此，社会有责任对老年人进行科学的教育，帮助老年人建立丰富的、健康的、高品位的精神文化生活。

子任务2　老年人自我保健与健康促进

老年人自我保健和健康行为促进是老年人利用自己所掌握的医学知识、科学的养生保健方法和简单易行的康复治疗手段，依靠自己和家庭或周围的力量对身体进行自我观察、诊断、预防、治疗和护理等活动，从而达到促进健康，预防疾病，提高生活质量，推迟衰老和延年益寿的目的，最终实现健康老龄化。

一、老年人自我保健

1.老年人自我保健的定义

世界卫生组织对自我保健的定义是"自我保健是指个人、家庭、邻居、亲友和同事自发的卫生活动，即指人们为保护自身健康所采取的一些综合性的保健措施"。自我保健注重提高个人和家庭的自我心理调适，提高心理素质和社会适应能力，建立身体、心理、行为和社会的全面健康意识和健康行为；注重致病因子出现之前的预防，以推动个人、家庭及社区改变不良个人生活方式和卫生习惯。

老年人要进行自我保健，就要学习和掌握有关的医学科普知识，掌握常用的自我保健方法，有针对性地进行自我保健活动。常用的保健方法有精神心理卫生自我保健法、膳食营养自我保健法、运动自我保健法、传统医学自我保健法、物理自我保健法、生活调理自我保健法及药物自我保健法等。

2.老年人自我保健策略

自我保健活动应包括两个部分：一是个体不断获得自我保健知识，并形成机体内在的自我保健机制；二是利用学习和掌握的保健知识，根据自己的健康保健需求自觉地、主动地进行自我保健活动。具体措施包括以下几方面。

（1）自我观察：自我观察是指通过"视""听""嗅""叩""触"等方法观察自身的健康状况，观察与生命活动有关的重要生理指标；观察身体结构和功能的变化；观察疼痛的部位和特征等。通过自我观察，掌握自身健康状况，及时发现异常或危险信号，及时寻求医疗保健服务。

（2）自我检测：自我检测是指通过自己所能掌握的试剂、仪器、器械等工具进行检测，如血糖的监测、血压的监测等。及时发现机体异常的指标，做到早期发现疾病并能及时治疗。

（3）自我预防：有病治病，无病防病，以防为主。建立健康的生活方式，养成良好的生活、饮食、卫生习惯，保持最佳的心理状态，坚持适度的运动，科学锻炼，定期进行体检，是预防疾病非常重要的措施。

（4）自我治疗：自我治疗是指老年人自己对一些慢性病和轻微损伤施行的治疗，如常见慢性病患者的自我服药，糖尿病患者自己进行皮下注射胰岛素；患有心肺疾病的老年人在家中吸氧等；也可采用非药物疗法，如冷、热敷，自我保健按摩，饮食、运动、生活调理等手段进行自我治疗。

（5）自我护理：运用家庭护理知识进行自我照料、自我保护、自我调节等自我护理，以增强生活自理能力。

（6）自我急救：老年人及家属应具有一定的急救常识和掌握常用急救技术，才能最大限度地提高治疗效果，及时挽救生命。主要包括：①能正确拨打急救电话；②掌握常用急救技术，如心肺复苏术、海姆立克急救术、烫伤的自我处理等；③外出时随身携带自制急救卡，卡上写明姓名、年龄、联系电话、血型、主要疾病及指定医院等关键内容；④根据自己所患疾病常备急救药品和简易急救设备，如患有心绞痛的老年人应随身携带急救药盒，患有心肺疾病的老年人家中要常备吸氧装置。

3. 老年人自我保健中应注意的问题

（1）老年人要根据自我保健的目的及个体身体情况来选用适当的自我保健方法。常用的自我保健方法有精神心理卫生保健、膳食营养保健、运动保健、生活调理保健、传统医学保健、物理疗法保健和药物疗法保健等。

（2）自我保健中应采用非药物疗法和药物疗法相结合，以非药物疗法为主。如急性传染病、慢性病的发病期或感染性疾病等，应以药物疗法为主；一些慢性病以非药物疗法为主（如生活调理、营养、运动、物理及心理治疗等），效果不明显时再采用药物疗法进行治疗。

（3）体弱多病的老年人，在自我保健时常采用上述的综合性保健措施，但要分清主次、合理调配，起到协同作用，提升自我保健效果。

（4）使用药物自我保健时应慎重，根据自身的健康状况、个体的耐受性及肝肾功能情况合理使用，以非处方药为主，如需治疗用药，应根据医嘱用药，并注意掌握适应证、禁忌证、剂量、用法和疗程，以免产生不良反应。

二、老年人健康促进

1. 老年人健康促进的概念

老年人健康促进是指通过健康教育和政策、法律法规、经济及组织等支持，改变个体和群体健康相关行为、生活方式和社会影响，降低老年人的发病率，提高健康素质、文明素质和生活质量。老年人的健康促进主要包括五大行为领域：制定促进老年人健康的公共政策；创造支持性环境；强化社区行动（健康教育）；发展老年人个人技能；调整老年人卫生服务方向。

2. 老年人健康行为促进策略

老年人健康促进的对象不仅应包括已出现慢性非传染性疾病的患者，而且应当把尚未出现健康问题的人群也包含在内，老年人健康行为促进活动是一项应该长期坚持并努力贯彻的工作。

（1）公共政策是促进老年人健康的保障基础：老年群体的健康问题需要在政府的主导下制定老年群体的健康促进公共卫生政策，规范医疗体制建设，完善老年医疗保健制度。以社区卫生服务机构为载体，健全养老设施和保健设备，普及健康保健知识，创造出良好保健氛围，动员老年群体共同参与追求健康生活方式，逐步形成健康生活习惯，提高生活质量，实现健康老龄化。

（2）社区医疗服务是老年人健康促进开展的基础与依托：社区卫生医疗机构能为老年人解决看病难、看病贵的难题，还能为老年人提供慢性病预防、控制的指导。因此，老年人健康促进活动的开展应注重社区医疗服务的建设与完善。

（3）大众传播在老年人行为改变的初期能发挥重要作用：大众传播通过布置健康教育展板、发放科普资料、播放电视节目、互联网等形式进行，其覆盖面大、适合自学的特点在老年人健康促进中发挥着重要作用。

（4）人际与组群传播在老年人行为改变的中期能发挥重要作用：人际与组群传播，信息反馈及时，可以使传播者与老年人之间的交流更加充分。在社区举行健康讲座、进行健康咨询、开展健康小组活动等，发挥群体的力量以促进老年人健康行为的转变。

（5）社会支持是老年人健康行为转变的有力保障：社会支持表现在亲友、同事、领导对老年人的关心、探望，以及对健康行为赞许、鼓励的态度，可以使老年人产生强烈的归属感和自我价值观，有助于他们不良行为的改变和健康促进行为的巩固与坚持。

当前，我国的老年人健康促进工作已经取得可喜进展，但针对老年人的健康促进活动与老年人的实际需求还有较大差距，慢性病仍是老年人的主要死因。因此，老年人健康促进应更多关注健康生活方式，帮助老年人建立起健康的行为模式和生活习惯，以有效预防和控制各种慢性疾病的发生，降低由慢性病导致的功能残疾和生活能力下降。

三、新形势下养老理念的发展

国际老龄联合会提出的 21 世纪养老新理念如下。

（1）养老由满足物质需求向满足精神需求方向发展。

（2）养老由经验养生向科学养生发展。

（3）养老目标是动态的，由过去的长寿到现在的健康，再到 21 世纪老龄化社会的尊严，由追求生活质量向追求生命质量转化。

（4）21 世纪的养老将彻底摆脱功利色彩，养老的意义由安身立命向情感心理依托转变。

任务评价

学习自评表

班级 _____	姓名 _____	学号 _____

	学习索引	学生自评
		1—完全掌握　　2—部分掌握　　3—仍需加油
知识点	老年保健	☐ 概念　　　　　　　　　☐ 基本原则 ☐ 重点人群　　　　　　　☐ 策略
	老年人自我保健	☐ 概念　　　　　　　　　☐ 策略
	老年人健康促进	☐ 概念　　　　　　　　　☐ 促进策略 ☐ 21世纪养老新理念

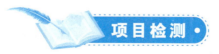

项目检测

一、单选题

1.我国老年保健的重点人群不包括（　　　）。

　　A.独居老年人　　　　　B.患病老年人　　　　　C.新出院老年人

　　D.健康老年人　　　　　E.丧偶老年人

2.老年人自我保健的具体措施不包括（　　　）。

　　A.自我预防　　　　　　B.严重疾病自我治疗　　C.自我观察

　　D.自我护理　　　　　　E.定期体格检查

3. 王某，男性，82 岁，患有冠心病及高血压，老伴因病已去世 9 年，子女在外地工作。最不适合该老年人的保健场所是（　　　）。

　　A. 敬老院　　　　　　　　B. 养老院　　　　　　　　C. 托老所

　　D. 老年公寓　　　　　　　E. 家中独居

4. 高龄老年人是指（　　　）。

　　A. 60 岁以上的老年人　　　B. 70 岁以上的老年人　　　C. 80 岁以上的老年人

　　D. 90 岁以上的老年人　　　E. 65 岁以上的老年人

5. 老年人自我保健的主要方法是（　　　）。

　　A. 药物保健　　　　　　　B. 生活调理　　　　　　　C. 合理膳食

　　D. 非药物保健　　　　　　E. 中医养生保健

6. 对于患有急性病、慢性病发病期和感染性疾病的老年人，自我保健的主要方法是（　　　）。

　　A. 物理疗法非药物保健　　B. 营养调整　　　　　　　C. 生活调理

　　D. 药物疗法　　　　　　　E. 非药物保健

7. 老年人健康促进活动开展的基础与依托是（　　　）。

　　A. 医院医疗服务　　　　　B. 家庭支持　　　　　　　C. 社区医疗服务

　　D. 居家照护　　　　　　　E. 社会支持

二、多选题

8. 老年保健的基本原则包括（　　　）。

　　A. 全面性原则　　　　　　B. 费用政府承担原则　　　C. 区域化原则

　　D. 功能分化原则　　　　　E. 个体化原则

9. 张老，70 岁，大学学历，担任某事业单位领导多年，退休在家，其子女均在外地工作，不在身边。张老自我保健的具体措施应该包括（　　　）。

　　A. 自我监测　　　　　　　B. 自我预防　　　　　　　C. 自我治疗

　　D. 自我护理　　　　　　　E. 自我急救

10. 若让你指导上题中的张老进行自我保健，适宜的方法包括（　　　）。

　　A. 营养保健　　　　　　　B. 生活方式调理　　　　　C. 运动保健

　　D. 心理卫生保健　　　　　E. 传统医学保健

（黄利全　宋艳苹　符娇英　洪慧敏）

健康之路　评估起步
——老年人能力评估

项目目标

1. 能理解老年人能力评估的概念与意义。
2. 能说出老年人能力评估的内容、评估指标和评估环境要求与配置。
3. 能根据老年人能力评估原则正确选择实施形式和沟通方式与技巧。
4. 能理解和区分老年人能力评估的自理能力、基础运动能力、精神状态、感知觉与社会参与4个一级指标及其二级指标。
5. 能运用所学知识与技能按照评估流程正确进行老年人能力评估。
6. 具有尊老、助老意识和较强的人际沟通能力，进行老年人能力评估时要细致、富有耐心，尊敬体贴老年人。

任务一　认识老年人能力评估

【学思践悟】

老年人能力评估规范

为了满足老年人养老服务的需求，在2013年民政行业标准《老年人能力评估》（MZ/T 039—2013）实施的基础上，结合国内外老年人能力评估工作的新进展，民政部提出编制国家标准《老年人能力评估规范》（GB/T 42195—2022），并于2022年12月30日发布实施。该标准为老年人能力评估提供统一、规范、可操作的工具，为科学划分老年人能力等级，推进基本养老服务体系建设，优化养老服务供给，规范养老服务机构运营，加强养老服务综合监管等提供依据。通过老年人能力评估，掌握老年人各方面的需求，可以合理分配养老资源，科学规划市场供给，明确养老服务市场的供需情况，改善养老服务质量，更好地保障老年人权益。

任务描述 2-1

随着经济和社会的发展，人类的预期寿命逐步延长，人口老龄化成为一大社会问题。预计到2050年，我国人口老龄化将达到最高峰，65岁及以上老年人口占比将接近30%。人口老龄化是现代社会的大挑战。由于老年人口占比的不断增长，与老龄化相关的问题也逐步显现。随着医学的进步和人们健康观念的改变，如何满足老年人的健康需求成为研究的重点。为准确了解老年人的身心状况，进而提供更恰当的护理服务和健康支持，进行科学的老年人能力评估就显得尤为重要。

任务分解

从老年人能力评估的概念、内容、原则、实施形式和评估时段、沟通方式与技巧、环境6个方面正确认知老年人能力评估，如图2-1-1所示。请结合实际案例进行任务学习。

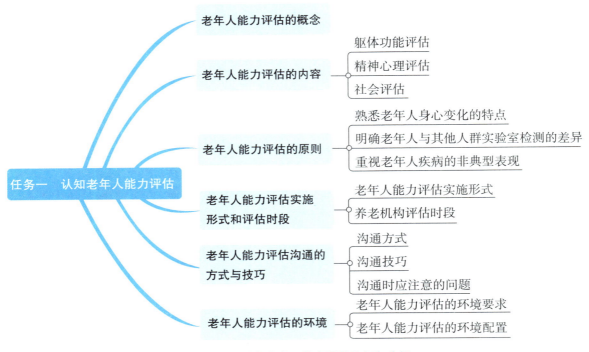

图2-1-1　认知老年人能力评估的任务分解

任务实施

一、老年人能力评估的概念

老年人能力评估是采用多学科方法，以一系列评估量表为工具，由专业的评估人员，从自理能力、基础运动能力、精神状态、感知觉与社会参与4个方面对老年人的能力进行综合评估，确定老年人能力初步等级；再结合老年人过往疾病史、近期发生意外时间等因素，确定老年人能力评估最终等级。最终，明确老年人护养服务和健康支持的目标和重点，科学划分老年人照护等级，指导制订个性化照护计划。

科学的老年人能力评估，对合理配置养老服务资源、提升养老机构服务质量和运行效率具有十分重要的指导意义，也是保障老年人合法权益的重要举措。通过老年人能力评估反馈，可以提高护养机构服务质量，提高照护人员的服务水平；通过评估的实施和结果的汇总，能够为社会保障部门提出行动依据，充分发挥行政部门的引导作用，发挥社会工作者的主动性；通过评估后的结果分析和评估建议，可以提高老年人家庭成员的照护意识，帮助老年人做出正确抉择。

二、老年人能力评估的内容

考虑到老年人在疾病谱、社会支持环境和功能状态的异质性，老年人能力评估内容比较广泛，主要包括躯体功能评估、精神心理评估和社会评估。

1. 躯体功能评估

躯体功能评估是功能评估的主要部分，包括日常生活活动（ADL）、平衡与步态、关节活动程度、营养状况、视力和听力、吞咽功能和失能程度等的评估。在躯体评估中，最重要的是ADL评估，具体可分为基本ADL评估和工具性ADL评估。基本ADL评估内容包括生活自理活动和开展功能性活动的能力，例如移位、穿衣、平地行走、洗漱、尿便控制、上下楼梯、进餐、沐浴等。此项可以通过直接观察或询问进行评估。工具性ADL评估包括独立用药、理财、购物、交通、社交等能力的评估。ADL主要评估的是个人生活自理能力和基础运动能力。评估时，需要详细询问老年人能否独立完成上述任务，是否需要他人帮助，需要评估老年人对辅助器具的使用情况，包括使用辅助设施的类型、时间长短和在什么情况下使用。

2. 精神心理评估

精神心理评估主要包括认知功能、行为问题和抑郁症状3个方面。

（1）认知功能：认知功能是指熟练运用知识的能力，即利用所了解到的知识对事物的概括、计算和判断能力，包括记忆力、定向力、注意力、判断力、解决问题的能力等。

（2）行为问题：行为问题是指在行为过程中存在的问题，主要表现为攻击行为。可表现在具体行动上，也可表现为语言文字攻击，客观上使别人受到躯体或心理的伤害。

（3）抑郁症状：表现为情绪低落、不合群、离群、躯体不适、食欲不振、睡眠障碍等。

3. 社会评估

社会评估主要对老年人的社会适应能力、生活能力、工作能力，以及经济状况、文化背景、特殊需求等方面的评估，同时还应从老年人是否被遗弃、被忽视、被不公平对待等方面评估老年人的受虐情况，所有的评估都将有益于照护计划的制订。在社会评估中，应高度重视老年人的个性化需求，重视老年人的个人价值观和宗教信仰。

老年人能力评估可以结合老年人的一般医学评估、环境评估、生活质量评估、常见老年问题和老年综合征等进行综合评估，得出更为准确的评估结论。

三、老年人能力评估的原则

1. 熟悉老年人身心变化的特点

随着年龄的增长，人体的结构和功能会发生各种退行性改变，这些变化称为老化。老化可分为生理性老化和病理性老化。生理性老化是符合自然规律的，如皮肤出现皱纹、感觉迟钝；肺功能下降，容易罹患各种肺部疾病；心血管弹性降低，血流分布改变；咀嚼、吞咽和消化能力减弱；肌肉萎缩、肌力减退、行动迟缓等。除了生理方面的变化，老年人心理方面也会发生很大的变化。老年人感知觉功能下降，反应迟钝，注意力不集中，认知功能下降；容易出现孤独、焦虑、抑郁等负性的情绪体验和反应；人格方面常表现出适应力下降、固执刻板、以自我为中心。病理性老化是生物、物理或化学因素所导致的老年人身体结构和功能的一种异常变化，如冠心病、帕金森病、糖尿病、骨质疏松症、认知障碍等老年性疾病。感知觉功能下降和病理性老化可能在老年人身上同时出现，需要注意区分。

2. 明确老年人与其他人群实验室检测的差异

老年人实验室检查结果异常可能是由于3种原因引起：①疾病引起的异常改变；②正常老

年期变化；③某些药物的影响。目前关于老年人实验室检测结果标准值的资料较少，需要医护人员通过长期观察和反复检查，结合病情，正确解读老年人的实验室检查数据，辨别异常的检查结果是因为正常的老化，还是病理性变化所致，以免延误疾病的诊断和治疗。

3. 重视老年人疾病的非典型表现

随着年龄的增长，老年人感受性降低，大部分还有多病共存的情况，急性发病后往往没有典型的症状和体征，被称为非典型临床表现。如急性心肌梗死，老年人发病后可能没有明显的胸痛表现，仅表现为神情淡漠、呼吸困难、食欲减退或恶心呕吐等；老年人发生阑尾炎肠穿孔时，可能并没有明显的腹膜刺激征，或者仅诉轻微腹胀。老年人患病具有临床表现不典型的特点，给疾病的诊治带来一定困难，容易造成漏诊或误诊。因此老年人要重视客观检查，尤其要注意体温、脉搏、血压及意识的变化。

四、老年人能力评估实施形式和评估时段

1. 老年人能力评估实施形式

老年人能力评估在实践中有多种实施形式，概括地讲，可根据评估的目的、场所和时间等进行分类。按评估时间分类，可分为入（住）机构前评估、入（住）院评估、出院评估和追踪评估等。按评估场所分类，可分为医院评估、社区评估、家庭评估、养老机构评估。

2. 养老机构评估时段

根据中华人民共和国民政部 2018 年发布的《养老机构等级划分与评定》要求，养老机构要为老年人提供包括入住评估、例行评估、即时评估和出院评估在内的出入院服务，持续关注老年人身心健康状况和能力情况，满足老年人的多样性服务需求。

（1）入住评估：入住评估要求从医疗、认知及情感、躯体功能、社会和环境等方面全面评估老年人身体状况及照护需求，按照评估标准确定老年人的能力等级或服务需求等级，建立老年人健康档案。根据评估结果，制订个性化照护服务计划，并与老年人及其代理人沟通入住风险和预防措施，明确照护等级和收费标准。

（2）例行评估：每 6 个月机构需要对在住老年人开展一次例行评估。重点回顾老年人在住院期间主要健康问题和身体功能变化，必要时调整照护等级及照护计划，定期向代理人反馈老年人的身心健康状况，在健康档案中做阶段小结。

（3）即时评估：老年人在养老机构居住期间，出现病情变化或突发意外情况时，应立即对老年人当时的健康问题和严重程度进行评估，及时与老年人的代理人沟通，确定是否转院治疗或采取其他医疗护理措施，必要时调整照护等级并修订照护计划。

（4）出院评估：当老年人计划离开养老机构，返回社区或居家养老时，应回顾该老年人既往健康情况，目前的健康问题、能力情况和服务需求，协助制订居家照护计划，提出适老化环境改造建议。

老年人能力评估是一个评估过程，同时也是一个照护干预过程，其目的是改善或恢复老年人的功能状态，尽量保持其生活自理能力、提高其生活质量。老年人能力评估不是一次性过程，而是一种跟踪服务，适时再评估老年人各项能力变化，用于调整照护方案，持续为老年人提供

合适的护理服务。

五、老年人能力评估沟通的方式与技巧

良好评估结果的取得不仅依靠合理的评估方案，而且还需要良好的评估技巧，它是评估活动顺利开展所必需的。良好的沟通是获得良好评估结果的必要过程，在沟通过程中不仅需要合适的语言，还需要眼神、手势、动作等来表达事实。

1. 沟通方式

沟通常分为语言沟通和非语言沟通，语言沟通包括口头沟通、电话沟通和书面沟通等应用语言文字等进行沟通的方式。非语言沟通包括采用触摸、微笑、身体姿势等方式，在进行触摸时应注意尊重老年人的习惯，选择合适的触摸位置，通常最易接受的是手。同时，对于老年人的触摸应当给予正向反馈。当言语表达不清时可以用身体姿势加以补充，如招手、挥手、指出物品所在地等。

2. 沟通技巧

建立良好的沟通常采用一定的技巧。

（1）同理心：了解老年人的经历和性格特点，从老年人的角度看待和思考问题，给予老年人相应支持更容易引起共鸣。

（2）真诚：用坦诚的态度与老年人交往，脸上常带微笑。

（3）接纳：用爱心和体谅去接纳老年人，不要轻易拒绝。

（4）尊重：给予其明显的尊重与支持，近距离弯腰与老年人交谈；在老年人目之所及的地方，不要同其他人耳语，以免引发猜忌。

（5）积极主动：大多数老年人处于被动状态，要主动接近他们，让他们感受到关心和尊重，沟通语言尽量避免晦涩难懂的术语。

（6）耐心细致：耐心倾听老年人的故事，适当给予回应，在沟通时要注视着对方的眼睛，不要游走不定。

（7）个性化：每位老年人都是一个独特的个体，在进行沟通时要根据每个人不同特点做出适当回应。

（8）灵活对应：如果沟通不顺畅，应选择能够引起老年人共鸣的话题，避免提及老年人不喜欢的话题，与老年人建立信任关系之后再进行沟通。

（9）肯定：肯定老年人的价值，赞美往往会使沟通更加顺畅。

3. 沟通时应注意的问题

沟通过程中不可随意给老年人饮食，例如患糖尿病、高血压病等老年人要控制饮食的种类和数量；沟通过程中要时刻注意老年人的身体状况和安全需求避免意外发生；沟通过程中各工种要相互配合，团结协作；在离开前应当与老年人有礼貌地告别，并嘱托做好生活活动，如排便、保暖等。

六、老年人能力评估的环境

1.老年人能力评估的环境要求

开展老年人能力评估最基本的评估环境应清洁、安静、光线充足、空气清新、温湿度适宜；社区老年人集中评估时，应设立等候评估的空间，评估工作在相对独立的评估室内逐一进行；开展评估工作的机构应设立单独的评估室，评估室内物品满足评估需要，不宜放置与评估无关的物品。

2.老年人能力评估的环境配置

评估室内至少有3把椅子和1张诊桌、4～5个台阶，以供评估使用。台阶的踏步深度不小于0.3 m，踏步高度0.13～0.15 m，台阶有效宽度不应小于0.9 m。若条件许可，规范、全面的配置可包括"体征数据的测量""起居评估""行走评估""洗漱评估""饮食评估""精神状态、感知觉与沟通及社会参与评估"共六大功能区域。

（1）体征数据采集区：主要用于体征数据的测量和采集，一般需有体温计、听诊器、血压计、视力表、听力工具、体重秤、手电筒等器具，必要时需要覆盖老年人四肢、关节、心肺等所有体征数据的记录和测量，为定性、定量服务提供依据。

（2）日常起居评估区：主要评估老年人穿衣、修饰、取物、床上起卧、床椅转移等日常生活起居的活动能力，一般需有上衣、裤子、鞋袜，床、柜、椅（轮椅）、穿鞋凳等器具。

（3）行走评估区：主要测试老年人行走、上下楼梯等行走活动能力，一般需要行走45 m的标尺地贴、上下阶梯等。

（4）洗漱评估区：主要测试老年人洗澡、洗漱、如厕、大小便控制等日常生活活动能力，一般需要洗手盆、牙刷、牙膏、梳子、适老马桶、淋浴花洒、洗澡椅等。

（5）饮食评估区：主要测试老年人日常进食的生活能力，一般需要餐具包括筷子、汤勺、碗、盘、水杯，必要时可配置适老餐具，如可折弯勺、叉，以及吸盘、防滑碗盘等。

（6）精神状态、感知觉与沟通及社会参与的评估区：主要测试老年人认知沟通、社交等能力，一般需要能完成模拟老年人社交、认知、沟通等场景，从而完成对应指标的测试。

任务分析 2-1

老年人能力评估内容广泛，目的是确定老年人能力等级，指导制订个性化照护计划。开展老年人能力评估，应保持环境清洁、安静、光线充足、空气清新、温湿度适宜，老年人能力评估要遵守评估原则、注意沟通方式、运用沟通技巧，使评估活动顺利开展。同时老年人能力评估不是一次性过程，而是一种跟踪服务，需要通过适时再评估了解老年人各项功能变化，调整照护诊疗方案，持续为老年人提供合适的护理服务。

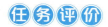

学习自评表

班级 _____		姓名 _____		学号 _____

<table>
<tr><td rowspan="8">知识点</td><td rowspan="2">学习索引</td><td colspan="3">学生自评</td></tr>
<tr><td colspan="3">1—完全掌握　　　2—部分掌握　　　3—仍需加油</td></tr>
<tr><td>老年人能力评估概念</td><td>□ 概念</td><td>□ 意义</td><td></td></tr>
<tr><td>老年人能力评估内容</td><td>□ 躯体功能评估</td><td>□ 精神心理评估</td><td>□ 社会评估</td></tr>
<tr><td>老年人能力评估原则</td><td colspan="3">□ 熟悉老年人身心变化的特点
□ 明确老年人与其他人群实验室检测的差异
□ 重视老年人疾病的非典型性表现</td></tr>
<tr><td>老年人能力评估实施形式和评估时段</td><td>□ 老年人能力评估实施形式</td><td></td><td>□ 养老机构评估时段</td></tr>
<tr><td>老年人能力评估沟通方式与技巧</td><td>□ 沟通方式</td><td>□ 沟通技巧</td><td>□ 注意问题</td></tr>
<tr><td>老年人能力评估环境</td><td>□ 要求</td><td>□ 配置</td><td></td></tr>
</table>

	任务重点梳理	

任务二　进行老年人能力评估

【学思践悟】

部分与整体的辩证关系

　　部分和整体互相联系、密不可分。部分是事物发展局部或各阶段，影响整体，关键部分对整体功能起决定作用。整体是事物全局和发展的全过程，居于主导地位，统帅部分。在老年人能力评估中，需正确处理好部分与整体的关系，重视部分、立足整体，做出正确判断，为选择最佳方案提供科学依据。

任务描述 2-2

　　张爷爷，76 岁，大学教授，3 个月前患脑梗死，身体右侧轻度偏瘫，日常生活尚能自理。在女儿的陪同下，张爷爷来到枫叶正红老年公寓，表达了入住愿望。

　　请依照工作流程对张爷爷进行能力评估，评定老年人的能力级别。

任务分解

　　通过掌握老年人能力评估指标、标准与流程，根据老年人能力评估表格逐项规范进行评估，并正确填写各项评估表，确定老年人能力评估得分，根据老年人能力评估等级划分标准评定老年人能力等级，形成老年人能力评估报告，如图 2-2-1 所示。请结合实际案例进行任务学习。

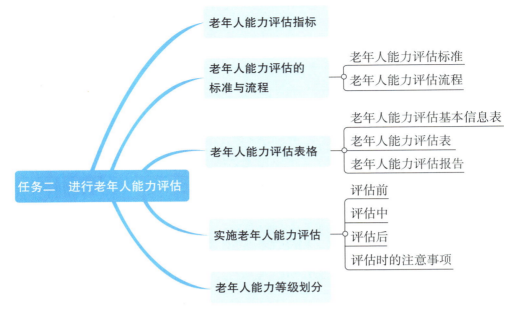

图2-2-1　老年人能力评估的任务分解

任务实施

国家市场监督管理总局、国家标准化管理委员会联合发布的国家标准《老年人能力评估规范》（GB/T 42195—2022），于2022年12月30日正式实施。该标准明确了老年人能力评估指标、评估标准与流程、各级指标与评分标准和老年人能力等级划分。

一、老年人能力评估指标

老年人能力评估指标一级指标共4个，包括自理能力、基础运动能力、精神状态、感知觉与社会参与；二级指标共26个，包括自理能力8个二级指标、基础运动能力4个二级指标、精神状态9个二级指标、感知觉与社会参与5个二级指标（表2-2-1）。

表 2-2-1　老年人能力评估指标

一级指标	二级指标
自理能力	进食、修饰、洗澡、穿/脱上衣、穿/脱裤子和鞋袜、小便控制、大便控制、如厕
基础运动能力	床上体位转移、床椅转移、平地行走、上下楼梯
精神状态	时间定向、空间定向、人物定向、记忆、理解能力、表达能力、攻击行为、抑郁症状、意识水平
感知觉与社会参与	视力、听力、执行日常事务、使用交通工具外出、社会交往能力

二、老年人能力评估的标准与流程

1. 老年人能力评估标准

老年人能力评估由专业评估人员完成。评估人员应具有全日制高中或中专以上学历，5年以上从事医疗护理、健康管理、养老服务、老年社会工作等实务经历并具有相关专业背景，理解评估指标内容，掌握评估要求。评估时由 2 名评估人员通过观察、与老年人交流、与老年人主要照顾者交流、老年人亲身演示等方法，得到老年人近 1 个月的情况，对照评估表格逐项评分后，评定能力级别，并形成"老年人能力评估报告"。老年人能力评估应为动态评估，在首次评估后，若无特殊变化，至少每 12 个月评估一次，程序与首次评估相同；出现特殊情况导致能力发生变化时，应申请即时评估。

2. 老年人能力评估流程

（1）首次评估应由老年人本人或代理人申请。受理申请后，由评估机构采取集中或入户等形式实施评估。

（2）每次评估应有 2 名评估人员同时在场，至少 1 人具有医护专业背景。评估时，老年人身体发生不适，或者精神出现问题，应终止评估。

（3）评估人员应通过询问老年人本人及照顾者，或者查询相关信息，填写附录 A 老年人能力评估基本信息表中表 A.1 ~ A.5 的内容，并签字。

（4）评估人员按照老年人能力评估的 4 个一级指标和 26 个二级指标进行逐项评估，填写附录 B 中表 B.1 ~ B.4 每个项目得分，确定一级指标得分和老年人能力评估总得分。

（5）评估人员根据 4 个一级指标的得分，依据老年人能力等级划分标准确定老年人能力等级，并填写附录 C 老年人能力评估报告，经 2 名评估人员确认并签字，同时请信息提供者签字。

（6）形成老年人能力评估报告后，评估结果应告知申请人。

【知识拓展】

老年人能力评估师

老年人能力评估师是指为有需求的老年人提供日常生活活动能力、认知能力、精神状态等健康状况测量与评估服务，经过培训及考核取得老年人能力评估师职业资格的人员。2020 年 7 月，人力资源和社会保障部正式宣布老年人能力评估师成为一个新的职业，12 月正式颁布实施《老年人能力评估师国家职业技能标准》，引导老年人能力评估师职责教育的培训方向，为老年人能力评估师职业技能鉴定提供依据。老年人能力评估的结果将作为老年人领取福利补贴、享受基本养老服务的依据。老年人能力评估师这一新的专业角色将在老年人健康服务体系中发挥越来越重要的作用。

三、老年人能力评估表格

1. 老年人能力评估基本信息表

老年人能力评估基本信息表包括评估信息表、评估对象基本信息表、信息提供者及联系人信息表、疾病诊断和用药情况表、健康相关问题（详见附录 A）。

2. 老年人能力评估表

老年人能力评估表包括自理能力评估表、基础运动能力评估表、精神状态评估表、感知觉与社会参与评估表（详见附录 B）。

自理能力评估表包括进食、洗澡、修饰、穿/脱上衣、穿/脱裤子和鞋袜、小便控制、大便控制、如厕共8个评估项目；老年人基础运动能力评估表包括床上体位转移、床椅转移、平地行走和上下楼梯共4个评估项目；精神状态评估表包括时间定向、空间定向、人物定向、记忆、理解能力、表达能力、攻击行为、抑郁症状和意识水平共9个评估项目；感知觉与社会参与评估表包括视力、听力、执行日常事务、使用交通工具外出和社会交往能力共5个评估项目。

3. 老年人能力评估报告

老年人能力评估报告包括一级指标分级、初步等级得分、老年人能力初步等级、能力等级变更依据、老年人能力最终等级共5项填写内容，以及评估人员签名、信息提供者签名和评估地点及日期等信息（详见附录C）。

四、实施老年人能力评估

老年人能力评估实施流程见表2-2-2。

表 2-2-2   老年人能力评估实施流程

操作流程	操作步骤	要点说明
1.沟通	核对老年人信息，与老年人及家属沟通，告知老年人需要进行能力评估及评估的流程，交代评估配合要点及注意事项，征得老年人及家属的同意和配合	• 介绍入住流程，并说明进行能力评估的重要性
2.准备	（1）评估员：备好"老年人能力评估标准表"；整理评估使用物品，分类归位；取得老年人及家属的理解和配合； （2）环境：能力评估环境安静，光线明亮，评估用品齐全	• 由2名评估人员组成评估组
3.实施	（1）填写附录A老年人能力评估基本信息表中表A.1~A.5（评估信息表、评估对象基本信息表、信息提供者及联系人信息表、疾病诊断和用药情况表、健康相关问题），通过询问可搜集老年人的基本信息，逐项填写表格中的具体内容，在对应的选项序号上打"√"； （2）评估老年人日常生活自理能力（依据附录B中表B.1进行）：通过询问和观察老年人的进食、洗澡、修饰、穿/脱上衣、穿/脱裤子和鞋袜、小便控制、大便控制、如厕共8个评估项目，进行评分；填写附录B中表B.1老年人自理能力评估表； （3）评估老年人基础运动能力（依据附录B中表B.2进行）：通过观察老年人演示床上体位转移、床椅转移、平地行走和上下楼梯进行现场评估，以老年人的实际表现评分；填写附录B中表B.2老年人基础运动能力评估表； （4）评估老年人精神状态（依据附录B中表B.3进行）：先对老年人的时间定向、空间定向、人物定向、记忆、理解能力、表达能力等认知功能进行测验，通过咨询老年人的主要照护者，了解老年人近1个月的攻击行为、抑郁症状后进行评分；现场评定老年人意识水平，填写附录B中表B.3老年人精神状态评估表； （5）评估老年人感知觉与社会参与情况（依据附录B中表B.4进行）：可通过观察和询问老年人的主要照护者评定老年人日常的视力、听力、执行日常事务、使用交通工具外出和社会交往能力，填写附录B中表B.4老年人感知觉与社会参与评估表；	• 可通过询问老年人本人或老年人主要照护者获得信息； • 注意沟通方式，运用沟通技巧使评估顺利进行； • 评估过程中注意保证老年人安全

（续表）

操作流程	操作步骤	要点说明
3.实施	（6）统计汇总附录B中表B.1~B.4各项得分和总得分，填写附录C"老年人能力评估报告"，根据"老年人能力评估报告"中评分标准及等级变更条款，将老年人的能力划分为能力完好、轻度失能、中度失能、重度失能和完全失能5个级别； （7）确定老年人能力等级后告知老年人及其家属	
4.整理	（1）整理评估使用物品，分类归位； （2）七步洗手法清洗双手	
5.记录	（1）记录老年人姓名、体位、评估人员签名； （2）老年人体位不适时，应及时改变体位并做好记录	

（一）评估前

1. 资料准备

老年人或家属提出评估申请时，由经过培训、考核并取得老年人能力评估师职业资格的人员依据评估规范要求核对被评估人身份、地址、家属或照护人等基本信息，查阅老年人的体检报告、病历资料、门诊病历及其他检查资料，了解老年人既往健康状况及治疗情况，根据评估需要确定参与评估的专业人员并选择相应的评估量表、评估系统、特殊事项记录单（表）和评估报表。

老年人能力评估

2. 环境及物品准备

评估环境应安静、整洁、光线明亮、空气清新、温度适宜。评估室内依据评估规范要求配备身体基础检测设备，如身高体重测量仪、血压计、体温计、诊疗床、4~5个台阶。配备老年人能力评估工具，如餐具、水杯、手杖、助行器、轮椅、模拟洗浴设备、如厕设备、一套老人衣物（含上衣、裤子、袜子、鞋子）、步行测量贴纸、报纸、老花镜、助听器等，有条件的机构可配置老年人能力评估信息化系统。评估前，评估师需要核对确认评估工具的种类、数量及安全性能，必要时能根据评估现场情况调整选用替代性工具。

3. 评估方式的选择

可以根据老年人的身体健康状况和机构现有条件，合理选择养老机构现场评估、上门评估、线上视频评估等方式对老年人进行能力评估。机构的评估室设施设备和专业人员相对齐全，老年人身体条件允许的情况下，建议尽量邀请老年人及家属到机构进行全面评估。特殊情况下，也可以应老年人及家属的要求，安排至少2名评估师到医院、机构或老年人家中进行上门评估。线上视频评估方式方便快捷，但存在评估项目、方式受限、老年人操作不便等问题，老年人入住机构后，需要结合其他方式对老年人的健康状况和能力状况进行补充评估，以完善评估工作。

（二）评估中

1. 建立友好信任关系

评估开始时，评估师应规范着装，佩戴有自己身份标志的证件，主动迎接老年人及陪同人员，安排到评估室入座，协助老年人取舒适体位。与老年人沟通交流时，应态度和蔼，使用礼貌用语称呼老年人，主动介绍自己的姓名和工作内容。简要介绍评估的流程、时间，以及需要老年人及陪同人员配合的内容，与老年人及陪同人员建立友好信任的关系，便于开展评估工作。

2. 灵活运用评估方法

评估过程中，评估师应熟练掌握评估的各项内容及评分标准，灵活应用体格检查、访谈法、观察法、阅读法、测试法等多种评估方法与技巧，全面、详细了解老年人的健康状况和能力情况。及时解答老年人及陪同人员提出的疑问，注意观察老年人的反应和配合情况，必要时可调整评估顺序和评估时间。对于老年人在评估过程中出现的情绪波动和病情变化，及时采取应对措施，保障评估工作的顺利进行和老年人的安全。

（三）评估后

1. 撰写评估报告

评估结束后，对老年人的自理能力、基础运动能力、精神状态、感知觉与社会参与4个一级指标的得分汇总，根据老年人能力等级划分规范要求撰写评估报告，并由2名评估师共同签字确认。根据老年人的实际情况，提出养老机构照护建议和居家环境改造建议。由养老机构开展的入住评估，评估师还需要与老年人及家属详细沟通评估结果、机构照护等级、照护风险及收费标准，三方达成一致后，养老机构方可为老年人办理入住手续，接收老年人居住。

2. 对评估结论有异议的处理

（1）由第三方机构进行评估的，老年人或家属对评估结论有异议时，可自收到《老年人能力评估结论告知书》之日起5个工作日内向原评估机构提出复查申请。第三方机构应在接到复查申请之日起15日内重新安排评估人员进行复查，并做出复查意见。申请人对复查意见仍有异议的，可在收到复查意见之日起5个工作日内可以向本区民政部门提出异议处理。区民政局自受理异议之日起15日内组织专家做出最终结论。

（2）由养老机构进行评估的，老年人或家属对评估结论有异议的，在双方平等自愿的基础上，老年人可选择到养老机构试住1~2周，试住期间由养老机构的评估师对老年人的能力情况进行再次评估。老年人或家属对再次评估结论仍有异议的，经协商双方不能达成一致时，老年人可选择其他养老机构入住。

（四）评估时的注意事项

1. 设置适宜的评估环境

评估室应保持安静和宽敞明亮，避免张贴或摆放有提示作用的物品，如钟表、日历等。老年人对外界环境的感受性降低，体温调节功能和免疫力下降，与成年人相比容易受凉。因此，在为老年人进行身体评估时，应提前调节室温在22~24℃，同时注意适当遮盖老年人的身体，保护隐私。有条件者可准备特殊检查床，高度应低于普通病床，便于起降。

2. 选择恰当的评估方法

根据老年人身体健康状况、听力、视力、沟通交流等情况，恰当运用访谈法、观察法、体格检查、测试和阅读体检报告等方法对老年人进行评估，以尽可能全面真实地了解老年人实际的健康状况和能力。平时有戴老花镜、近视眼镜和助听器等习惯的老年人，评估其视力和听力时，要求其戴上老花镜和助听器再进行评估。评估过程中，还应注意周围环境对老年人的影响，应通过直接观察评估老年人的进食、穿衣、如厕等日常活动；也要避免由于评估师在旁观察，老年人在从事某项活动时，会因努力表现而掩盖平时状态而产生的霍桑效应。

3.运用良好的沟通技巧

老年人感觉能力降低，反应迟缓，听力和视力存在不同程度下降，在与他人沟通交流时可能会产生各种沟通障碍。评估师应注意运用恰当的沟通方式和技巧，促进与老年人的相互理解和良好沟通，如态度和蔼、称呼体现尊敬和礼貌、说话语音清晰、语速减慢，适当停顿和重复，采用关心、体贴的语气提问，不随意打断老年人的谈话，耐心倾听，适当触摸给予支持。在与老年人和家属交谈的过程中，注意观察对方的面部表情、肢体动作和语音语调等非语言信息的表达，以便收集完整而准确的资料。

4.安排充分的评估时间

入住养老机构的大多为高龄老年人，他们思维能力下降，反应减慢，行动迟缓，而且往往患有多种慢性疾病，容易感到疲劳。完成一次全面评估需要较长时间，为避免老年人劳累，评估师可以根据老年人的具体情况对评估项目的先后顺序进行调整，重要的项目先评估，一般的项目后评估，也可分时分段进行。

五、老年人能力等级划分

结合自理能力、基础运动能力、精神状态、感知觉与社会参与 4 个一级指标的评分，进行能力分级。根据总分，老年人能力划分为能力完好、轻度失能、中度失能、重度失能和完全失能 5 个级别（表 2-2-3）。

表 2-2-3　老年人能力等级划分

能力等级	等级名称	等级得分/分
0	能力完好	90
1	能力轻度受损（轻度失能）	66 ~ 89
2	能力中度受损（中度失能）	46 ~ 65
3	能力重度受损（重度失能）	30 ~ 45
4	能力完全丧失（完全失能）	0 ~ 29

　　注：处于昏迷状态者，直接评定为能力完全丧失（完全失能）。若意识状态改变，应重新进行评估。有下列所述情况之一者，在原有能力等级上提高一个等级：①确诊为痴呆（F00 ~ F03）；②精神科专科医生诊断的其他精神和行为障碍疾病（ICD-10疾病编码为F04 ~ F99）；③近30天内发生过2次及以上照护风险事件（如跌倒、噎食、自杀、自伤、走失等）。

任务分析 2-2

明确老年人能力评估标准，评估人员按照评估流程依据评估指标依次对老年人的自理能力、基础运动能力、精神状态、感知觉与社会参与 4 个一级指标及其包含的 26 个二级指标进行评估打分，最后汇总，依据老年人能力等级划分标准评定老年人能力等级。

任务评价

学习自评表

班级 ＿＿＿＿＿＿＿　　　姓名 ＿＿＿＿＿＿＿＿　　　学号 ＿＿＿＿＿＿＿＿

	学习索引	学生自评	
		1—完全掌握　　2—部分掌握　　3—仍需加油	
知识点	老年人能力评估指标	□4个一级指标	□26个二级指标
	老年人能力评估标准与流程	□评估标准	□评估流程
	老年人能力评估表格	□老年人能力评估基本信息表 □老年人能力评估报告	□老年人能力评估表
	实施老年人能力评估	□评估前 □评估后	□评估中 □评估的注意事项
	老年人能力等级划分	□能力完好 □中度失能 □完全失能	□轻度失能 □重度失能 □等级应提高一个级别的情况
	任务重点梳理		

项目检测

一、单选题

1. 2013 年民政部为老年人能力评估和分级提供的科学、规范性依据是（　　　）。

　A.《老年人能力评估》　　　　　　　　B.《养老机构老年人健康评估规范》

　C.《老年照护等级评估要求》　　　　　D.《长者健康及家居护理评估》

　E.《养老服务标准体系建设指南》

2. 评估老年人行走活动能力时，需要具备的环境要求是（　　　）。

　A. 备有床、凳、轮椅等　　　　　　　　B. 备有洗手盆、牙刷、梳子等

　C. 备有 45 m 的标尺地贴、上下阶梯等　D. 备有筷子、汤勺、碗等

　E. 备有体温表、听诊器等

3. 老年人能力评估的一级指标不包括（　　　）。

　A. 自理能力　　　　　　　　　　　　　B. 精神状态

　C. 感知觉与社会参与　　　　　　　　　D. 认知功能

　E. 基础运动能力

4. 在老年人能力评估中，"修饰、穿衣"的能力归属于（　　　）。

    A. 自理能力　　　　　　　B. 精神状态　　　　　　　C. 感知觉与沟通

    D. 社会参与　　　　　　　E. 意识水平

5. 根据国家标准，对于不能下床的老年人，"上下楼梯"一项指标的评分为（　　　）。

    A. 不评分　　　　　　　　B. 15 分　　　　　　　　C. 10 分

    D. 5 分　　　　　　　　　E. 0 分

6. 某老年人能力评估后初步等级评定为"轻度失能"，但他在近 1 个月内不小心摔倒 2 次。
该老年人能力的最终等级应为（　　　）。

    A. 能力完好　　　　　　　B. 轻度失能　　　　　　　C. 中度失能

    D. 重度失能　　　　　　　E. 不能确定

7. 在老年人日常生活照护中，要特别关注老年人隐私的活动是（　　　）。

    A. 进食　　　　　　　　　B. 如厕　　　　　　　　　C. 修饰

    D. 活动　　　　　　　　　E. 睡眠

二、病例串选择题

（第 8 ~ 第 10 题共用题干）社区养老驿站计划设置一处老年人能力评估区域，照护人员小刘协助照护主管进行能力评估区域的规划布局与准备工作。

8. 设置老年人能力评估室的要求不包括（　　　）。

    A. 环境安静、整洁、明亮　　　B. 空气清新、温度适宜

    C. 配备桌、椅、上下台阶　　　D. 做好沟通，请家属勿入

    E. 评估中确保老年人安全

9. 属于老年人能力评估环境最基本的配置是（　　　）。

    A. 台阶　　　　　　　　　B. 轮椅　　　　　　　　　C. 马桶

    D. 餐具　　　　　　　　　E. 床

10. 照护人员经测量后在评估室地面贴上 45 m 的标尺地贴，是为了评估老年人的（　　　）。

    A. 日常起居情况　　　　　B. 行走活动能力　　　　　C. 日常进食状况

    D. 沟通社交能力　　　　　E. 社会参与程度

（第 11 ~ 第 14 题共用题干）吴奶奶，82 岁，在老伴 1 年前去世后一直与儿子一家同住。因儿子、儿媳工作比较忙，吴奶奶希望能入住养老机构。于是儿子、儿媳陪同吴奶奶来到幸福养老院，表达了入住的愿望。照护人员热情接待，并请吴奶奶及家人来到能力评估室，按工作流程进行能力评估。

11. 可通过询问吴奶奶本人或儿子、儿媳进行评分的项目是（　　　）。

    A. 老年人进食、洗澡、穿衣　　B. 老年人行走、上下楼梯　　C. 老年人的意识水平

    D. 老年人的词语回忆测验　　　E. 老年人的画钟测验

12. 询问吴奶奶的儿子、儿媳得知，吴奶奶在老伴去世后一直情绪低落，与之前相比不爱说话、不爱活动。在"抑郁症状"一项中，吴奶奶的评分应为（　　　）。

A. 0 分 　　　　　　　　　B. 1 分 　　　　　　　　　C. 2 分

D. 3 分 　　　　　　　　　E. 不确定

13. 经综合评估后，吴奶奶的能力初步等级为"轻度失能"，但在 1 个月内吴奶奶出现过 1 次噎食，吴奶奶的能力最终等级为（　　　）。

A. 能力完好 　　　　　　　B. 轻度失能 　　　　　　　C. 中度失能

D. 重度失能 　　　　　　　E. 无法确定

14. 依据对吴奶奶的评估结果，照护人员日常生活照护中应特别注意（　　　）。

A. 进食照护 　　　　　　　B. 清洁照护 　　　　　　　C. 排泄照护

D. 睡眠照护 　　　　　　　E. 活动照护

附录 A　老年人能力评估基本信息表

表 A.1　评估信息表

A.1.1	评估编号	
A.1.2	评估基准日期	□□□□年□□月□□日
A.1.3	评估原因	□首次评估　□常规评估　□即时评估　□因对评估结果有疑问进行的复评 □其他

表 A.2　评估对象基本信息表

A.2.1	姓名	
A.2.2	性别	□男　□女
A.2.3	出生日期	□□□□年□□月□□日
A.2.4	身高	_____ cm
A.2.5	体重	_____ kg
A.2.6	民族	□汉族　□少数民族
A.2.7	宗教信仰	□无　□有
A.2.8	公民身份证号码	
A.2.9	文化程度	□文盲　□小学　□初中　□高中/技校/中专　□大学专科及以上　□不详
A.2.10　居住情况 （多选）		□独居　□与配偶居住　□与子女居住　□与父母居住　□与兄弟姐妹居住 □与其他亲属居住　□与非亲属关系的人居住　□养老机构
A.2.11　婚姻状况		□未婚　□已婚　□丧偶　□离婚　□未说明

（续表）

A.2.12　医疗费用支付方式（多选）	□城镇职工基本医疗保险　□城乡居民基本医疗保险　□自费　□公务员补助 □企业补充保险　□公费医疗及医疗照顾对象　□医疗救助　□大病保险		
A.2.13　经济来源（多选）	□退休金/养老金　□子女补贴　□亲友资助　□国家普惠型补贴 □个人储蓄　□其他补贴		
A.2.14 近30天内照护风险事件	A.2.14.1　跌倒	□无　□发生过1次　□发生过2次　□发生过3次及以上	
	A.2.14.2　走失	□无　□发生过1次　□发生过2次　□发生过3次及以上	
	A.2.14.3　噎食	□无　□发生过1次　□发生过2次　□发生过3次及以上	
	A.2.14.4　自杀、自伤	□无　□发生过1次　□发生过2次　□发生过3次及以上	
	A.2.14.5　其他	□无　□发生过1次　□发生过2次　□发生过3次及以上	

表 A.3　信息提供者及联系人信息表

A.3.1　信息提供者的姓名	
A.3.2　信息提供者与老年人的关系	□本人　□配偶　□子女　□其他亲属　□雇用照顾者 □村（居）民委员会　□工作人员　□其他
A.3.3　联系人姓名	
A.3.4　联系人电话	

表 A.4　疾病诊断和用药情况表

A.4.1　疾病诊断（可多选）

□高血压病I10～I15　□冠心病I25　□糖尿病E10～E14　□肺炎J12～J18　□慢性阻塞性肺疾病J44　□脑出血I60～I62　□脑梗死I63　□尿路感染（30天内）　□帕金森综合征G20～G22　□慢性肾衰竭N18～N19　□肝硬化K74　□消化性溃疡K20～K31　□肿瘤C00～D48　□截肢（6个月内）　□骨折（3个月内）M84　□癫痫G40　□甲状腺功能减退症E01～E03　□白内障H25～H26　□青光眼H40～H42　□骨质疏松症M80～82　□痴呆F00～F03　□其他精神和行为障碍F04～F99　□其他（请补充　：
注：疾病诊断后面编码为根据ICD-10（国际疾病分类第10次修订本）的诊断编码号

A.4.2　用药情况（目前长期服药情况）

序号	药物名称	服药方法	用药剂量	用药频率
1				
2				
3				
4				

表 A.5　健康相关问题

A.5.1　压力性损伤	□无 □Ⅰ期：皮肤完好，出现指压不会变白的红印 □Ⅱ期：皮肤真皮层损失、暴露，出现水疱 □Ⅲ期：全层皮肤缺失，可见脂肪、肉芽组织，以及边缘内卷 □Ⅳ期：全层皮肤、组织缺失，可见肌腱、肌肉、腱膜，以及边缘内卷，伴随隧道、潜行 □不可分期：全身皮肤、组织被腐肉、焦痂掩盖，无法确认组织缺失程度，去除腐肉、焦痂才可判断损伤程度
A.5.2　关节活动度	□无，没有影响日常生活功能 □是，影响日常生活功能，部位_____ □无法判断
A.5.3　伤口情况 （可多选）	□无　□擦伤　□烧烫伤　□术后伤口　□糖尿病足溃疡　□血管性溃疡 □其他伤口
A.5.4　特殊护理情况 （可多选）	□无　□胃管　□尿管　□气管切开　□胃/肠/膀胱造瘘 □无创呼吸机　□透析　□其他
A.5.5　疼痛感 注：通过表情反应和询问来判断	□无疼痛　　　□轻度疼痛 □中度疼痛（尚可忍受的程度） □重度疼痛（无法忍受的程度） □不知道或无法判断
A.5.6　牙齿缺失情况 （可多选）	□牙缺损 □牙体缺损（如龋齿、楔状缺损） □牙列缺损：○非对位牙缺失　○单侧对位牙缺失　○双侧对位牙缺失 □牙列缺失：○上颌牙缺失　○下颌牙缺失　○全口牙缺失
A.5.7　义齿佩戴情况 （可多选）	□无义齿　□固定义齿　□可摘局部义齿　□可摘全/半口义齿
A.5.8　吞咽困难的情形和症状（可多选）	□无 □抱怨吞咽困难或吞咽时会疼痛 □吃东西或喝水时出现咳嗽或呛咳 □用餐后嘴中仍含着食物或留有残余食物 □当喝或吃流质或固体的食物时，食物会从嘴角边流失 □有流口水的情况
A.5.9　营养不良： 体质指数（BMI）低于正常值 注：BMI=体重（kg）/〔身高（m）〕^{2}	□无　□有
A.5.10　清理呼吸道无效	□无　□有
A.5.11　昏迷	□无　□有
A.5.12　其他（请补充）	

附录 B　老年人能力评估

表 B.1　自理能力评估表

B.1.1　进食：使用适当的器具将食物送入口中并咽下	
□分	4分：独立使用器具将食物送进口中并咽下，没有呛咳
	3分：在他人指导或提示下完成，或者独立使用辅具，没有呛咳
	2分：进食中需要少量接触式协助，偶尔（每月1次及以上）呛咳
	1分：在进食中需要大量接触式协助，经常（每周1次及以上）呛咳
	0分：完全依赖他人协助进食，或者吞咽困难、留置营养管

B.1.2　修饰：指洗脸、刷牙、梳头、刮脸、剪指（趾）甲等	
□分	4分：独立完成，不需要协助
	3分：在他人指导或提示下完成
	2分：需要他人协助，但以自身完成为主
	1分：主要依靠他人协助，自身能给予配合
	0分：完全依赖他人协助，且不能给予配合

B.1.3　洗澡：清洗和擦干身体	
□分	4分：独立完成，不需要协助
	3分：在他人指导或提示下完成
	2分：需要他人协助，但以自身完成为主
	1分：主要依靠他人协助，自身能给予配合
	0分：完全依赖他人协助，且不能给予配合

B.1.4　穿/脱上衣：指穿/脱上身衣服、系扣、拉拉链等	
□分	4分：独立完成，不需要他人协助
	3分：在他人指导或提示下完成
	2分：需要他人协助，但以自身完成为主
	1分：主要依靠他人协助，自身能给予配合
	0分：完全依赖他人协助，且不能给予配合

（续表）

B.1.5　穿/脱裤子和鞋袜：指穿/脱裤子、鞋袜等	
□分	4分：独立完成，不需要他人协助
	3分：在他人指导或提示下完成
	2分：需要他人协助，但以自身完成为主
	1分：主要依靠他人协助，自身能给予配合
	0分：完全依赖他人协助，且不能给予配合
B.1.6　小便控制：控制和排出尿液的能力	
□分	4分：可自行控制排尿，排尿次数、排尿控制均正常
	3分：白天可自行控制排尿次数，夜间出现排尿次数增多、排尿控制较差，或者自行使用尿布、尿垫等辅助用物
	2分：白天大部分时间可自行控制排尿，偶出现（每天<1次，但每周>1次）尿失禁，夜间控制排尿较差，或者他人少量协助使用尿布、尿垫等辅助用物
	1分：白天大部分时间不能控制排尿（每天≥1次，但尚非完全失控），夜间出现尿失禁，或者他人协助大量使用尿布、尿垫等辅助用物
	0分：小便失禁，完全不能控制排尿或留置导尿管
B.1.7　大便控制：控制和排出粪便的能力	
□分	4分：可正常自行控制大便排出
	3分：有时出现（每周<1次）便秘或大便失禁，或自行使用开塞露、尿垫等辅助用物
	2分：经常出现（每天<1次，但每周>1次）便秘或大便失禁，或者他人少量协助使用开塞露、尿垫等辅助用物
	1分：大部分时间均出现（每天≥1次）便秘或大便失禁，但尚非完全失控，或者他人大量协助使用开塞露、尿垫等辅助用物
	0分：严重便秘或者完全大便失禁，需要依赖他人协助排便或清洁皮肤
B.1.8　如厕：上厕所排泄大小便，并清洁身体 注：评估中强调排泄前解开裤子、完成排泄后清洁身体和穿上裤子	
□分	4分：独立完成，不需要他人协助
	3分：在他人指导或提示下完成
	2分：需要他人协助，但以自身完成为主
	1分：主要依靠他人协助，自身能给予配合
	0分：完全依赖他人协助，且不能给予配合
总计得分：	

表 B.2　基础运动能力评估表

B.2.1　床上体位转移：卧床翻身及坐起躺下	
□分	4分：独立完成，不需要他人协助
	3分：在他人指导或提示下完成
	2分：需要他人协助，但以自身完成为主
	1分：主要依靠他人协助，自身能给予配合
	0分：完全依赖他人协助，且不能给予配合
B.2.2　床椅转移：从坐位到站位，再从站位到坐位的转换过程	
□分	4分：独立完成，不需要他人协助
	3分：在他人指导或提示下完成
	2分：需要他人协助，但以自身完成为主
	1分：主要依靠他人协助，自身能给予配合
	0分：完全依赖他人协助，且不能给予配合
B.2.3　平地行走：双脚交互的方式在地面行动，总是一只脚在前 注：包括他人辅助和使用辅助工具的步行	
□分	4分：独立平地步行50 m左右，不需要协助，无摔倒风险
	3分：能平地步行50 m左右，存在摔倒风险，需要他人监护或指导，或者使用手杖、助行器等辅助工具
	2分：在步行时需要他人少量扶持协助
	1分：在步行时需要他人大量扶持协助
	0分：完全不能步行
B.2.4　上下楼梯：双脚交替完成楼梯台阶连续的上下移动	
□分	3分：可独立上下楼梯（连续上下10～15个台阶），不需要协助
	2分：在他人指导或提示下完成
	1分：需要他人协助，但以自身完成为主
	0分：主要依靠他人协助，自身能给予配合；或者完全依赖他人协助，且不能给予配合
总计得分：	

表 B.3　精神状态评估表

B.3.1　时间定向：知道并确认时间的能力	
□分	4分：时间观念（年、月）清楚，日期（或星期几）可相差1天
	3分：时间观念有些下降，年、月、日（或星期几）不能全部分清（相差两天或以上）
	2分：时间观念较差，年、月、日不清楚，可知上半年或下半年或季节
	1分：时间观念很差，年、月、日不清楚，可知上午、下午或白天、夜间
	0分：无时间观念
B.3.2　空间定向：知道并确认空间的能力	
□分	4分：能在日常生活范围内单独外出，如在日常居住小区内独自外出购物等
	3分：不能单独外出，但能准确知道自己日常生活所在地的地址信息
	2分：不能单独外出，但知道较多有关自己日常生活的地址信息
	1分：不能单独外出，但知道较少自己居住或生活所在地的地址信息
	0分：不能单独外出，无空间观念
B.3.3　人物定向：知道并确认人物的能力	
□分	4分：认识长期共同一起生活的人，能称呼并知道关系
	3分：能认识大部分共同生活居住的人，能称呼或知道关系
	2分：能认识部分日常同住的亲人或照护者等，能称呼或知道关系等
	1分：只认识自己或极少数日常同住的亲人或照护者等
	0分：不认识任何人（包括自己）
B.3.4　记忆：短时、近期和远期记忆能力	
□分	4分：总是能保持与社会、年龄所适应的记忆能力，能完整地回忆
	3分：出现轻度的记忆失常或回忆不能（不能回忆即时信息，3个词语经过5分钟后最多能回忆1个）
	2分：出现中度的记忆失常或回忆不能（不能回忆近期记忆，不记得上一顿饭吃了什么）
	1分：出现重度的记忆失常或回忆不能（不能回忆远期记忆，不记得自己老朋友）
	0分：记忆完全失常或者完全不能对既往事物进行正确的回忆

（续表）

B.3.5 理解能力：理解语言信息和非语言信息的能力（可借助平时使用助听设备），即理解别人的话	
□分	4分：能正常理解他人的话
	3分：能理解他人的话，但需要增加时间
	2分：理解有困难，需要频繁重复或简化口头表达
	1分：理解有严重困难，需要大量他人帮助
	0分：完全不能理解他人的话
B.3.6 表达能力：表达信息能力，包括口头的和非口头的，即表达自己的想法	
□分	4分：能正常表达自己的想法
	3分：能表达自己的需要，但需要增加时间
	2分：表达需要有困难，需要频繁重复或简化口头表达
	1分：表达有严重困难，需要大量他人帮助
	0分：完全不能表达需要
B.3.7 攻击行为：身体攻击行为（如打/踢/推/咬/抓/摔东西）和语言攻击行为（如骂人、语言威胁、尖叫） 注：长期的行为状态	
□分	1分：未出现
	0分：近1个月内出现过攻击行为
B.3.8 抑郁症状：存在情绪低落、兴趣减退、活力减退等症状，甚至出现妄想、幻觉、自杀念头或自杀行为 注：长期的负性情绪	
□分	1分：未出现
	0分：近1个月内出现过负性情绪
B.3.9 意识水平：机体对自身和周围环境的刺激做出应答反应的能力，包括清醒和持续的觉醒状态 注：处于昏迷状态者，直接评定为完全失能	
□分	2分：意识清醒，对周围环境能做出正确反应
	1分：嗜睡，表现为睡眠状态过度延长。当呼唤或推动老年人的肢体时可唤醒，并能进行正确的交谈或执行指令，停止刺激后又继续入睡；意识模糊，注意力涣散，对外界刺激不能清晰地认识，空间和时间定向力障碍，理解力迟钝，记忆力模糊和不连贯
	0分：昏睡，一般的外界刺激不能使其觉醒，给予较强烈的刺激时可有短时的意识清醒，醒后可简短回答提问，当刺激减弱后又很快进入睡眠状态；或者昏迷；意识丧失，随意运动丧失，对一般刺激全无反应
总计得分：	

表 B.4 感知觉与社会参与评估表

B.4.1　视力：感受存在的光线并感受物体大小、形状的能力。在个体的最好矫正视力下进行评估	
□分	2分：视力正常
	1分：能看清楚大字体，但看不清书报上的标准字体；视力有限，看不清报纸大标题，但能辨认物体
	0分：只能看到光、颜色和形状；完全失明
B.4.2　听力：能辨别声音的方位、音调、音量和音质的有关能力（可借助平时使用助听设备等）	
□分	2分：听力正常
	1分：在轻声说话或说话距离超过2 m时听不清；正常交流有些困难，需在安静的环境或大声说话才能听到
	0分：讲话者大声说话或说话很慢，才能部分听见；完全失聪
B.4.3　执行日常事务：计划、安排并完成日常事务，包括但不限于洗衣服、小金额购物、服药管理	
□分	4分：能完全独立计划、安排和完成日常事务，无须协助
	3分：在计划、安排和完成日常事务时需要他人监护或指导
	2分：在计划、安排和完成日常事务时需要少量协助
	1分：在计划、安排和完成日常事务时需要大量协助
	0分：完全依赖他人进行日常事务
B.4.4　使用交通工具外出	
□分	3分：能自己骑车或搭乘公共交通工具外出
	2分：能自己搭乘出租车，但不会搭乘其他公共交通工具外出
	1分：当有人协助或陪伴，可搭乘公共交通工具外出
	0分：只能在他人协助下搭乘出租车或私家车外出；完全不能出门，或者外出完全需要协助
B.4.5　社会交往能力	
□分	4分：参与社会，在社会环境有一定的适应能力，待人接物恰当
	3分：能适应单纯环境，主动接触他人，初见面时难让人发现智力问题，不能理解隐喻语
	2分：脱离社会，可被动接触，不会主动待他人，谈话中很多不适词句，容易上当受骗
	1分：勉强可与他人接触，谈吐内容不清楚，表情不恰当
	0分：不能与人交往
总计得分：	

附录 C　老年人能力评估报告

表C　老年人能力评估报告

C.1 一级指标分级	C.1.1 自理能力得分：	C.1.2 基础运动能力得分：
	C.1.3 精神状态得分：	C.1.4 感知觉与社会参与得分：
C.2 初步等级得分		
C.3 老年人能力初步等级	□能力完好 □能力轻度受损（轻度失能） □能力中度受损（中度失能） □能力重度受损（重度失能） □能力完全丧失（完全失能）	
C.4 能力等级变更依据	依据附录A中表A.5的A.5.11"昏迷"、表A.4的A.4.1"疾病诊断"和表A.2的A.2.14"近30天内照护风险事件"确定是否存在以下导致能力等级变更的项目： □处于昏迷状态者，直接评定为能力完全丧失（完全失能） □确诊为痴呆（F00～F03）、精神科专科医生诊断的其他精神和行为障碍疾病（F04～F99），在原有能力级别上提高一个等级 □近30天内发生过2次及以上照护风险事件（如跌倒、噎食、自杀、自伤、走失等），在原有能力级别上提高一个等级	
C.5 老年人能力最终等级	综合C.3"老年人能力初步等级"和C.4"能力等级变更依据"的结果，判定老年人能力最终等级： □能力完好 □能力轻度受损（轻度失能） □能力中度受损（中度失能） □能力重度受损（重度失能） □能力完全丧失（完全失能）	

评估地点 _____

评估人员签名 _____、_____　　日期 _____年 _____月 _____日

信息提供者签名 _____　　日期 _____年 _____月 _____日

（宋艳苹　侯诸英）

项目三 衣食住行　细致照护
——老年人安全护理

项目目标

1. 能说出老年人药物代谢的特点、掌握老年人用药的原则。
2. 能说出老年人口服药的剂型，并观察老年人用药后的反应。
3. 能为老年人进行超声波雾化吸入，并说出雾化吸入的目的、注意事项。
4. 能为老年人正确使用外用药物，并说出外用药物使用的注意事项。
5. 能说出老年人生活的温度、湿度等环境的要求，并能为老年人准备舒适的环境，在温度、湿度、采光、通风等方面满足老年人的需要。
6. 能指导老年人正确选择和使用日常步行辅助器具；能指导老年人正确选择和使用轮椅，并协助老年人进行床椅转移。
7. 老年护理中能尊老敬老，以人为本；爱岗敬业，吃苦耐劳；遵章守法，自律奉献。

任务一　老年人用药安全

【学思践悟】

中国文化

《道德经》云："其安易持，其未兆易谋，其脆易泮，其微易散。为之于未有，治之于未乱。"可以理解为：局势安定时容易维持，事情没露苗头时容易筹谋，事物脆弱时容易消解，事情微小时容易散除。要在事情还没有发作时处理它，要在局势还没有动乱时治理它。在为老年人实施安全护理时，更要在结果出现前做好预防，防病于未然。

任务描述 3-1

马爷爷，今年76岁，吸烟20年，每日吸烟1盒，患高血压5年，平日记性不好，总不记得按时服用降压药。前天开始，马爷爷感觉头痛、眩晕、咳嗽、咳痰，痰液黏稠不易咳出。去医院就诊，测量血压为165/110 mmHg，医嘱予以硝苯地平10 mg，口服，每天2次，并嘱坚持规律用药，遵医嘱给予庆大霉素8万 U、α-糜蛋白酶4000 U和0.9%氯化钠溶液20 mL超声雾化吸入。在治疗期间马爷爷出现眼睛红、痒、畏光、流眼泪等症状，医生诊断结膜炎，给予左氧氟沙星滴眼液，每天3次，每次1～2滴。

任务分解

老年人用药安全护理分为老年人安全用药、照护老年人使用口服药物、照护老年人雾化吸入、照护老年人使用外用药物等4个子任务，如图3-1-1所示。请结合实际案例进行任务学习。

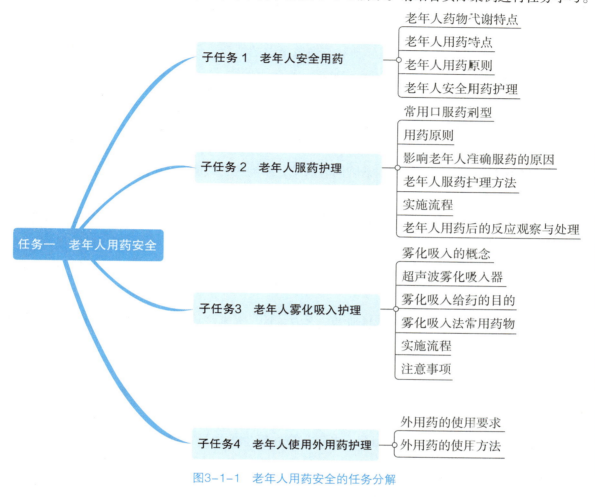

图3-1-1　老年人用药安全的任务分解

子任务1　老年人安全用药

任务实施

随着老年人口数量与日俱增，空巢老人数量也日益增多，老年人安全用药问题成为人们日益关心的问题。为满足老年人的健康需求，恢复和促进老年人的身心健康是护理领域的重要研究内容。

一、老年人药物代谢特点

常用药物一般是通过肝脏代谢，肾脏排泄，再由泌尿道或胃肠道排出体外。也有部分经皮肤汗腺排泄的药物。由于老年人机体各种功能的降低，药物代谢与排泄均受到一定影响，无法按照一般正常速度排出而蓄积体内，致使药物在体内的半衰期延长，因此用药治疗时应特别谨慎，防止由于药物蓄积而发生的不良反应。

1. 药物吸收方面

药物的吸收与胃液的酸碱度、胃的排空速度、肠蠕动情况有关。老年人因胃液分泌减少，胃排空时间延长，肠蠕动减弱，血流量减少，均可影响药物的吸收。因此老年人用药须考虑以上因素，并注意服药的间隔时间，达到最好的吸收效果。

2. 药物分布方面

影响药物分布的因素有血流量、药物与血浆蛋白的结合、药物与组织结合等。老年人血浆蛋白含量有所降低，如果同时应用几种药物时，可竞争性结合，引起药物的血浆浓度发生变化。

3. 药物代谢方面

老年人服药应考虑肝脏的代谢功能，肝是药物代谢的重要器官，老年人肝的血流量减少，药物的代谢功能也会降低，老年人的肝血流量仅是青年人的 40% ~ 50%，90 岁以上老年人肝血流量仅为 30%，同时功能性肝细胞同时减少，影响药物代谢，老年人要谨慎用药。

4. 药物排泄方面

肾脏是药物排泄的重要器官，老年人肾组织、肾血流量、肾小球滤过率、肾小管分泌功能均有变化，会影响药物的排泄，老年人用药时易出现毒性反应。

二、老年人用药特点

1. 药物剂量有个体差异

老年人的肝脏解毒功能和肾脏排泄功能各有不同，各系统、各脏器功能均趋向衰退，新陈代谢降低，老年人用药要从小剂量开始，通常是成人正常剂量的 1/2 ~ 3/4。

2. 按时服药

老年人记忆力下降，常出现忘记服药、不按时服药的现象，还有个别老年人观点错误，认为"药"多吃对身体有好处，导致部分老年人出现不良反应。所以服药一定要遵医嘱，不盲目，要明确剂量、疗程、时间，正确用药。老年人应在医生的指导下用药，不可擅自用药、乱用、滥用药物。

3. 严格控制用药种类

将用药控制在 4 ~ 5 种以内。老年人由于各种慢性病、并发症多，联合用药机会增多，发生不良反应的风险也增多。药物不良反应的发生率，与用药种类有一定相关性。避免长期服用同一种药，容易产生耐药性、依赖性、成瘾，降低药效。

4. 避免药物不良反应

护理人员要加强对药物疗效和不良反应的观察，特别是对易引起过敏反应和不良反应较大的药物要特别注意，随时做好评估、反馈及记录。有配伍禁忌的药物不宜在短时间内服用，如呋喃妥因与碳酸氢钠溶液。要严密观察不良反应，如出现不良反应，须及时停药。对并发症多的老年人，如青光眼、糖尿病、肝病、肾病、听力差等，均应在治疗中注意，避免药物的相互作用影响病情变化。老年人的药物不良反应常表现不典型，但神经、精神症状比较突出，用药中如出现类似老化的现象（如健忘、软弱、食欲下降、意识模糊、焦虑、抑郁等），应首先考虑药物的关系。

5.合理使用抗生素

长期广泛使用抗生素，可对老年人产生不良反应和增加耐药性。老年人免疫功能低下，易引起二重感染。因此应加强卫生宣传，合理使用抗生素。

6.镇静安眠药使用

镇静安眠药应在临睡前、上床后再服用，避免跌倒等意外事件的发生。

任务分析3-1（1）

从老年人用药特点上看，要针对不同身体特征老年人进行合理用药，绝不能滥用药物，以免影响老年人身体健康。

三、老年人用药原则

1.受益原则

老年人如果能通过生活习惯来改善疾病，尽可能不吃药。如果需要用药，要在医生医嘱指导下用药。要考虑到老年人远期预后、是否提高生活质量、不良反应的大小、疗效及价格等方面内容。

2.五种药物原则

老年人同时用药不超过5种药物。尽量选择有双重疗效的药物，先服用治疗急、重症的药物，待病情稳定后再适量兼顾而服用其他药物。

3.小剂量原则

老年人用药为成人量的3/4，小剂量开始，选择最佳用药剂量。尤其要注意治疗心律失常药物、高血压药物、糖尿病药物、抗凝药物、抗肿瘤药物、抗精神病药物、催眠药物等的治疗剂量与中毒量十分接近，容易出现危险。

4.择时原则

选择最合适的用药时间，对胃肠道有刺激的药物要饭后服用，如抗肿瘤药物、抗生素等。健胃药、收敛药、抗酸药、胃肠道解痉止痛药、降糖药、利胆药要在饭前服用。

5.暂停用药原则

老年人要根据医嘱用药，需长期服用的药物不能随便停用。老年人在用药期间如出现了不良反应，要在医生指导下选择暂停用药。服药后出现新的症状，及时向医生反馈，暂停用药。

四、老年人安全用药护理

1.用药前评估

（1）老年人由于衰老，记忆力减退，对药物治疗的目的、服药的时间、服药的方法不够理解，往往影响老年人的用药安全，因此指导老年人正确用药是护理人员重要的任务。评估老年人服药的能力，包括视力、听力、理解力、阅读处理能力、打开药瓶的能力、准时准量服药的能力（记忆力）、感觉较好后如何停药的能力、及时发现不良反应的能力、吞咽能力等。通过对老年人服药能力的评估提出给药途径、辅助手段和观察方法。

（2）了解老年人的用药史，详细评估老年人的用药史，建立完整的用药记录，包括过去及现在的用药记录，详细记录老年人的用药过敏史和引起不良反应的药物。

（3）详细评估老年人各系统老化程度，如各脏器的功能情况，包括肾功能、肝功能的指标等，推断老年人用药情况，药物使用的合理性。肾功能有明显减退甚至出现障碍的患者，在使用药物时，应尽量避免经肾脏排泄的药物，以免引起积蓄而造成药物中毒。

2. 具体措施

（1）要详细查对老年人的信息，避免出现差错。

（2）规范适当的用药时间及服药间隔，考虑老年人的生活作息，给药的方式尽量简单，配合患者的能力及生活习惯。

（3）在给药途径上，如口服药物与注射药物疗效相差较小，尽量采用口服方式，让患者可以自行给药。

（4）以患者能够接受的方式，介绍药物的种类、名称、服用时间、药物作用、不良反应、用药方式、期限及用药禁忌证等，务必使其完全了解。必要时，可以书面的方式做好记录，运用颜色标记法，提醒用药时的注意事项，以达到安全有效的护理目标。

（5）加强药疗的健康指导，护理人员必须重视老年人的用药指导，仔细给患者解释用药的目的、时间、方法，训练老年人自我服药的能力，并可以采取卡片和小容器等帮助老年人对服药的记忆。

总之，老年人用药，要周密考虑年龄、体质及各项生理功能，结合药理学、生物化学、药物动力学和病理生理的相互关系，准确恰当地选用药品、剂量、用法、疗程，以不断提高用药的有效性和安全性，避免由于用药不当所致的药物不良反应和药源性疾病。

任务分析 3-1（2）

> 从老年人用药护理上看，要严格遵守老年人用药原则，确保老年人用药安全。

子任务 2　老年人服药护理

任务实施

随着年龄的增长，老年人常常患有多种疾病，需要服用多种药物进行治疗。由于衰老所致的记忆力减退、思维意识障碍及躯体活动障碍等因素的影响，老年人遵医嘱正确用药的比例很低，需要护理人员协助老年人正确使用药物。在此之前，护理人员应了解常用口服药剂型，掌握口服药用药原则，督促、协助老年人按时用药，并注意观察老年人用药后的反应，确保安全用药。

一、常用口服药剂型

口服药是指需经口吞服或舌下含服的药物。老年人常用口服药有溶液、片剂、丸剂、胶囊、合剂、散剂等剂型。

二、用药原则

1. 遵医嘱用药

严格遵医嘱协助老年人使用药物，不可擅自更改。如果有疑问应先确认清楚，不盲目给药。

如给错药必须及时上报，并观察老年人用药反应，给予及时处理。

2. 认真查对

协助给药前仔细核对老年人姓名、一般状态、意识情况、给药途径、剂量、浓度、时间、检查药物质量、身旁是否有监护人、语言表达能力等。

3. 准确用药

药物分发下来后，及时协助老年人服下，保证用药人、给药途径、剂量、浓度、时间五要素准确。

4. 观察和记录

安排人员仔细观察用药后的反应及疗效，出现皮疹及呼吸、面色、意识状态改变等不良反应，及时报告，做好记录。

三、影响老年人准确服药的原因

1. 用药方案复杂

老年人常患多种疾病，服药种类多，服药方案复杂，又因老年人普遍记忆力减退，常常出现漏服或服错药物。故而用药种类和服药次数越多，方法越复杂，疗程越长，用药依从性就越低。

2. 药物剂型、规格、包装不当

药片过大难以吞咽、过小不便抓取、标签字迹太小看不清楚、瓶盖及外包装难以打开等因素都会导致老年人服药困难。

3. 药物不良反应

老年人在使用药物过程中，可出现不同程度的不良反应，常因难以忍受，出现私自减量甚至停药的行为。

4. 缺乏用药指导

部分老年人文化程度低、理解能力差，看不懂或无法阅读药物使用说明书，不知如何用药，需要他人指导服药。

5. 药物吞咽困难

（1）生理性原因：消化液分泌减少，尤其是唾液减少；吞咽运动障碍，吞咽无力，咽下困难，食管肌肉蠕动减慢；吞咽反射迟钝，吞咽反射、收缩、蠕动不同步。

（2）病理性原因：脑血管病变后遗症，反流性食管炎、食管裂孔、食管狭窄或肿瘤压迫等消化系统疾病。

（3）心理因素：精神过度紧张，抑郁症，思维、精神异常；情绪激动、躁动，情绪过于悲伤、思虑。

（4）其他因素：服药速度过快、种类多，服药体位不合适等。

任务分析 3-1（3）

分析影响老年人准确用药的原因可知，对老年人进行正确的用药指导非常重要，要严格遵守用药原则，掌握不同剂型特点，做好护理工作。

四、老年人服药护理方法

（1）对有吞咽障碍及意识不清的老年人，一般通过鼻饲管给药。

（2）对意识清楚但有吞咽障碍的老年人，咨询医生，得到许可后研碎做成糊状物后再给予。

（3）对有肢体功能障碍的老年人，帮助用健侧肢体服药，严重者送药到口。

（4）对精神疾患、痴呆老年人，送药到口，张嘴确认咽下再离开。

五、实施流程

1. 评估

（1）评估老年人年龄、病情、意识状态、自理水平，了解有无影响服药的因素及用药需求。

（2）解释服药目的，取得老年人的配合。

2. 准备

（1）护理人员准备：着装整洁，洗净双手，操作时戴口罩。

（2）老年人准备：老年人理解护理人员的语言、配合操作，安置舒适体位。

（3）环境准备：安静、整洁，通风良好。

（4）物品准备：药物、药杯、水杯、吸管、温开水、服药单、洗手液。

3. 实施

（1）遵医嘱给药：核对姓名、药名、剂量、给药时间、途径，检查药品质量，备齐用物带至老年人床旁。

（2）核对老年人姓名，向老年人解释（如服药的时间、药物、服用方法、可能出现的不良反应及应对方法等）。

（3）体位：坐位时，身体稍前倾，略低头，下颌微向前；半坐卧位时，抬高床头30°～50°，以患者舒适为宜，头面向护理人员，或者坐起，背后垫软枕。

（4）协助自理老年人服药时，先让老年人喝一口温水，然后协助其将药放入口，再喝水约100 mL，将药物咽下，最后确认是否吞服。

（5）协助不能自理老年人服药时，用吸管或汤匙给水，置药于老年人口内，再给水吞药，确认是否吞服。

（6）如遇拒绝服药老年人，要耐心解释，多沟通，解除思想顾虑，督促服药。

（7）协助老年人擦净口周围，取舒适的体位。

（8）服药后再次查对所服药物是否正确，记录。

（9）指导准确服药：可借助分药盒、定制闹钟等途径指导老年人按时按量服药。

（10）用药后观察药物疗效和不良反应，发现异常及时报告。

4. 整理

（1）整理物品，将物品放回原处。

（2）垃圾分类，洗手。

（3）洗净药杯，消毒灭菌。

5. 记录

（1）记录老年人姓名、药名、剂量、给药时间、给药途径、不良反应，以及给药者签名。

（2）老年人未服药时，应及时报告并做记录。

6.评价

针对本次服药护理操作做出护理效果评价和老年人身体状况评价。

六、老年人用药后反应的观察与处理

护理人员协助给药前应了解老年人一般状态，观察老年人异常反应并及时报告处理。

1.各类口服药用药后观察要点

（1）心血管系统疾病药物：观察老年人心前区疼痛、胸闷、心悸等自觉症状是否减轻，服用利尿药要观察记录尿量；服用降压药应注意有无头晕、乏力、晕厥等。

（2）呼吸系统疾病药物：观察老年人咳嗽的频率、程度及伴随症状；观察痰液的颜色、量、气味及有无血；监测体温变化，了解感染控制情况。

（3）消化系统疾病药物：观察老年人食欲，恶心、呕吐程度，腹痛、腹泻、发热症状，有无尿少、口渴、皮肤黏膜干燥等脱水现象，准确记录入水量、进食量、尿量、排便量、呕吐量及出汗情况。

（4）泌尿系统疾病药物：观察老年人排尿次数、尿量、颜色，以及有无浑浊，有无尿频、尿急、尿痛等尿路刺激症状。

（5）血液系统疾病药物：观察老年人面色，有无头晕、耳鸣、疲乏无力、活动后心悸、气短等贫血表现，有无皮肤黏膜瘀点、瘀斑及消化道出血等情况。

（6）内分泌及代谢疾病药物：服用降糖药时要观察老年人有无心悸、出汗、嗜睡或者昏迷等低血糖症状，服用治疗代谢疾病的药物要观察身体异常（如突眼、毛发异常、身体外形异常、情绪变化）是否逐渐改善。

（7）风湿性疾病药物：观察老年人关节疼痛与肿胀、关节僵硬及活动受限情况。老年人的病情、药物作用，以及可能出现的不良反应，用药后及时询问老年人的感受。

（8）神经系统疾病药物：观察老年人头疼、头晕程度及变化，是否出现呕吐、意识变化、肢体抽搐等伴随症状，有无嗜睡、昏睡、昏迷等情况，观察发音困难、语音不清、语言表达不清等言语障碍程度及变化，观察肢体随意活动能力。

2.用药后常见不良反应

（1）胃肠道反应：恶心、呕吐、腹痛、腹泻、便秘等。

（2）泌尿系统反应：血尿、排尿困难、肾功能下降等。

（3）神经系统反应：烦躁不安、头痛、乏力、头晕、失眠、抽搐、大小便失禁等。

（4）循环系统反应：心悸、面色苍白、眩晕、血压改变等。

（5）呼吸系统反应：胸闷、心悸、喉头堵塞感、呼吸困难、哮喘发作等。

（6）皮肤反应：皮炎、荨麻疹。

（7）全身反应：过敏性休克。

3.处理措施

查看药物说明书，了解不良反应及处理方法，情况严重时应做如下处理。

（1）立即停药，马上通知医生和家属。

（2）协助老年人平卧，头偏向一侧，保持呼吸道通畅，防止其呕吐时窒息。

（3）如果发生心脏呼吸骤停，立即就地抢救，进行心肺复苏，有条件时给予吸氧。

（4）观察病情并记录：密切观察老年人呼吸、心律、意识、尿量，做好病情变化的动态记录，注意保暖。

（5）及时送往医院。

子任务3　老年人雾化吸入护理

任务实施

随着年龄的增长，老年人的呼吸系统功能出现退行性改变，加上免疫功能下降，季节变化等因素影响易诱发呼吸系统疾病，出现咳嗽、咳痰、喘息及呼吸困难等症状，而雾化吸入治疗作为一种简单易行、效果良好、不良反应小的治疗手段，常常被医生采用，因此护理老年人进行雾化吸入是护理人员必备的一项技能。

一、雾化吸入的概念

雾化吸入给药法是指应用雾化装置将药液分散成细小的雾滴并以气雾状喷出，经鼻、口吸入呼吸道和肺部，从而达到治疗效果的给药方法。目前常用的雾化吸入法有超声波雾化吸入法、氧气雾化吸入法和压缩空气雾化吸入法等。

二、超声波雾化吸入器

超声波雾化吸入器能将电能转化成超声波声能，使药液变成细微的雾滴，随呼吸吸入支气管及肺泡到达终末，从而达到治疗目的（图3-1-2）。其特点是雾化液雾滴小而均匀，雾量大小可调，吸入舒适。

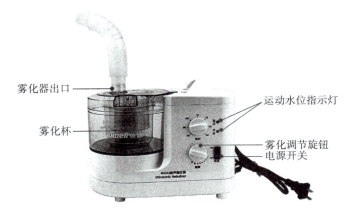

雾化器出口

雾化杯

运动水位指示灯

雾化调节旋钮
电源开关

图 3-1-2　超声波雾化吸入器

三、雾化吸入给药的目的

（1）湿化呼吸道：常用于呼吸道湿化不足、痰液黏稠、气道不畅的老年人。

（2）预防呼吸道感染：常用于预防和控制呼吸道感染，或胸部手术前后的老年人。

（3）改善通气功能：解除支气管痉挛，保持呼吸道通畅。常用于支气管哮喘老年人。

（4）控制呼吸道感染：消除炎症，减轻呼吸道黏膜水肿；稀释痰液，帮助祛痰。常用于咽喉炎、支气管扩张、肺炎、肺脓肿、肺结核等老年人。

（5）治疗肺癌：间歇吸入抗癌药物，治疗肺癌。

四、雾化吸入法常用药物

（1）稀释痰液药物：常用 α-糜蛋白酶、乙酰半胱氨酸（痰易净）等，可稀释痰液，帮助祛痰。

（2）抗生素类药物：常用庆大霉素、卡那霉素，可控制呼吸道感染，消除炎症。

（3）解除支气管痉挛药物：常用氨茶碱、沙丁胺醇（舒喘灵）等，可使支气管扩张，解除支气管痉挛。

（4）减轻呼吸道黏膜水肿药物：常用地塞米松等。地塞米松与抗生素常同时使用，可增加抗炎效果，减轻呼吸道黏膜水肿。

任务分析 3-1（4）

不同的药物所达到的治疗目的各不相同，护理人员要严格遵守医嘱，协助老年人雾化吸入药物，并做好护理工作。

五、实施流程

1. 评估

（1）评估老年人年龄、呼吸道状况、意识状态、合作程度。

（2）解释雾化吸入的目的，取得老年人配合。

照护老年人行
超声雾化吸入

2. 准备

（1）护理人员准备：着装整洁，洗净双手，修剪指甲，操作时戴口罩。

（2）老年人准备：老年人理解护理人员的语言、配合操作，安置舒适体位。

（3）环境准备：安全，安静，整洁，通风良好。

（4）物品准备：毛巾、水壶、冷蒸馏水、超声波雾化器、无菌盘内放纱布、20 mL 注射器、螺纹管、口含嘴、雾化用药、洗手液。

3. 实施

（1）雾化器水槽注入适量冷蒸馏水，浸没透声膜，水量在最高和最低水位之间。

（2）雾化罐放入水槽中，严格遵医嘱抽取药液，将药液倒入雾化罐内，旋紧罐盖。

（3）携物品至老年人身旁，核对老年人姓名，帮助老年人取舒适体位（坐位或半坐卧位），毛巾围于颈下。

（4）接通电源，指示灯亮。

（5）调节流量，设定雾化时间，一般为 15 ~ 20 分钟。

（6）用面罩罩住老年人口鼻或使用口含嘴，指导老年人用嘴深吸气，用鼻子呼气，以利于药液吸入。

（7）雾化结束，取下面罩或口含嘴，先关雾化开关，再关电源开关。

（8）协助老年人漱口，用毛巾擦干脸部。

（9）取舒适卧位，整理床单位。

4. 整理

（1）倒掉水槽的水，擦干、盖好罐盖。

（2）将储药罐、口含嘴、螺纹管和面罩在消毒液内浸泡30分钟，洗净，晾干。

5. 记录

记录老年人姓名、雾化药物、雾化方式、雾化时间、雾化后反应，操作者签名。

6. 评价

针对本次雾化吸入护理操作做出效果评价和老年人身体状况评价。

六、注意事项

（1）治疗前应检查机器各部件，确保性能良好，机器各部件型号一致，连接正确；使用雾化器后及时消毒雾化管道，防止交叉感染。

（2）在使用过程中，水槽内要始终维持有足够量的蒸馏水，水温不宜超过50℃，否则应关机更换冷蒸馏水；须连续使用时，中间须间隔30分钟；水槽内无水时不可开机，以免损坏机器。

（3）水槽底部的晶体换能器和雾化罐底部的透声膜薄而质脆、易损坏，在操作及清洗过程中应注意保护。

（4）治疗过程中如发现雾化罐内的药液过少须添加药液时，可直接从小孔中加入不必关机。

任务分析3-1（5）

　　从护理老年雾化吸入的操作流程上分析，和老年人有效地沟通，严格操作流程是很关键的，为保证操作质量，要严格遵守注意事项。

子任务4　老年人使用外用药护理

任务实施

　　外用药是指以贴、涂、洗、擦、敷等方式作用于皮肤或五官，经局部吸收，发挥药物作用的给药方法。常见的外用药有皮肤用药、滴耳剂、滴鼻剂、滴眼剂、腔道用药等类型。老年人常患有眼、耳、鼻疾患，因此护理老年人使用外用药是护理人员必备的一项技能。

一、外用药的使用要求

（1）外用药均为灭菌制剂，保存时应盖紧药瓶，置于通风、阴凉处。

（2）操作前注意手卫生，行七步洗手法，必要时戴医用手套。

（3）遵医嘱用药，认真核对姓名、药名、用法、给药途径、给药时间、药品质量和有效期。若药物污染或变质，严禁使用。

（4）用药前，指导老年人配合。

（5）用药时，注意药剂开口不要触及老年人身体或非无菌物品，以免污染药物。

（6）多种药同时使用时，中间须间隔 5 ~ 10 分钟。

（7）用药后观察用药局部及全身反应。

二、外用药的使用方法

（一）滴眼剂使用方法

1. 目的

用滴管或眼药滴瓶将药液滴入眼结膜囊，以达到消炎杀菌、收敛、麻醉、散瞳、缩瞳等治疗作用，也可用于某些诊断检查。

照护老年人
使用滴眼剂

2. 实施流程

1）评估

评估老年人年龄、身体及双眼状况、意识状态、理解力、合作程度，解释滴眼剂的操作方法和用药目的，取得老年人的配合。做到语气平和，表达清晰易懂，使用老年人能够接受的语言表述形式。

2）准备

（1）护理人员准备：仪表端正、着装整洁，剪指甲、不美甲、不涂指甲油、洗净双手，戴口罩。

（2）老年人准备：取舒适体位、认真倾听、理解、配合。

（3）环境准备：安全、安静、整洁，避免周围人群走动，通风良好。

（4）物品准备：治疗盘（盘内放眼药水或眼药膏、消毒棉球或棉签）、洗手液、给药单、污物桶。

3）实施

（1）核对信息：核对老年人姓名、药品名称、给药途径、用法、给药时间、药品质量和有效期，确认是左眼、右眼还是双眼用药。

（2）取舒适卧位：帮助老年人取坐位或仰卧位，老年人感觉舒适。

（3）清洁眼部：清洁前和老年人做好沟通，先用棉签拭净眼部分泌物，嘱老年人头略后仰，眼往上看；打开瓶盖，瓶盖内面或侧面朝上。

（4）悬滴药液：先摇匀眼药水，照护人员左手（或用干净棉签）向下轻轻拉下眼睑并固定，右手持已摇匀的眼药水瓶，距离眼部 1 ~ 2 cm，将眼药水滴入下眼睑结膜内 1 ~ 2 滴，轻提上眼睑，使结膜囊内充盈药液，见图 3-1-3。

（5）涂眼药膏：左手（或用干净棉签）向下轻轻拉下眼睑并固定，右手垂直向下挤少许药膏呈细直线状，从外眼角方向顺眼裂水平挤在下眼睑结膜与眼球结膜交界处，即下穹隆，先使下眼睑恢复原位，再轻提上眼睑，使结膜囊内充盈药膏，见图 3-1-4。

（6）观察指导：嘱老年人闭上眼睛，轻轻转动眼球，用干净棉签为老年人拭去眼部外溢药剂，棉签放入污物桶。

（7）病情观察：询问、观察老年人有无不适。

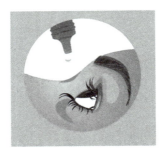
图 3-1-3　悬滴药液

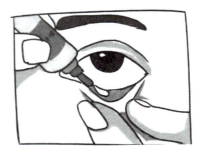
图 3-1-4　涂眼药膏

4）整理

清理污物，垃圾分类处理，七步洗手法，洗净双手。

5）记录

记录老年人姓名，所用药物名称、用药方式、给药的剂量，药物使用时间，老年人用药后是否出现不良反应，操作者签名。

6）评价

针对本次眼部用药护理操作做出护理效果评价和老年人身体状况评价。

3. 操作重点总结

（1）协助患者取仰卧位或坐位，头略后仰，用干棉签拭去眼部分泌物，嘱患者眼睛向上注视。护理人员左手取一干棉球放于患者下眼睑处，并用示指固定上眼睑，拇指将下眼睑向下牵拉，右手持滴瓶，在距离眼睑 1 ~ 2 cm 处，将 1 滴药液滴入结膜下穹隆中央。如果涂眼药膏，则将眼药膏挤入下穹隆部。

（2）操作时，严格执行无菌操作规程，预防交叉感染。认真核对，注意检查眼药水的质量和药液的性质。

（3）滴药时，一般先左后右，防止遗漏和差错。应用散瞳药或有致痛的眼药，应事先告知老年人以消除紧张。滴药的动作要轻柔，以防伤及眼球。

任务分析 3-1（6）

　　在护理老年人使用滴眼剂时，医护人员的手清洁很重要，更要和老年人做好沟通，解除思想顾虑，在护理人员严格无菌操作下完成滴眼剂使用。在使用眼药膏时，注意将眼药膏挤入下眼睑内。

（二）滴耳剂使用方法

1. 目的

将药液滴入耳道，目的是清洁耳道、消炎。

2. 实施流程

1）评估

评估老年人年龄、身体及耳部状况、意识状态、理解能力、合作程度，解释滴耳剂的使

照护老年人
使用滴耳剂

用目的，取得老年人的配合。做到语气平和，表达清晰易懂，使用老年人能够接受的语言表述形式。

2）准备

（1）护理人员准备：仪表端正、着装整洁，剪指甲、不美甲、不涂指甲油、洗净双手，戴口罩。

（2）老年人准备：老年人取舒适体位、认真倾听、理解、配合。

（3）环境准备：安全、安静、整洁，避免周围人群走动，通风良好。

（4）物品准备：治疗盘、洗手液、给药单、滴耳剂、消毒棉球或棉签、污物桶。

3）实施

（1）检查核对：携用物至老年人身旁，核对老年人姓名、药品名称、给药途径、用法、给药时间、药品质量和有效期，确认用药部位是左耳、右耳还是双侧耳部用药。

（2）体位：取舒适体位，帮助老年人取坐位或半坐卧位（图3-1-5），头偏向一侧，患侧耳在上，健侧耳在下，注意老年人病情状态是否稳定。

（3）清洁耳道：与老年人有效沟通，取得配合。滴药前，护理人员先协助老年人将耳道等分泌物清洗干净，并用棉签擦干。

（4）滴入药液：左手轻轻牵拉老年人耳郭后上方，使耳道变直，右手持摇匀的药液瓶，掌根倾靠耳旁，沿耳道后壁遵医嘱滴入适量药液（图3-1-6）。

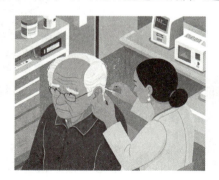　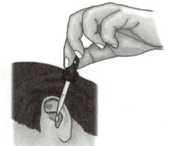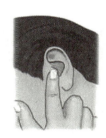

图 3-1-5　坐位滴耳　　　　　　　　图 3-1-6　滴入患耳

（5）操作指导：轻柔耳郭，轻轻压住耳屏，使得药液充分进入中耳或用消毒棉球塞入外耳道口，避免药液流出。

（6）操作观察：询问、观察老年人有无不适。

4）整理

清理污物，垃圾分类处理，使用七步洗手法洗净双手。

5）记录

记录老年人姓名，所用药物名称、用药方式、给药的剂量，药物使用时间，老年人用药后是否出现不良反应，操作者签名。

6）评价

针对本次耳部用药护理操作做出护理效果评价和老年人身体状况评价。

3. 操作重点总结

（1）协助患者侧卧位，患耳向上，用棉签清洁耳道。护理人员一手持干棉球，向上向后轻拉患者耳郭，使耳道变直。另一手持滴管，将药液从外耳孔顺耳后壁滴入 3～5 滴，并轻提耳郭或在耳屏上加压，使气体排出。药液容易流入，将干棉球塞入外耳道。

（2）滴管口不可触及患者皮肤，防止交叉感染。滴入的药液温度要适宜，以免刺激内耳引起眩晕。如昆虫类进入耳道，可选用油剂药液，滴药后 2～3 分钟便可取出。清除耳内耵聍滴入软化剂后可有胀感。

（3）耵聍取出后胀感即消失，嘱患者不必紧张。

任务分析 3-1（7）

> 护理老年人使用滴耳剂时，医护人员注意用药前要清洁耳道，保证药效最大限度发挥。根据操作流程可以看出，在使用滴耳剂时，牵拉耳朵的手法很关键，为保证最佳的用药效果，护理人员要拉直耳道再滴药。

（三）滴鼻剂使用方法

1. 目的

从鼻腔滴入药物治疗鼻窦炎；滴入血管收缩类滴鼻剂，减少分泌，减轻鼻塞症状。

照护老年人
使用滴鼻剂

2. 实施流程

1）评估

评估老年人年龄、身体及鼻部状况、意识状态、理解能力、合作程度，解释滴鼻剂的目的，取得老年人的配合。语气平和，表达清晰易懂，使用老年人能够接受的语言表述形式。

2）准备

（1）护理人员准备：仪表端正、着装整洁，剪指甲、不美甲、不涂指甲油、洗净双手，戴口罩。

（2）老年人准备：取舒适体位、认真倾听、理解、配合。

（3）环境准备：安全、安静、整洁，避免周围人群走动，通风良好。

（4）物品准备：治疗盘、洗手液、给药单、滴鼻剂、消毒棉球或棉签、污物桶。

3）实施

（1）检查核对：携用物至老年人身旁，核对老年人姓名、药品名称、给药途径、用法、给药时间、药品质量和有效期，确认用药部位是左鼻腔、右鼻腔还是双侧鼻腔用药。

（2）体位：取舒适体位，帮助老年人取仰卧位（图 3-1-7）。

（3）清洁鼻腔：与老年人有效沟通，取得配合。滴药前，护理人员先协助老年人将鼻涕等分泌物排出，并擦拭干净，鼻腔内如有鼻痂，先用温盐水清洗浸泡，待鼻痂变软取出后再滴药。

（4）滴入滴鼻剂：协助老年人平卧位头尽量向后仰，嘱老年人先吸气，滴入药液 2 滴（或遵医嘱），瓶口不要碰到鼻黏膜（图 3-1-8）。

（5）操作指导：轻轻揉按鼻翼两侧，使药液能均匀地渗入鼻黏膜。

（6）操作观察：观察老年人的反应，询问老年人有无不适。

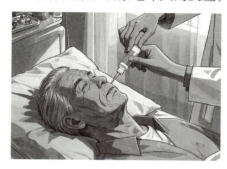

图 3-1-7　滴鼻体位

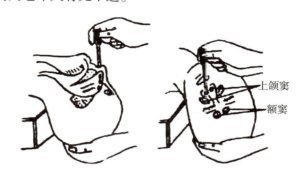

图 3-1-8　滴入滴鼻剂

4）整理

清理污物，垃圾分类处理，使用七步洗手法洗净双手。

5）记录

记录老年人姓名，所用药物名称、用药方式、给药的剂量，药物使用时间，老年人用药后是否出现不良反应，操作者签名。

6）评价

针对本次鼻部用药护理操作做出护理效果评价和老年人身体状况评价。

3. 操作重点总结

（1）嘱患者先排出鼻腔分泌物并清洁鼻腔，协助患者取仰卧位或侧卧位，护理人员手持一干棉球，并轻推鼻尖，暴露鼻腔。另一手持滴瓶距离鼻孔 2 cm 处滴入药液，每侧滴入 2～3 滴。轻捏鼻翼或嘱患者将头部向两侧轻轻晃动，促使药液均匀分布到鼻窦口，提高药液效果。

（2）操作时注意观察患者用药后是否出现黏膜充血加剧。血管收缩类滴鼻剂连续使用时间不可过长。

任务分析 3-1（8）

　　护理老年人使用滴鼻剂时，要和老年人做好沟通，解除思想顾虑。在用药前，要清洁患者鼻腔，让药液更好地发挥作用，但遇到鼻腔内有鼻痂较硬时，要注意软化后再取出。从操作流程上看，为将药液有效地滴入鼻腔，滴药液时手法很重要，手持一个干棉球，并轻推鼻尖，暴露鼻腔。另一手持滴瓶距离鼻孔 2 cm 处滴入药，两手相互配合，有效操作。

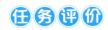任务评价

学习自评表（一）

班级 _____　　姓名_____　　学号_____

知识点	学习索引	学生自评			
		1—完全掌握　　2—部分掌握　　3—仍需加油			
	药物代谢	□ 药物吸收	□ 药物代谢	□ 药物排泄	
	用药特点	□ 用药原则	□ 观察内容		
	护理特点	□ 护理措施			
	口服给药	□ 药物剂型	□ 用药原则		
	影响服药的原因	□ 影响因素			
	给药流程	□ 评估方法　□ 物品整理　□ 效果评价	□ 用药种类　□ 记录内容	□ 操作准备	□ 操作步骤
	给药护理	□ 观察内容	□ 不良反应	□ 护理措施	

学习自评表（二）

班级 _____　　姓名_____　　学号_____

知识点	学习索引	学生自评			
		1—完全掌握　　2—部分掌握　　3—仍需加油			
	雾化吸入	□ 雾化器　□ 使用方法	□ 使用目的		
	雾化流程	□ 评估方法　□ 物品整理　□ 效果评价	□ 用药种类　□ 记录内容	□ 操作准备	□ 操作步骤
	雾化护理	□ 注意事项			
	外用药物	□ 使用要求			
	滴眼剂	□ 使用目的			
	实施流程	□ 评估方法　□ 物品整理　□ 效果评价	□ 操作准备　□ 记录内容	□ 操作步骤	

学习自评表（三）

班级 _____　　姓名 _____　　学号 _____

知识点	学习索引	学生自评		
		1—完全掌握　　2—部分掌握　　3—仍需加油		
	滴眼剂护理	□注意事项		
	滴耳剂	□使用目的		
	实施流程	□评估方法　　□物品整理　　□效果评价	□操作准备　　□记录内容	□操作步骤
	滴耳剂护理	□注意事项		
	滴鼻剂	□使用目的		
	实施流程	□评估方法　　□物品整理　　□效果评价	□操作准备　　□记录内容	□操作步骤
	滴鼻剂护理	□注意事项		

任务二　老年人移动安全

【学思践悟】

高龄老人体验服

　　由于疾病或老化，老年人往往会出现身体各方面功能下降，会出现视力、听力、感觉、肢体肌力等下降的情况。穿戴上高龄老人体验服，普通人就可切身感受高龄老人的状态——直不起腰、迈不开腿、看不清路。例如，通过特殊眼镜感受到因白内障引起的视觉变化，如模糊、视觉变弱后无法看清物体或文字；佩戴耳塞可以感受老年人对高音域的不敏感反应，对声音敏感度降低，亲身体验高龄者的听力状况；穿加重背心使身体感觉到重量，模拟老化后身体向前屈的感觉。肘关节固定带可以固定手关节使手部功能降低，举手困难，体验肘关节角度变化是如何连带影响到骨骼、肩关节的感觉，模拟中风者肘部角度弯曲的状况。

　　高龄体验是一种感知人口老龄化的有效方式。模拟老年人，才能更理解老年人，才能更好地为老年人服务。

任务描述 3-2

张爷爷，男，72岁，因"突发意识不清3小时"于2018年7月3日15：00急诊入院，诊断为大面积脑梗死。2018年7月15日，张爷爷左上肢、下肢肌力为2级，右上肢、右下肢肌力为5级，出院回归家庭。照顾者是张先生的老伴李奶奶。李奶奶，女，70岁，生活能自理，但在照顾一侧肢体无力的张爷爷日常起居方面仍有些力不从心，向护理人员咨询回家后注意事项。

请说说应如何对家属进行移动安全教育。

任务分解

老年人移动安全分为居室内环境的安全设置、老年人日常步行辅助器具、轮椅的驱动训练等3个子任务，如图3-2-1所示。请结合实际案例，进行任务学习。

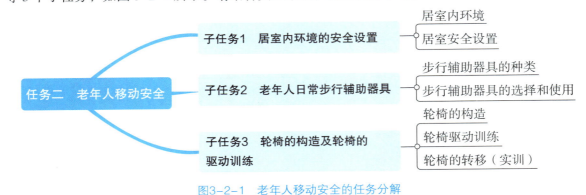

图3-2-1 老年人移动安全的任务分解

子任务1 居室内环境的安全设置

任务实施

由于疾病或老化，老年人往往会出现身体各方面功能下降，会出现视力、听力、感觉、肢体肌力等下降的情况。因此，为了能让老年人生活得舒适，同时能保证其安全，老年人居住的环境应该遵照科学进行设计。

老年人的生活环境，要尽量去除妨碍生活行为的因素，并调整环境使之能补偿机体缺损的功能，提高独立生活的能力。

一、居室内环境

1. 温度

老年人的体温调节能力降低，室温以22～24℃较为适宜，室温过高会使神经系统受到抑制，干扰消化功能与呼吸功能，不利于机体散热；室温过低，会使人畏寒、肌肉紧张，还会使患者在接受诊疗护理时受凉。室内建议备有温度计，可根据季节和条件采用不同的措施，如夏天可用电风扇使室内空气流通，或者使用空调设备调节温度；冬天可使用暖气设备保持室温。此外，应根据气温变化适当增减患者的衣服和盖被。

2. 湿度

室内适宜的湿度为 50% ~ 60%，湿度会影响皮肤蒸发散热的速度，从而影响患者的舒适感。湿度过高，蒸发作用减弱，抑制出汗，患者感到湿闷不适，尿量增加，加重肾脏负担，对心、肾疾病的患者不利；湿度过低，空气干燥，人体水分蒸发增加，可引起呼吸道黏膜干燥、口干、咽痛、鼻出血等，对气管切开或呼吸道感染患者尤为不利。室内建议备有湿度计，以便对湿度进行观察和调节，可采用开窗通风、地面洒水、暖气或火炉上安放水槽、使用加湿器或利用空调设备等措施调节室内湿度。

3. 照明

多数老年人视力下降，因此应注意室内的采光和照明，采光分自然光源和人工光源。适当的日光照射，能使照射部位温度升高、血管扩张、血流增快，改善皮肤和组织的营养。且阳光中的紫外线，有杀菌作用，并可促进机体内部生成维生素 D。因此，老年人居室内应该经常开窗，让阳光射入，能外出的老年人应增加户外活动的时间，接受阳光照射。但应注意的是，阳光不能直射眼睛，以免引起老年人的不适。此外，要注意老年人的暗适应力低下，一定要保持适当的夜间照明，如可在走廊和厕所安装声控灯，或者在不妨碍睡眠的前提下安装地灯等。

4. 色彩

色彩会影响人的情绪、行为和健康。老年人对色彩感觉的残留较强，故可将门涂上不同的颜色以帮助其识别不同的房间，也可在墙上用各种颜色画线以指示厨房、厕所等的方位；绿色植物及鲜花可使人赏心悦目，并增添生机。可在病房内外摆设鲜花和绿色盆景植物。

5. 通风

居室要经常通风以保证室内空气新鲜，通风换气可以交换室内外空气，增加空气中的含氧量，降低二氧化碳浓度和微生物密度，保持空气清新，并可调节室内温湿度，通风能让老年人感到舒适。一般每次通风时间为 30 分钟，通风时注意保暖。有些老年人因活动不便而在室内排便时，易导致房间内有异味，应在排便后及时通风。老年人可能因嗅觉迟钝而对这些气味不敏感，或者因害怕冷空气增加流感等疾病的发生率而拒绝打开门窗。此时照护人员应耐心做好宣教和解释，并注意及时迅速清理排泄物及被污染的衣物，在征得老年人同意的前提下打开门窗通风。

二、居室安全设置

老年人居室内的陈设应尽量简洁，一般有床、柜、桌、椅即可，且家具的转角处应尽量用弧形，以免碰伤老年人。家庭日常生活用品及炊具之类最好不在老年人居室为存放，以免发生磕碰、绊倒。

1. 床的设置

老年人理想的床应同时考虑高度、宽度、床垫硬度等因素，其中最重要的是高度。对卧床老年人进行各项护理活动时，较高的床较为合适，因其便于照护者进行各项操作。而对于一些能离床活动的老年人来说，床的高度应便于老年人上下床及活动，其高度应使老年人膝关节与床呈近直角、坐在床沿时两脚足底完全着地为宜，一般以从床褥上面离地面 52 ~ 57 cm（具体高度应根据老年人的身高、习惯、腿部力量等因素综合考虑），这也是老年人座椅应选择的高度，床最好和椅子或轮椅一样高。

如果条件允许，最好能够选择可抬高上身的或能调节高度的床。床头角度的调节能给老年人的生活带来很大的帮助。①将床头升高30°，可以方便刷牙、阅读等活动，也有助于坐卧练习；②床头抬高至50°～60°，进食会比较方便，此体位需要抬高膝盖部以使膝盖弯曲，老年人较稳定，不易滑下。同时注意床上方应设有床头灯和呼唤铃，床的两边均应有活动的护栏以避免坠床。除此之外，为便于老年人上下床时维持身体的稳定和平衡，床边应设置扶手，其高度应能达到或略高于老年人站立时手功能高度，一般为72～80 cm（具体高度应根据老年人的身高、习惯、臂部力量等因素综合考虑）。如有必要，床上备可以进餐的小桌板，床边可备可活动的栏杆及活动的便盆椅。

2.冷暖设备的安全

有条件的情况下室内应有冷暖设备。夏季使用空调时应注意避免冷风直接吹在身上及温度不宜太低，而冬季取暖设备的选择应慎重考虑安全性：煤油炉或煤气炉对嗅觉降低的老年人来说有造成煤气中毒的危险，同时易造成空气污染和火灾；电暖炉使老年人的活动度降低；热水袋易引起烫伤；电热毯的长时间使用易引起脱水；暖气易造成室内空气干燥，可应用加湿器或放置水培植物以保持一定的湿度，并注意经常通风换气。

3.厕所、浴室与厨房

厨房、厕所与浴室是老年人使用频率较高而又容易发生意外的地方，因此其设计不仅要注意安全，还要考虑到不同老年人的需要。厨房地面应注意防滑，水池与操作台的高度应适合老年人的身高，煤气开关应尽可能便于操作，用按钮即可点燃者较好。

厕所应设在老年人卧室附近，且两者之间的地面应避免台阶或其他障碍物，有条件时两侧墙壁应设扶手以防跌倒。夜间应有适当的照明以看清便器的位置。老年人因腿部力量衰弱而不宜使用蹲厕，坐便器的高度一般为52～57 cm（具体高度应根据老年人的身高、习惯、腿部力量等因素综合考虑）。同时坐便器两侧应设置扶手以帮助老年人起、坐，以高于坐便器15～20 cm为宜。考虑到老年人站起时容易因血压波动而头晕失衡，可在便器前侧方安装竖直扶手。对于使用轮椅的老年人还应将厕所改造成适合其个体需要的样式。

老年人身体的平衡感下降，因此浴室周围应设有扶手，地面铺以防滑砖。如使用浴盆，应带有扶手或放置浴板，浴盆底部还应放置橡皮垫。对于不能站立的老年人，也可备淋浴椅。沐浴时浴室温度应保持在24～26℃，并设有排风扇以便将蒸汽排出，避免因湿度过高影响老年人的呼吸。对于使用轮椅的老年人，洗脸池上方的镜子应适当向下倾斜以便于其自行洗漱。

任务分析 3-2

张爷爷是一位老年男性，脑卒中后偏瘫，且患病期间有肺炎史。为了保证其出院回家后居家舒适，居家物理环境要符合老年人的特点。要注意温度维持在22～24℃、湿度50%～60%、室内安装小夜灯以方便老年人晚间下床，一般每日通风2次，每次通风时间为30分钟，且要适当进行户外活动，以得到阳光照射。室内设施也应尽可能方便偏瘫老年人日常生活。

子任务 2　老年人日常步行辅助器具

任务描述 3–3

王奶奶，女，81 岁，因股骨颈骨折于 2019 年 4 月 1 日行股骨内固定术，手术顺利，出院回家，为了避免发生相关并发症，出院后王奶奶应下床活动，但患肢不可负重。王奶奶健侧下肢及双上肢功能均正常，行走时不能很好地保持平衡，照顾者是王奶奶的儿子。

请说说：①为了提高王奶奶的生活质量，最大限度发挥其自理能力，减轻照顾者的照护负担，应该为王奶奶选择哪种步行辅助器具；②王奶奶应该如何使用辅助器具。

由于老化或疾病，老年人下半身的肌力及平衡感会变差，因而容易跌倒。跌倒不仅会引起骨折，也会导致长期卧床，所以要多加注意。步行辅助器具是为肌力异常或稳定能力下降的老年人提供保持身体平衡与身体支持物的器材，根据老年人不同的情况，可选择适用于其身体条件的辅助器具，以达到安全转移、室内室外行走的目的。

一、步行辅助器具的种类

（一）手杖

1. 手杖

手杖是用单侧手扶持以辅助行走的工具。使用手杖时，上肢及肩的肌力必须正常。

（1）T 型或问号型手杖：为单足手杖。适用于握力好、上肢支撑力强的老年人，如偏瘫老年人健侧，一般是可伸缩式手杖。

（2）三足手杖：又称三脚拐。三足呈"品"字形，使支撑面增大，从而增加了手杖的稳定性。适用于平衡能力稍欠佳，用单足手杖不安全的老年人。

（3）四足手杖：手杖有 4 个着地支撑点，因而使手杖更为稳定。适用于平衡能力欠佳、臂力较弱或上肢患有帕金森病，用三足手杖也不够安全的老年人（图 3-2-2）。

2. 腋窝支撑型拐杖

这种拐杖简称腋拐，有固定式和长度可调节式两种。腋拐可靠、稳定，用于下肢肌力弱的老年人（图 3-2-3）。

3. 前臂支撑型拐杖

这种拐杖又称手肘拐杖，前臂拐是以前臂和手两个地方共同承重，可单侧用也可双侧用。适用于握力差、前臂力量较弱但又不必用腋拐者（图 3-2-4）。

此外，还有肱三头肌支撑型拐杖，又称上臂拐。

（二）助行器

步态不稳的老年人，上肢功能正常的情况下可以使用助行器。使用助行器可以辅助人体支撑体重、保持平衡、锻炼行走，扩大老年人的活动范围，同时能减轻照顾者的负担。助行器的种类有很多种，有居家辅助行走的，也有外出可以当作购物车的助行器。建议在康复师或专科护理人员的指导下，根据老年人的具体身体情况选择合适的助行器。

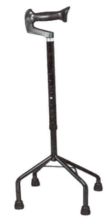
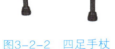
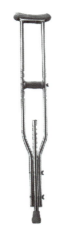
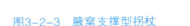
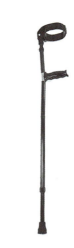

图3-2-2　四足手杖　　　　　图3-2-3　腋窝支撑型拐杖　　　　　图3-2-4　前臂支撑型拐杖

（1）摇摆式助行器：适合双手可以使用的人练习行走。抓住两侧把手，左右交互提起往前前进，也可以在上厕所时用来稳住身体重心。

（2）单手助行器：和摇摆式助行器不同的是，即使是单侧手不便的人也可以使用。除了行走外，也方便从床上或是椅子上站起来。

（3）车轮助行器：又叫助行车。车有2个或4个轮子，使之易于推行移动，适用于步行不稳的老年人。

（4）车轮摇摆助行器：为附有轮子的摇摆式助行器。因附有轮子，不需要将助行器提起来就可以前进，所以适合手臂力量薄弱的老年人使用（图3-2-5）。

（5）上半身支撑型助行器：为康复助行车，老年人将手肘放在上面有厚垫的扶手上，支撑住上半身行走，也有装有刹车的防滑助行器。

（6）带椅助行车：老年人外出时抓住车把，在前进的同时可以支撑身体，附有椅子，适合行走较稳定的老年人外出时使用，中途疲劳时可以坐下来休息（图3-2-6）。

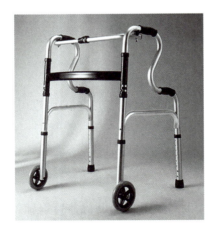
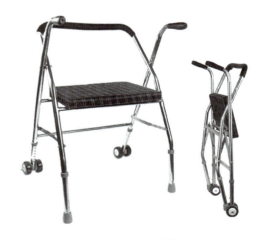

图3-2-5　车轮摇摆助行器　　　　　　　　图3-2-6　带椅助行车

二、步行辅助器具的选择和使用

（一）步行辅助器具的选择

1.步行辅助器具的选择原则

选择步行辅助器具时，要在物理治疗师或其他专业人士的指导下，根据老年人的身体状况及身高进行选择。

（1）上肢功能正常，下肢功能损害较重者，选用腋拐或轮椅。

（2）上肢功能正常，下肢功能部分损害者，可选用助行架、臂拐或手杖。

（3）肱三头肌肌力弱，下肢功能部分丧失者，可选臂拐加肱三头肌支撑拐杖。

（4）肘关节稳定性差，下肢功能部分丧失者，可选臂拐。

（5）腕关节支撑无力，下肢功能部分丧失者，可选用臂拐加腕固定带。

（6）平衡功能障碍者，可选用助行器。

2.助行器的选择

高度调整（等同于手杖高度选择）：自然垂直站立，着常用鞋，手扶助行器握杆时，手肘弯150°时，从地面到手腕的高度也是股骨大转子的高度，即为助行器的高度。

任务分析 3-3

王奶奶为高龄患者，上肢功能正常，下肢患肢完全不能负重，行走时不能很好地保持平衡，外出辅助器具应选用助行器。针对步态不稳的老年人，上肢功能正常的情况下可以使用助行器行走更安全。

（二）利用拐杖的步行训练

利用拐杖进行步行训练时，要具备较好的平衡能力和上肢支撑体重的肌力，一般需要经过平行杠内基本动作训练后方可进行。如果老年人可以扶着扶手行走的话，就可以开始练习用拐杖行走，能正确使用拐杖保持身体平衡，就可以走得很平稳。使用步行辅助器具行走时，要在专业人士的指导下进行，预防跌倒。

1.平行杠外保持立位平衡的训练

在离开平行杠练习拄拐步行前要做好立位平衡训练，最初练习时大部分动作要背靠墙壁，以防危险，训练内容包括身体重心向左、右转移；身体重心向前后转移；拐杖交替向侧方上举；拐杖交替前伸；双拐同时前伸；躯干旋转，双拐同时向侧方伸出；双拐交替后伸；双拐同时后伸；双手拄拐，单腿站立，另一侧下肢前后摆动；老年人身体靠在墙壁上，将拐杖紧贴体侧，身体挺直，伸肘时双足离地。

2.使用拐杖行走练习

使用拐杖行走又分"两点步态"和"三点步态"，刚开始先学习比较简单的三点步态。使用原则是有偏瘫的老年人用健侧手执拐杖，将身体重心放在拐杖上，患侧脚先迈出。

1）双侧腋窝支撑型拐杖步态

（1）摆至步：双侧拐杖同时向前方伸出，老年人身体重心前移，利用上肢支撑力使双足离地，下肢同时摆动，双足在拐脚附近着地。此种步行方式具有实用性，虽然速度较慢，但比较稳定，适用于道路不平、人多、拥挤的场合下使用。

（2）摆过步：双侧拐同时向前方伸出，老年人支撑把手，使身体重心前移，利用上肢支撑力使双足离地，下肢向前摆动，双足在拐杖着地点前方的位置着地。开始训练时容易出现膝关节屈曲、躯干前屈而跌倒，应加强保护。此种步行方式在拐杖步行中速度最快，适用于路面宽阔行人较少的场合。

（3）四点步行：先伸出左侧拐杖，迈出右足，再伸出右侧拐杖，最后迈出左足，如此反复进行。此步行方式适用于骨盆上提肌肌力较好的双下肢运动障碍者。适用环境与摆至步的相同，步行速度较慢，但稳定性好，步态与正常步行相近似，练习难度小，是双下肢运动障碍老年人经常采用的步行方式之一。

（4）两点步行：一侧拐杖与对侧足同时伸出作为第一着地点，然后另一侧拐杖与相对的另一侧足再向前伸出作为第二着地点。如此反复进行的步式称为两点步行。此步行方式常在掌握四点步行后练习，虽稳定性不如四点步行，但速度较快，适用环境与摆过步的相同。

（5）三点步行：患侧下肢和双拐同时伸出，双拐先落地，健侧待三个点支撑后再向前迈出。此种步行适用于一侧下肢患病，且患侧不能负重的老年人，如一侧下肢骨折、另一侧下肢小儿麻痹的老年人等。其步行速度快，稳定性良好，是常用的步行方式之一。

（6）拐杖协助上下楼梯：上楼梯时，扶双拐立于楼梯前，健侧腿先上台阶，将身体重量放在手上，双拐与患侧腿跟上，保持身体平衡；下楼梯时，双拐与患侧腿先下，再将健侧腿迈下至下一台阶，患侧足与双拐始终在同一台阶上。

2）手杖步态

（1）手杖三点步行：老年人使用健侧手执着拐杖，行走时先伸出手杖，放在距自己脚尖一步的距离，再依靠拐杖跨出患侧足，最后迈健侧足、双腿靠拢的步行方式为三点步。此种步行方式因迈健侧足时有手杖和患侧足两点起支撑作用，因此稳定性较好。除一些下肢运动障碍的老年人常采用外，大部分偏瘫老年人习惯采用此种步态。

根据老年人的基本情况，练习时根据健侧足迈步的大小，又可分为后型、并列型和前型三种。后型是健侧足迈出的步幅较小，健侧足落地后足尖在患侧足尖之后，如果健侧足落地后足尖与患侧足尖在一条横线上，即为并列型；若步幅较大，超过患侧足尖则为前型。由于后型稳定性好，前型稳定性最差，所以一般初期练习的老年人或是平衡功能较差的老年人可以先练习后型，再改为并列型，最后练习前型。

（2）手杖二点步行：手杖和患侧足同时伸出并支撑体重，再迈出健侧足。手杖与患侧足作为一点，健侧足作为一点，交替支撑体重，称为两点步行。此种步行速度快，有较好的实用价值。当老年人具有一定的平衡功能或是较好地掌握了三点步行后，可进行两点步行练习（图3-2-7）。

（三）利用助行器的步行训练（实训）

助行器可帮助老年人下床活动促进血液循环和体力恢复。相较于手杖，助行器框架稳定性好，能达到保持平衡、支持体重、增强肌力的作用。步态不稳的老年人，选择助行器辅助行走，

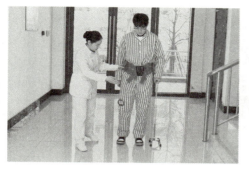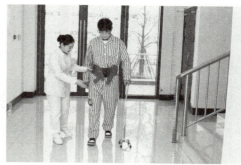

图3-2-7　手杖二点步行示意

（第1步：手杖和患侧足同时伸出并支撑体重；第2步：迈出健侧足）

会更安全。

1. 目的

助行器可帮助老年人下床活动，促进血液循环和体力恢复。

2. 评估

（1）老年人的意识状况、双上肢肌力、肢体活动能力、体重、损伤部位，能否有力量使用助行器支撑前进；评估老年人的身高以便调节助行器的高度。

（2）心理状态：理解配合程度，有无紧张、焦虑，对助行器的认识和态度。

（3）评估环境：病床刹车是否完好，走道是否明亮无障碍。

（4）助行器各部件的性能是否良好：螺丝是否有松动，支脚垫是否完好适用，轮式助行器固定轮子。

3. 计划

（1）护理人员准备：洗手、着装整洁。

（2）用物准备：助行器准备，协助老年人调整助行器高度，自然垂直站立，着常用鞋，手扶助行器握杆时，手肘弯曲150°时，从地面到手腕的高度即助行器的高度。

（3）老年人准备：了解助行器辅助的目的、配合方法，以及使用的注意事项，穿好病员服和鞋袜，不宜穿拖鞋。

（4）环境准备：避开障碍物，地面干燥，保证环境宽敞明亮，便于通行。

4. 实施

（1）备齐用物：携至老年人身旁，将助行器放于老年人正前方。协助老年人坐于床边，双足着地，躯干前倾。

（2）协助老年人站起：迈步向前，双足落助行器后腿连线水平位置。协助老年人双上肢落于助行器扶手上，嘱老年人慢慢将重心平稳落至助行器上。

（3）协助老年人行走。

三步法（图3-2-8）步行：① 抬头挺胸，双手同时将助行器举起向前移动1步（25～30 cm）；② 患肢抬高后迈出半步，约在助行器横向的中线偏后方；③ 双手臂伸直支撑身体（患肢遵医嘱决定承重力量），迈出健肢与患肢平行；④ 重复上述步骤前进。

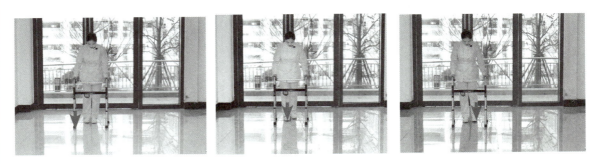

图3-2-8　使用助行器三步法步行示意

四步法步行：① 双手同时将助行器举起向前移动 1 步（25 ～ 30 cm）；② 患肢抬高后迈出，约落在助行器横向的中线偏后方；③ 再次向前移动助行器 1 步；④ 双手臂伸直支撑身体，迈出健肢，超过患肢位置，落在助行器与患肢之间；⑤ 重复上述步骤前进。

5. 评价

老年人动作轻稳、协调，无疲劳，配合良好。

6. 注意事项

（1）迈步时不要过于靠近助行器，否则会有向后跌倒的危险。

（2）步行时不要把助行器放得离老年人太远，否则会扰乱平衡，使助行器的底部不能牢固地放在地面负重。

（3）使用轮式助行架时要求路面要平整，上下坡时能灵活运用车闸以保安全。

（4）上、下肢衰弱、不协调或上、下肢均受累而不能通过腕、手负重的老年人不宜使用助行器。

（5）步行锻炼时，操作者随时陪伴左右。

子任务3　轮椅的构造及轮椅的驱动训练

任务描述 3-4

李女士，73 岁，微胖体型，由于脑卒中后遗症而出现左侧肢体无力，上下肢肌力 2 级，老年人右侧肌力正常。3 天前出院回家，日常生活均由护理员王阿姨照护。由于行走不便，李女士怕麻烦王阿姨，不肯下床，日常活动均在床上进行。社区护理人员家访，告诉李女士应该增加户外活动，并鼓励其多参与活动。

请说说：①老年人及护理员王阿姨如何进行床椅间的转移及轮椅运送方法；②社区护理人员应该如何有效劝导李女士主动练习床椅间的转移及练习轮椅驱动。

对于步行功能丧失如截瘫、截肢、下肢骨折未愈合、其他神经肌肉系统疾病引起双下肢麻痹、严重的下肢关节炎症或疾病、脑血管意外或脑外伤引起的重症偏瘫、严重的帕金森病或脑瘫难以步行者及高龄者，轮椅将成为他们的代步工具。他们借助轮椅仍然能够参加各种社会活动及娱乐活动，真正地参与社会。轮椅有依靠人力驱动的普通轮椅、依靠电力驱动的电动轮椅，以及专为残疾运动员设计的竞技用轮椅。这里主要介绍普通轮椅。

一、轮椅的构造

标准轮椅车体为铝合金材质，为了使用方便多为折叠式。一般椅长为 103 cm，宽为 63 cm，折叠后宽为 32 cm。轮椅主要由轮椅框架、大轮、手动轮、脚轮（小前轮）、座椅、脚踏板、扶手、后靠背、刹车等部件组成（图 3-2-9）。

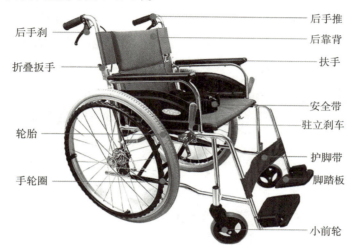

后手刹　　后手推　　后靠背　　扶手　　安全带　　驻立刹车　　护脚带　　脚踏板　　小前轮　　折叠扳手　　轮胎　　手轮圈

图3-2-9　轮椅的构造

二、轮椅驱动训练

1. 平地前进驱动训练

驱动轮椅时双手尽量后伸握住手轮圈，将此定为 a 点；将手轮圈向前推进，手的位置在轮椅大轮顶点附近时定为 b 点；继续向前推动手轮圈，当肘关节呈接近伸展位时手在手轮圈上的点为 c 点；继续前进，肘关节完全伸展后离开手轮圈时为 d 点；上肢放松自然下垂位于大轮的轴心位置为 e 点。驱动轮椅时上肢动作的顺序为 a → e，其中 a → c 为驱动期，d → e 为放松期。训练老年人握住手轮圈做加力动作将手轮圈向前推动，在 b 点和 c 点之间要以全力向前推进，当手轮圈达到 d 点和 e 点时应使上肢放松。平衡功能良好的老年人再配合躯干动作，即驱动期 b → c，躯干用力完成屈曲动作，配合上肢用力伸展，使轮椅快速向前行驶，当手的位置到达 d 点时上肢要放松，若上肢始终处于屈曲状态而无放松期，不仅不能加快速度，而且容易造成疲劳。为了提高轮椅行驶的速度，应注意老年人在轮椅上的姿势。正确地掌握驱动期和放松期，加强躯干的平衡训练和上肢、手指的肌力强化训练，是完成驱动轮椅的基本条件。

2. 方向转换和旋转训练

老年人用一只手驱动轮椅即可改变方向，无论是在前进还是在后退的行驶过程中均可应用。如在静止状态下希望迅速转换方向，可用一只手固定一侧手动轮，另一只手驱动另一侧手动轮，就会以固定车轮为轴使轮椅旋转。如希望在固定位置上使轮椅旋转 180°，可使左、右轮向相反方向驱动，即一侧向前，另一侧向后，便可完成快速 180° 旋转。

3. 抬前轮训练

轮椅上下坡路、上下台阶、越过障碍物遇到不平整的路面或是希望快速行驶时，均须将轮椅的小前轮抬起。因此，是否能掌握稳定地将小前轮抬起的动作，是轮椅活动范围大小的重要条件。对于手握力弱或伴有平衡功能障碍的颈段脊髓损伤老年人，完成这种动作有一定困难，即使前轮不能抬得较高，或者抬起后只能维持很短的时间，也将给老年人的生活带来很大的方便。因此，抬前轮训练是轮椅驱动技术中重要的内容之一。训练包括以下几个方面。

（1）在轮椅前放一个低台阶（2～3 cm），试让老年人驱动轮椅上台阶。

（2）将老年人乘坐的轮椅置于坡路上，向背后滑动，在轮椅下坡滑动到一定速度时，老年人用力握后轮使轮椅停住，此时由于惯性作用有利于前轮抬起。但这种训练很容易造成轮椅向后翻倒，因此轮椅后方必须有人保护。

（3）平地练习，老年人双手紧握手动轮，完成轮椅向前、向后、再向前的驱动动作。在再次向前驱动时突然加力，同时躯干后倾，前轮即可抬起。训练时轮椅后面应有人保护，以免向后翻倒造成危险。

4. 偏瘫老年人驱动轮椅的训练

偏瘫老年人使用轮椅的机会较多，虽然有一侧驱动的专用轮椅，但是由于价格昂贵，实际操作难度较大，因此使用者很少。一般在医院或建筑物内，偏瘫老年人均可使用普通轮椅。将患侧足放在足托板上，患侧上肢置于扶手上，用健侧上肢驱动手轮，健侧足着地作为舵来掌握方向。经过短时间的训练，一般老年人均可独立完成驱动动作，但是到室外或不平整的路面仍比较困难，尚需别人辅助。

三、轮椅的转移（实训）

（一）在护理人员帮助下进行轮椅转移

对于不能自行活动的老年人，护理人员可以在出入院、外出检查治疗或活动时，酌情选用轮椅、平车或担架等工具运送老年人。在运送过程中，护理人员应正确利用人体力学原理，减轻护患双方疲劳，确保老年人的安全与舒适。

协助老年人
使用轮椅

1. 目的

（1）护送不能够行走但能坐起的老年人。

（2）帮助老年人下床活动，促进血液循环和体力恢复。

（3）帮助长期卧床的老年人或肢体瘫痪的患者，早期下床增加活动量，可促进肺部清除分泌物的功能，并增加肌肉的力量，预防关节挛缩、泌尿道感染等并发症的发生。

2. 评估

（1）老年人的意识状况、肢体活动能力、体重、损伤部位和理解配合程度。

（2）轮椅各部件的性能是否良好。

（3）室外温度。

3. 计划

（1）护理人员准备：洗手、剪指甲、着装整洁。

（2）用物准备：轮椅，根据季节可准备毛毯、别针或外套，如有需要可备软枕。

（3）老年人准备：了解轮椅运送的目的、配合方法及使用轮椅的注意事项。

（4）环境准备：避开障碍物，保证环境宽敞，便于轮椅通行。

4. 实施

（1）备齐用物：检查轮椅的各部件性能，保证安全，备齐用物，携至老年人身旁。

（2）核对解释：核对床号、姓名并解释轮椅运送的目的及配合方法，确认老年人，取得理解与配合。

（3）放置轮椅：①将轮椅推至床旁，椅背和床尾平齐，面向床头，缩短距离，便于老年人坐入轮椅；②翻起脚踏板；③拉起两侧扶手旁的车闸，以固定轮椅，防止轮椅滑动。

（4）上椅前准备：①将毛毯平铺于轮椅上，上端高过老年人颈部 15 cm；②扶老年人坐起，协助穿衣；③协助老年人坐于床缘，两脚下垂于床缘；④协助老年人穿鞋；⑤观察老年人的反应和询问老年人有无不适。

（5）上轮椅：①护理人员站在老年人正前方，双手环抱住老年人腰部，拉住老年人后方裤腰；②双膝抵住老年人侧膝盖，防止其膝盖无力屈曲而使重心不稳，将老年人环抱起，再转身将老年人移向轮椅前坐下；③使用床单、枕头给予老年人无力的肢体适当固定及支托，防止头颈部屈曲及上半身下滑，使无力的手脚不会下垂、晃荡；也可使用高背轮椅，扣好安全带；④嘱老年人扶住轮椅的扶手，尽量靠后坐，勿向前倾或自行下车，以免跌倒；⑤翻转踏脚板，供老年人踏脚；⑥将毛毯上端围于老年人颈部并用别针固定；毛毯两侧围裹于老年人双臂，用别针固定；毛毯余下部分围裹老年人上身、下肢和双脚。

（6）协助下轮椅回床：①将轮椅推至床边，椅背与床尾平齐；偏瘫老年人，将坐轮椅老年人健侧推向床边，以 45° 紧靠床边，并将轮椅刹车固定，翻起踏脚板；②解除老年人身上固定毛毯用的别针；③协助老年人站起，移至床缘坐下，请老年人用健侧手扶床，环抱老年人腰部拉住老年人的裤腰，并用膝盖顶住患侧下肢；④帮助老年人躺下，并取舒适卧位；⑤确认老年人无任何不适后离开。

（7）整理归位：整理床单位，将轮椅推至原处，洗手。

5. 评价

（1）老年人感觉舒适，无疲劳、配合良好。

（2）护理人员动作轻稳、协调，搬运老年人安全、顺利。

6. 注意事项

（1）使用前检查轮椅的性能，确保安全。

（2）协助老年人下床时宜采取渐进式，先将床头抬高让老年人先适应坐姿，观察是否有头晕、心悸、冒冷汗等不适的情形。

（3）预备老年人下床前须注意：① 下床前后均须测量生命体征（体温、脉搏、呼吸、血压），并随时观察老年人面部表情、皮肤颜色变化；有人工气道者，须先予吸痰，以维持呼吸道通畅；② 鼻饲后 30 ~ 60 分钟才可下床活动，防止老年人呕吐；长期卧床的老年人下床前须穿弹性袜，预防姿势性低血压；③ 下床前可协助老年人做肢体关节活动，以松弛其骨骼肌肉；④ 须排空膀胱，有导尿管者请注意妥善固定导尿管、防牵扯，并倒空尿袋内的小便；戴上尿套、穿尿布、尿不湿及裤子；对于使用导尿引流的老年人，下床时应防止尿液回流现象（可先将引流管夹闭），并注意勿让尿袋高于腰部；⑤转位时不要拉扯患侧肩膀或让老年人双手交握环在家属颈部，以免造成患侧肩膀疼痛。

（4）针对一般老年人，转移前将轮椅放床尾，椅背与床尾平齐；对偏瘫老年人，为了方便移动，在上下床时，轮椅放置在老年人坐床边时的健侧端，靠近床边和床呈 45° 角。

（5）帮老年人系好安全带，确保老年人坐轮椅的安全。推轮椅时嘱老年人身体往后靠，勿向前倾；若老年人有下肢水肿溃疡或关节疼痛，可将脚踏板抬起，垫一软枕，双脚踏于软枕上；下坡时应减慢速度，以免老年人感觉不适或发生意外。

（6）运送过程中注意观察老年人病情变化，同时注意保暖。

（7）为了避免长期卧床带来的并发症，要鼓励老年人从床上移动到轮椅上，以扩大其活动空间。

任务分析3-4（1）

李女士为脑卒中后遗症，右侧肌力正常，有能力在护理员的协助下进行床椅转移。作为社区护理人员，应鼓励她尽早下床活动，以避免长期卧床带来的并发症，并增加老年人社交的机会。刚开始，应该在护理人员协助的情况下进行床椅转移，护理人员应该应用一定的技巧，减轻自己的压力。

（二）老年人自己进行床椅转移

当老年人身体逐渐恢复，愿意进行康复训练的时候，可在护理人员或物理治疗师的指导下训练床与轮椅间的转移。

1. 从床上移动到轮椅

（1）轮椅斜放在床边与床边呈 45° 角，靠近健侧，刹好刹车。

（2）健侧手抓住轮椅扶手，支撑住身体站起来。

（3）健侧手抓住另一侧的扶手，转身。

（4）整个身体朝正前方坐下。

2. 从轮椅转移到床上

（1）健侧靠近床边，轮椅和床呈倾斜角度停好，刹好刹车。

（2）收起脚踏板，以扶手为支撑点站起来。

（3）健侧手扶着床支撑住身体的重量。

（4）转身坐下。

任务分析3-4（2）

当老年人能积极配合移动，并有学习自我康复的意愿时，社区护理人员应指导其练习独自进行移动。这个过程应该是循序渐进的，并且应该在有护理人员陪伴的情况下实施。

3. 准备环境和指导老年人使用辅助器须注意的问题

为了最大限度发挥老年人自己的功能，使其更好地得到康复，避免不必要的损伤，在为老年人提供环境，并鼓励其自我康复时，应注意到以下事项。

（1）为老年人准备可以独立行动的康复环境：为了让老年人能早日独立行动，完善物理环境。床挡、椅子、室内栏杆等对老年人康复起着重要的作用。如马桶两侧的扶手可以让老年人独自如厕；在床上安装可以移动的栏杆，可帮助患者自己从床上坐起；具有购物推车功能的助行车，可快速变成椅子，能帮助老年人独自外出活动。准备环境及选择辅助器具前，可以先请教专业人士，再根据老年人的身体状况和意愿来选择。

（2）不慌不忙，不要急躁：康复过程中不要急躁、不要勉强是很重要的。对于能力较差的老年人，家属或照顾者往往很心急，但是再怎么心急，老年人身体还是不能熟练地移动是常见的事，如果让老年人做超出能力范围以外的事，有时可能会使事情适得其反。所以，除给予鼓励外，在照顾老年人时要态度从容。

（3）避免过度协助：老年人可做得到的事情，旁人却伸手帮忙，会使老年人依赖心加重，进而失去自我康复的意愿。因此，护理的理念是发挥老年人自己的功能，不可过度协助，取而代之。

（4）设立具体目标，提高自我康复的意愿：老年人由于疾病期间长期卧床，对使用辅助器具离床活动无信心且抗拒。此时，在指导老年人改变之前，先给老年人确定一个具体目标。比如，李女士在生病之前均行走到卫生间如厕，生病后一直在床上大小便，她自己也很抗拒该事。社区护理人员指导她使用助行器，并告知如果学会使用后可以独立如厕。这个目标让她能专心练习，并能起到很好的效果。

任务评价

学习自评表

班级 ＿＿＿＿＿＿		姓名 ＿＿＿＿＿＿	学号 ＿＿＿＿＿＿

	学习索引	学生自评	
		1—完全掌握　　2—部分掌握　　3—仍需加油	
知识点	居室内环境的安全设置	☐ 居室内环境（温度、湿度等）的要求 ☐ 居室内的安全设置要求	
	老年人日常步行辅助器具	☐ 知道步行辅助器具的种类 ☐ 会根据老年人的情况选择步行辅助器具 ☐ 会使用步行辅助器具	
	轮椅的构造及轮椅的驱动训练	☐ 能识别轮椅的构造 ☐ 能帮助老年人进行轮椅驱动训练 ☐ 能协助老年人进行轮椅的转移	

项目检测

一、单选题

1. 护理人员在协助老年人服药时，应注意核对，核对内容不包括（　　　）。
   A. 老年人姓名　　　　　　　B. 给药途径　　　　　　　　C. 药物名称
   D. 药物剂量　　　　　　　　E. 药物作用

2. 老年人服药护理方法不正确的是（　　　）。
   A. 对意识不清且有吞咽障碍的老年人可以多喂水吞入
   B. 对意识清楚且有吞咽障碍的老年人，经医生许可可研碎做成糊状物后再给予
   C. 对有肢体功能障碍的老年人，帮助用健侧肢体服药，严重者送药到口
   D. 对患精神疾病、痴呆的老年人，送药到口，确认咽下再离开
   E. 注意观察老年人用药后的反应

3. 协助老年人服药不符合要求的是（　　　）。
   A. 根据医嘱给药　　　　　B. 做好心理护理　　　　　　C. 鼻饲患者暂缓发药
   D. 老年人提出疑问须重新核对　E. 不能自理的老年人要喂服

4. 为老年人稀释痰液做雾化吸入，药物首选（　　　）。
   A. 卡那霉素　　　　　　　　B. 地塞米松　　　　　　　　C. α–糜蛋白酶
   D. 氨茶碱　　　　　　　　　E. 沙丁胺醇

5. 使用超声波雾化吸入器时，水槽内应加（　　　）。
   A. 冷蒸馏水　　　　　　　　B. 自来水　　　　　　　　　C. 温水
   D. 热水　　　　　　　　　　E. 5% 葡萄糖溶液

6. 超声波雾化器在使用中，当水槽内水温超过一定温度时应调换冷蒸馏水，此温度是（　　　）。
   A. 30℃　　　　　　　　　　B. 40℃　　　　　　　　　　C. 50℃
   D. 60℃　　　　　　　　　　E. 70℃

7. 护理老年人使用滴眼剂，为防止双眼交叉感染，应采取的措施是（　　　）。
   A. 核对评估　　　　　　　　B. 先健侧眼　　　　　　　　C. 先患侧眼
   D. 先病情较重侧　　　　　　E. 无论哪侧先滴均可以

8. 护理人员帮老年人滴眼药时，操作错误的是（　　　）。
   A. 先用棉签拭净眼部分泌物
   B. 让老年人头略后仰，眼往上看
   C. 左手拇指和食指将上下眼睑轻轻分开并固定
   D. 将眼药水滴入后，让老年人睁开眼睛
   E. 观察滴药后的反应

9. 护理老年人使用滴鼻剂时，下列操作正确的是（　　　）。

  A. 帮助老年人取侧卧位　　　　　B. 滴药时头尽量向后仰

  C. 趁呼气时滴入　　　　　　　　D. 瓶口紧贴鼻黏膜

  E. 滴入药液 5 ~ 10 滴

10. 护理老年人使用滴鼻剂的操作中，错误的是（　　　）。

  A. 遵医嘱用药

  B. 鼻腔内如有鼻痂，先用温盐水清洗浸泡

  C. 滴药后保持仰位 20 分钟，有利于药物吸收

  D. 如果药液流入口腔，可将其吐出

  E. 观察老年人的反应

11. 护理老年人使用滴鼻剂时，有助于药物吸收的措施不包括（　　　）。

  A. 用药前清洁鼻腔

  B. 准确滴入药物 1 ~ 2 滴

  C. 滴药后轻轻揉按鼻翼两侧

  D. 用药后保持头后仰位 1 ~ 2 分钟

  E. 吐出由鼻腔流入口腔的药液

12. 使用滴耳剂时，为使耳道变直，应将老年人耳郭轻轻牵拉向（　　　）。

  A. 上方　　　　　　　　　　　　B. 下方

  C. 后上方　　　　　　　　　　　D. 前上方

  E. 对侧

13. 使用滴耳剂时，应协助老年人（　　　）。

  A. 取俯卧位

  B. 将头偏向患侧

  C. 滴入 10 ~ 15 滴

  D. 滴药完成后可立即走开

  E. 用手指按压耳屏数次后用棉球塞入外耳道，以避免药液流出

14. 关于病房合适温度的说法，错误的是（　　　）。

  A. 新生儿及老年病房应保持在 18 ~ 20℃

  B. 环境温度让人感到舒适的标准因人而异

  C. 室温过高神经系统受抑制

  D. 室温过高干扰呼吸功能

  E. 室温过高干扰消化功能

15. 能保证老年人不受伤的措施不包括（　　　）。

  A. 变换体位时动作不宜过快　　　B. 居室内夜间应保持一定亮度

  C. 洗澡时水温以 50 ~ 60℃为宜　　D. 浴室及厕所设有扶手

  E. 居室门口最好不要有门槛

二、多选题

16. 老年女性，60 岁，因慢性支气管炎急性发作入院，早上查房时抱怨病房湿度过低。湿度过低会造成（　　）。

    A. 影响机体散热　　　　　　　　B. 疲倦、食欲减退、头晕

    C. 闷热、难受　　　　　　　　　D. 呼吸道黏膜干燥、咽痛、口渴

    E. 腹痛、腹泻

17. 某老年人因慢性支气管炎在住院治疗，护理人员每日为老年人所住病房定时开窗通风，每次通风时间为（　　）。

    A. 10 分钟　　　　　　　　　　　B. 30 分钟

    C. 4 小时　　　　　　　　　　　D. 3 小时

    E. 2 小时

18. 老年男性，70 岁，慢性支气管炎，因淋雨后气喘而入院。所住病房每日定时通风，通风作用不包括（　　）。

    A. 调节室内湿度　　　　　　　　B. 降低室外空气污染程度

    C. 保持室内空气新鲜　　　　　　D. 降低室内细菌密度

    E. 增加老年人舒适感

19. 老年男性，65 岁，肺癌术后并发乳糜漏，一般状况较差。使用轮椅运送老年人进行检查，扶助老年人上下轮椅时，不正确的操作是（　　）。

    A. 轮椅推至床旁，椅背与床尾平齐

    B. 扶老年人坐起，穿好鞋袜

    C. 护理人员站在轮椅后面固定轮椅，防止前倾

    D. 嘱老年人手扶轮椅扶手，尽量靠前坐稳

    E. 天冷用毛毯保暖

20. 老年男性，65 岁，慢性肾衰竭，目前接受血液透析治疗。使用轮椅送老年人去进行血液透析时，不正确的操作是（　　）。

    A. 轮椅背与床尾呈锐角　　　　　B. 将闸制动，协助老年人坐入轮椅

    C. 嘱老年人向后靠坐稳　　　　　D. 嘱老年人不可前倾

    E. 嘱老年人不可自行下轮椅

21. 老年男性，主诉排尿困难 1 年，下肢浮肿、尿少 3 个月，适合该患者的病房相对湿度为（　　）。

    A. 20% ～ 30%　　　　　　　　　B. 30% ～ 40%

    C. 40% ～ 50%　　　　　　　　　D. 50% ～ 60%

    E. 60% ～ 70%

22. 老年男性，70 岁，主诉震颤，动作迟缓，行走困难呈小步，进行性加重 1 年。目前该老年人的护理重点为（　　）。

    A. 预防压疮　　　　　　　　　　B. 大小便护理

C. 安全的护理　　　　　　　　　D. 给予氧气吸入

E. 密切观察生命体征

23. 老年男性，78 岁，因肺炎住院。发热，咳嗽，痰液黏稠不易咳出，适合该患者休养的环境温度为（　　　　）。

A. 28 ~ 30℃　　　　　　　　　　B. 25 ~ 27℃

C. 22 ~ 24℃　　　　　　　　　　D. 21 ~ 23℃

E. 18 ~ 20℃

三、病例串选择题

（第 24 ~ 第 26 题共用题干）罗奶奶，78 岁，患高血压多年，总是忘记按时服用降血压药，导致血压波动较大。

24. 分析罗奶奶未遵医嘱服药的原因是（　　　　）。

A. 用药方案复杂　　　　　　　　B. 药物剂型、规格、包装不当

C. 药物不良反应难以忍受　　　　D. 记忆力下降

E. 药物吞咽困难

25. 指导罗奶奶服药时应特别注意（　　　　）。

A. 劝其服药

B. 介绍药物的作用

C. 针对容易忘记服药这点，帮助老年人设置服药闹钟提醒

D. 解除思想顾虑

E. 介绍药物不良反应

26. 护理罗奶奶服药后应特别注意观察（　　　　）。

A. 咳嗽的程度和伴随的症状

B. 血压值，注意有无头晕、乏力、晕厥等现象发生

C. 食欲，恶心、呕吐程度

D. 尿量、排尿次数、尿色

E. 心悸、出汗、嗜睡或者昏迷等低血糖症状

（第 27 ~ 第 29 题共用题干）刘奶奶，72 岁，上呼吸道感染 3 日，咳嗽、咳黏痰。医嘱予以庆大霉素 8 万 U 和 α - 糜蛋白酶 4000 U 加 0.9% 氯化钠溶液 20 mL 超声雾化吸入，一日 2 次。

27. 使用庆大霉素雾化的目的是（　　　　）。

A. 减轻水肿　　　　　　　　　　B. 抗炎

C. 祛痰　　　　　　　　　　　　D. 解痉

E. 湿化气道

28. 护理老年人做超声雾化吸入时，应该注意的事项是（　　　　）。

A. 水槽内加温水　　　　　　　　B. 药液用温水稀释后加入雾化罐

C. 先开雾化开关，再开电源开关　D. 停用时先关电源开关

E. 清洗雾化罐时动作轻柔，保护透声膜

29.护理老年人做超声雾化吸入时,不正确的操作是（   ）。

    A.注意查对老年人的姓名、药名、浓度和剂量

    B.操作前检查各连接部件有无松动、脱落

    C.口含嘴专人使用,用后清水冲洗,待干备用

    D.正确控制水温

    E.连续使用超声雾化机应间歇30分钟

（第30～第32题共用题干）范奶奶,82岁,眼睛红、肿、痒、痛、畏光、流眼泪,医生诊断为结膜炎,嘱给予左氧氟沙星滴眼液滴眼,一次1～2滴,一日3次。

30.关于该滴眼液的保存方法,不正确的是（   ）。

    A.用后盖紧药瓶   B.置于光线充足处保存

    C.注意不要打湿标签   D.药剂开口不要触及其他物品,以免污染

    E.注意不要超过有效期使用

31.护理人员在帮助范奶奶使用眼药水之前应仔细核对,核对的内容不包括（   ）。

    A.患者姓名   B.药物不良反应

    C.药品名称   D.有效期

    E.左眼、右眼还是双眼用药

32.以下护理措施,不正确的是（   ）。

    A.协助老年人取仰卧位或坐位   B.棉签拭净眼部分泌物

    C.打开药物瓶盖,将瓶盖口向下放在桌子上   D.干净棉签轻轻拉下眼睑并固定

    E.右手持眼药水瓶,距眼2～3 cm,将眼药水滴入下结膜内1～2滴

（第33～第35题共用题干）王奶奶,66岁,前几日洗头不小心耳朵进水,今天诉左耳疼痛,有黄脓样分泌物流出。医嘱给予氧氟沙星滴耳液滴耳,一次5～10滴,一日3次。

33.告诉王奶奶使用滴耳剂的目的是（   ）。

    A.消肿   B.消炎

    C.清洗耳道   D.减少分泌物

    E.经皮肤吸收,发挥局部作用

34.护理王奶奶使用滴耳剂时正确的体位是（   ）。

    A.平卧位

    B.站立位

    C.坐位,头偏向一侧,患侧耳在上,健侧耳在下

    D.半坐卧位,头偏向一侧,健侧耳在上,患侧耳在下

    E.不限体位

35.护理王奶奶使用滴耳剂时,操作不正确的是（   ）。

    A.仔细核对瓶签、姓名等

    B.检查药水有无过期、变色、浑浊、沉淀

    C.应洗净双手,防止交叉感染

    D.老年人出现耳膜穿孔时,可继续使用滴耳剂

E. 滴药后嘱老年人保持原体位 1 ~ 2 分钟，以利于吸收

（第 36 ~ 第 38 题共用题干）男性患者，68 岁，因老年慢性支气管炎急性发作收治入院。主诉怕冷，护理人员欲为该患者灌热水袋取暖。

36. 适宜的水温是（　　　）。

A. 50℃　　　　　　　　　　　　B. 55℃

C. 60℃　　　　　　　　　　　　D. 70℃

E. 75℃

37. 水温不能过高的原因是（　　　）。

A. 皮肤对热反应敏感　　　　　　B. 血管对热反应敏感

C. 皮肤抵抗力差　　　　　　　　D. 加重病情

E. 局部感觉较迟钝

38. 不正确的操作是（　　　）。

A. 灌水约 2/3 满

B. 排尽空气，旋紧塞子

C. 擦干后倒提热水袋检查有无漏水

D. 水温以 50℃ 以内为宜

E. 直接接触皮肤取暖

（赵金平　胡明明　王航赛）

项目四	关爱老人　远离伤害
	——老年意外护理

项目目标

1. 能说出老年人发生跌倒、噎呛的危险因素。
2. 能学会老年人跌倒、噎呛、烫伤发生后的护理要点及其现场救护方法。
3. 能运用护理程序为发生跌倒、噎呛、烫伤的老年人进行整体护理。
4. 能具有关爱老人、指导老人预防及处理老年意外伤害的能力。

任务一　老年人跌倒的护理

【学思践悟】

老年人摔倒"扶还是不扶"

"尊老"本是几千年来镌刻于国人骨子里的传统美德，相信大家也曾有扶老年人过马路的经历，但长大后逐渐变少。老年人摔倒扶还是不扶，成了一个争论不休的话题。庆幸的是，国家《民法典》于 2021 年 1 月 1 日起实施，明确了侵权人和受益人的各自责任，也明确了见义勇为者依法不承担民事责任，有助于杜绝"英雄流血又流泪"的现象，重塑见义勇为的良好社会风尚。

任务描述 4-1

王奶奶，78 岁，独居，晨起锻炼时被邻居发现跌倒在小区花坛边，当即不能站立。主诉右髋部疼痛异常，送往医院。王奶奶主诉最近睡眠不好，服用过帮助睡眠的药物，但具体药名不详。有慢性青光眼病史，视力较差。双膝骨性关节炎 8 年。上一次跌倒是在 2 个月前如厕时，当时可站立和行走，无其他不适。

请分析王奶奶可能出现的护理问题，以及可采取的护理措施。

任务分解

老年人跌倒的护理分为老年人跌倒的护理评估、老年人跌倒的护理措施 2 个子任务，如图 4-1-1 所示。请结合实际案例进行任务学习。

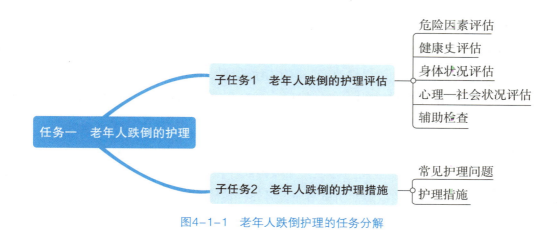

图4-1-1　老年人跌倒护理的任务分解

子任务1　老年人跌倒的护理评估

任务实施

跌倒是指平地行走时或从稍高处摔倒在地的现象，发生率和危害性随年龄增长而升高，75岁显著增加，80～89岁达最高，跌倒发生率女性高于男性，但跌倒导致的病死率男性高于女性。在65岁以上的老年人中，跌倒位居我国伤害死亡的首位。跌倒限制老年人的活动范围，严重影响老年人的身心健康及生活自理能力，给家庭和社会带来巨大负担。

一、危险因素评估

老年人跌倒有内在与外在的危险因素，是多因素交互作用的结果。

1. 内在危险因素

1）生理因素

（1）步态和平衡功能：老年人步态稳定性下降和平衡功能受损，容易跌倒。老年人为弥补活动能力下降，缓慢踱步行走，使步幅变短、行走不连续、脚不能抬到一合适的高度，进一步增加了再次跌倒的风险。同时，老年人中枢控制能力下降、反应时间延长，平衡能力、协同运动能力下降，跌倒危险性增加。

（2）感觉系统：老年人视力、视觉分辨率、视觉的空间、深度及视敏度下降；老年性传导性听力损失、老年性耳聋等影响听力，很难听到有关跌倒危险的警告声音。

（3）中枢神经系统：中枢神经系统的退变影响智力、肌力、肌张力、感觉、反应能力、反应时间、平衡能力、步态及协同运动能力，使老年人跌倒的危险性增加。

（4）骨骼肌肉系统：老年人骨骼、关节、韧带及肌肉的结构、功能损害和退化使老年人活动能力、步态的敏捷性、力量和耐受性下降，导致跌倒危险性增加。老年人骨质疏松会使与跌倒相关的骨折危险性增加。

2）病理因素

神经系统疾病、心血管疾病、影响视力的眼部疾病如白内障、青光眼等，心理及认知因素如痴呆、抑郁症等，以及骨骼肌肉系统的疾病、急性疾病等均会增加跌倒的危险性。

3）药物因素

因老年人对药物敏感性和耐受性改变，服用镇静催眠、麻醉、镇痛、抗焦虑、抗抑郁、降压、血管扩张与抗心律失常等药物时，其精神、意识、视觉、血压、步态和平衡功能受影响而发生跌倒。其中，抗抑郁药导致跌倒危险性最大。

4）心理因素

老年人因某些原因如患病或用药出现认知障碍或存在不服老、不愿麻烦他人，以及焦虑、恐惧、抑郁等心理时，跌倒的危险性明显增加。另外，害怕跌倒也使行为能力降低，行动受限，从而影响步态和平衡能力，导致跌倒的风险增加。

2. 外在危险因素

主要为环境因素：老年人跌倒大部分与环境因素有关，如灯光、路面、家具高度与摆放位置、楼梯、扶手等不合适均可增加跌倒的危险。此外，鞋子不合适和辅助工具使用不当也与跌倒有关。室外的危险因素包括台阶和人行道不合适、雨雪天气、拥挤公共环境、建筑设计差和维护不当等。

二、健康史评估

1. 本次跌倒史

向老年人及照顾者询问跌倒的时间、地点、方式、跌倒时的活动状态、老年人能否独立站起；跌倒前有无饮酒或服用可疑药物，有无头晕、头痛、心悸等症状；跌倒后有无意识丧失、受伤和大小便失禁等。

2. 既往史

重点了解老年人既往有无跌倒及跌倒的次数和情况；有无可致跌倒的疾病及其诊治情况；有无使用可诱发跌倒危险的药物。

三、身体状况评估

老年人跌倒后可出现多种损伤，如软组织损伤、骨折、关节脱位和脏器损伤等。若跌倒时臀部先着地易发生股骨颈骨折，表现为局部剧烈疼痛、不能行走或跛行。若跌倒时向前扑倒，易发生股骨干、髌骨及上肢前臂骨折，出现局部肿胀、疼痛、破损和功能障碍。若跌倒时头部先着地，可能出现头部外伤、颅内血肿，当即或在数日甚至数月后出现脑出血症状。

因此，需重点检查着地部位、受伤程度，并对老年人进行全面细致的体格检查。观察其意识状态和生命体征，进行全身检查，包括头部、胸腹部、脊柱、四肢、皮肤及神经系统，详细检查外伤及骨折的严重程度。

四、心理—社会状况评估

有跌倒史的老年人常害怕再次跌倒，常造成活动范围缩小，活动能力降低，人际交往减少。这样，既增加了再次跌倒的风险，又对老年人的身心产生负面影响。同时，跌倒引起的身体损伤及继发的并发症，致老年人活动受限、生活需要照料、医疗费用增加，加重了老年人自身、家庭和社会的压力与负担。

五、辅助检查

根据需要行影像学和实验室检查，明确跌倒造成的损伤情况和引起跌倒的疾病或潜在性疾病。如跌倒后可疑并发骨折时，行 X 线检查；可疑并发头部损伤时，行头颅断层扫描（CT）或磁共振（MRI）检查；怀疑跌倒为低血糖引起时则进行血糖检测。

任务分析 4-1

评估老年人跌倒因素及辅助检查后，诊断为老年人骨密度低，髋部骨折。

子任务 2　老年人跌倒的护理措施

任务描述 4-2

李奶奶，女性，62 岁，外出散步时不慎跌倒摔伤，身上有擦伤，自行返回家后呼叫照护人员。照护人员赶到现场了解摔伤情况，见李奶奶右手上臂有浅表皮肤擦伤，肿胀、疼痛、出血；能独立行走，无其他不适。

请为李奶奶外伤进行初步包扎。

任务实施

一、常见护理问题

（1）有受伤的危险：与跌倒有关。

（2）疼痛：与跌倒损伤有关。

（3）恐惧：与害怕再跌倒有关。

（4）自理缺陷：与跌倒后损伤有关。

二、护理措施

（一）跌倒的现场处理

发现老年人跌倒后，应就地置于平卧位，检查意识、脉搏、呼吸和血压，询问自觉症状，做出正确判断。若情况严重，立即拨打急救电话。需注意：在情况不明时，切勿随意移动老年人，以免加重病情，并分情况进行护理。

1.意识不清老年人的护理

在场者应立即拨打急救电话，并采取以下护理措施。

（1）有外伤、出血者，应立即止血、包扎（见【跌倒后伤口包扎操作流程】）；有呕吐者，将头部偏向一侧，并清理口、鼻腔呕吐物，保证呼吸通畅。

（2）有抽搐者，最基本的原则是确保气道通畅，预防损伤，同时勿试图限制患者或打开患者之口放入任何东西到牙齿中间或口中。限制老年人可能会引起肌肉或软组织损伤；而放入物体在患者口中，可能会导致牙齿损伤或误吸。

（3）如呼吸、心脏骤停，应立即进行心肺复苏等急救措施。

（4）如需搬动，应保证平稳，尽量平卧。

2. 意识清醒老年人的护理

（1）询问老年人跌倒时的情况及对跌倒过程是否有记忆。如不能记起，可能为晕厥或脑血管意外，应立即护送老年人到医院诊治或拨打急救电话。

（2）询问是否有剧烈头痛或口角歪斜、言语不利、手脚无力等提示脑卒中情况。如有，立即扶起老年人可能会加重脑出血或脑缺血，应立即拨打急救电话。

（3）有外伤、出血者，应立即止血、包扎并护送老年人到医院进一步处理。

（4）检查有无提示骨折情形，有无腰、背部疼痛及大小便失禁等可提示是否存在腰椎损害情形。如无相关专业知识，勿随便搬动，应立即拨打急救电话。

（5）如老年人试图自行站起，可协助老年人缓慢起立，坐、卧休息并观察，确认无碍后方可离开；如需搬动，应尽量平卧，保证平稳。

【跌倒后伤口包扎操作流程】

1. 评估

和老年人沟通，安慰老年人，评估老年人的年龄、意识状态、摔伤经过、病情；告知外伤包扎的目的。

老年人跌倒的
应对

2. 准备

（1）照护人员：自身洗净双手，着装整洁。

（2）老年人：理解和配合。

（3）环境：整洁安静，通风良好。

（4）物品准备：无菌纱布、绷带、胶布、剪刀、消毒剂、棉签、记录单和笔。

3. 操作步骤

（1）立即报告医护人员或家属，或者拨打急救电话。

（2）照护人员将老年人移至床上或座椅上，取舒适体位。

（3）根据老年人的皮肤擦伤情况，将擦伤部位用碘酊简单消毒。

（4）为老年人右手上臂进行螺旋形包扎。

（5）询问老年人有无不适。

（6）随时巡视老年人情况，观察老年人伤口出血情况、纱布渗血情况、伤口包扎松紧程度、老年人包扎处皮肤反应，并了解老年人有无其他不适。

4. 整理用物、记录

（1）协助老年人取舒适体位，洗手。

（2）在记录单上记录老年人的姓名、包扎部位、包扎时间和局部皮肤情况。

5.注意事项

（1）操作时应小心、谨慎，勿触及伤口，以免加重疼痛或导致伤口出血及污染。

（2）包扎时如有皮肤皱褶处，如腋下、乳下、腹股沟等，应用棉垫或纱布衬隔，骨隆突处也用棉垫保护。

（3）包扎方向为自下而上、由左向右，从远心端向近心端包扎，以助静脉血回流。

（4）包扎时应松紧适宜，避免影响血液循环及松脱。

（5）包扎四肢应将指（趾）端外露，并观察皮肤血液循环。

（6）打结固定时，结应放在肢体的外侧面，忌在伤口、骨隆突或易受压部位打结。

（二）跌倒的预防

老年人跌倒常为多因素作用的结果，护理重点在于预防，通过预防有助于避免老年人跌倒的发生。

1.心理护理

帮助老年人了解自身的健康状况和活动能力，克服不服老、不愿麻烦别人的心理，在需要时主动向他人求助，以减少跌倒发生。

2.指导日常生活

（1）穿着：衣、裤、鞋要合适，不穿过长、过宽会绊脚的长裤或长裙。走动时尽量不穿拖鞋。穿鞋、裤、袜时坐着进行。

（2）行动与活动：走动前先站稳再起步、小步态的老年人，起步时下肢要抬高一些，步子要大些。变换体位时（如便后起身、上下床、低头弯腰捡物、转身、上下楼梯等）动作要慢。日常生活起居做到"3个30秒"（醒后30秒再起床，起床30秒再站立，站立30秒再行走）。避免从事重体力劳动和危险性活动，避免过度劳累，勿在人多之处走动。老年人一旦出现不适症状应马上就近坐下或由他人搀扶卧床休息。

（3）使用坐便器的方法：双腿站稳，双手把住扶手，然后缓慢下蹲身体。

（4）跌倒后起身的正确方法：先从仰卧位转为俯卧位，再匍匐向前爬行，慢慢移到坚实可支撑的平面并向上引伸。

（5）夜间安全防范：反应迟钝，有直立性低血压的老年人，最好在睡前将便器置于床旁。意识障碍、身材高大或睡眠中翻身幅度较大的老年人，睡眠时可在床边加床挡。发现老年人睡向床边时，应及时将其移向床中央。

（6）选择适当的辅助工具：活动不便的老年人，可使用安全的辅助工具如轮椅、助行器等；有感知障碍者，可配戴老花镜或助听器。

3.运动锻炼

规律的运动锻炼（特别是平衡训练）可减少10%的跌倒发生率。运动锻炼的形式可根据老年人的年龄、活动能力、个人兴趣选取，如散步、慢跑、太极拳、平衡操、运动操等。

4. 重视相关疾病的防治

积极防治可诱发跌倒的疾病，如控制高血压、心律失常和癫痫发作等，以减少和防止跌倒的发生。

5. 合理用药

避免给老年人使用易引起跌倒危险的药物。若必须使用，尽量减少用药的种类和剂量，缩短疗程，并在用药前做好宣传教育，如告诉服用镇静催眠药的老年人未完全清醒时勿下床。

6. 针对环境因素的预防措施

包括去除居住环境中的危险因素，如房间布局、地面、通道、楼梯、照明、家具等。

7. 对住院老年人跌倒的预防

为预防住院老年人跌倒，除做到以上措施外，还应注意以下事项。

（1）了解老年人的一般状况，既往有无跌倒史，是否存在跌倒的危险因素。

（2）对于有跌倒危险的老年人，在其床头卡或护理病历上醒目标记，建立跌倒预防记录单。同时帮助老年人熟悉病房和周围环境，采取必要的安全措施。

（3）对于特殊的老年人，给予特别照顾。如将糖尿病老年人的床位设在靠近卫生间的位置，以利于老年人如厕。

任务评价

学习自评表

| 班级 _____ | 姓名 _____ | 学号 _____ |

知识点	学习索引	学生自评　1—完全掌握　　2—部分掌握　　3—仍需加油	
老年人跌倒的护理评估	跌倒	□ 概念	□ 特点
	跌倒的危险因素	□ 内在因素	□ 外在因素
	健康史	□ 本次跌倒史	□ 既往史
	身体状况	□ 跌倒后引发的损伤	□ 意识及生命体征的观察
	心理—社会状况	□ 心理变化	
	辅助检查	□ 项目	
老年人跌倒的护理措施	常见护理问题	□ 检查列举	
	跌倒的现场处理	□ 意识不清老年人的护理	□ 意识清醒老年人的护理
	跌倒的预防	□ 心理护理　　□ 指导日常生活　　□ 运动锻炼　　□ 重视相关疾病的防治　　□ 合理用药　　□ 针对环境因素的预防措施　　□ 对住院老年人跌倒的预防	

（续表）

技能点（跌倒后伤口包扎）	学习索引	学生自评 1—完全掌握　　2—部分掌握　　3—仍需加油
	工作准备	☐ 物品准备齐全　　　☐ 环境准备　　　☐ 个人与老年人准备
	沟通解释评估	☐ 整体情况（如年龄、意识状态、摔伤经过等） ☐ 局部情况（如外伤部位、出血情况、肌力、肢体活动度、皮肤情况等）
	关键操作技能	☐ 安抚老年人情绪，移坐在安全舒适位置 ☐ 帮助老年人健肢伸直，患侧用软垫支撑，暴露伤口 ☐ 取棉棒蘸附碘轻涂伤口并由内向外擦拭消毒周围皮肤2次 ☐ 取消毒纱布覆盖伤口，用胶布固定 ☐ 取绷带，展开，由伤口远端自内向外，自下而上，螺旋包扎 ☐ 包扎完毕，用胶布在伤口对侧固定绷带
	评价照护效果	☐ 记录出血原因、类型、包扎时间和老年人反应

任务二　老年人噎呛的护理

【学思践悟】

敬佑生命　大爱无疆

　　浙江省温州市八旬老人冬至日吃汤圆呛入气管，不幸窒息死亡；79岁老人被一块青团，噎着差点丧命……此种悲伤事件时有发生，听后无不令人扼腕叹息。只有人人学急救，才能挽救更多无辜的生命。让我们秉承"敬佑生命，救死扶伤，甘于奉献，大爱无疆"的精神，学习海姆立克急救法，感悟"生命的拥抱"的现实意义，给危难之人带去生存的希望！

任务描述 4-3

　　小王下午在病房巡视时，看见王奶奶正一边吃花生一边和家属聊天。小王正要上前阻止，突然看见王奶奶面部涨红，并有呛咳，一手呈"V"字状紧贴于颈前喉部，表情痛苦。家属在一旁慌成一团，不知该怎么办。请分析王奶奶发生了什么情况；护理人员应采取何种急救措施；怎么能预防此类问题再发生。

任务分解

　　噎呛分为老年人噎呛的护理评估、老年人噎呛的护理措施2个子任务，如图4-2-1所示。请结合实际案例进行任务学习。

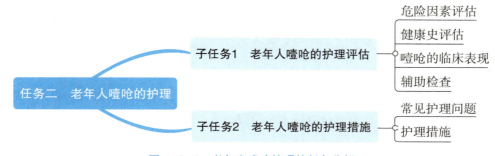

图 4-2-1　老年人噎呛护理的任务分解

子任务1　老年人噎呛的护理评估

任务实施

噎呛是指进食时，食物卡在食管某一狭窄处压迫呼吸道或卡在咽喉部、气管，引起呛咳、呼吸困难，甚至窒息，是老年人猝死的常见急症。因其临床表现与冠心病类似，且发生在进食时，故易被误诊而错失最佳抢救时机。

一、危险因素评估

1. 生理因素

随着年龄增长，老年人牙齿脱落，咀嚼能力下降，同时唾液腺萎缩，唾液分泌减少，舌肌萎缩，运动能力减弱，吞咽反射迟钝，易造成吞咽动作的不协调。咽部肌肉变硬萎缩，肌纤维之间的结缔组织增生，导致咽腔扩大，而食管平滑肌萎缩，管腔伸展性及弹性下降，支配吞咽的神经和肌肉功能失调，吞咽反射降低，易发生噎呛。

2. 疾病因素

脑血管意外或头部外伤的老年人因吞咽反射障碍、迟钝，吞咽动作不协调而导致噎食，同时食管癌、反流性食管炎、舌咽神经和迷走神经麻痹者也会出现吞咽困难或噎呛。而精神障碍老年人因受幻觉妄想支配，出现行为失常，常出现暴饮暴食、抢食或吃饭时狼吞虎咽，食物咀嚼不充分即强行快速吞咽，从而导致大块食物堵塞呼吸道。

3. 药物因素

精神障碍老年人服用抗精神病药物治疗后，药物的不良反应一方面引起咽喉肌功能失调，抑制吞咽反射，使老年人出现吞咽困难。另一方面，由于药物的作用，致使老年人产生饥饿感，以及不知饥饱而抢食的精神症状，在集体进食时，易造成急性食管阻塞。

4. 体位因素

平卧于床上进食，食管处于水平位，舌控制食物的能力减弱，容易导致误吸。

5. 食物因素

食物的形态过硬或过黏（如馒头、煮鸡蛋、汤圆、粽子等），食物通过食管颈段时易受阻，出现噎食现象；而食入稀薄液体时，进食速度过快或者边吃食物边说话，引起吞咽动作失调而易发生呛咳甚至误吸。

二、健康史评估

询问老年人平时进食体位及速度；日常饮食习惯，是否喜欢边进食边聊天；是否喜欢进食汤圆、粽子、馒头这类易引起噎呛的食物；有无精神障碍病史；有无服用易导致噎食的药物史。

三、噎呛的临床表现

绝大部分噎呛的老年人常被误认为是冠心病发作而延误了最佳抢救时机，故务必正确评估、准确判断噎呛的临床表现。噎呛可分以下3个阶段。

1. 早期表现

因大量食物积存于口腔、咽喉前部而阻塞气管，患者表现为面部涨红，并有呛咳反射。由于异物吸入气管，患者感到极度不适，大部分患者常有一特殊的表现，即不由自主地一手呈"V"字状紧贴于颈前喉部，表情痛苦。

2. 中期表现

食物卡在咽喉部，患者有胸闷、窒息感，食物吐不出，手乱抓，两眼发直。

3. 晚期表现

患者出现满头大汗、面色苍白、口唇发绀、昏倒在地，提示食物已误入气管；重者不及时解除梗阻可出现大小便失禁、鼻出血、抽搐、呼吸停止、全身发绀等。

四、辅助检查

1. 反复唾液吞咽测试

此为临床评估老年人吞咽能力简单易行的方法。具体做法：老年人采取坐位，卧床时采取放松体位。首先，用人工唾液或 1 mL 水让老年人口腔湿润，检查者将手指放在被检查者的喉结及舌骨处，让其尽量快速反复吞咽唾液，观察 30 秒内喉结及舌骨随着吞咽越过手指向前上方移动再复位的次数。判断标准：30 秒内吞咽 3 次属正常，30 秒内吞咽 2 次或小于 2 次则有噎呛的风险。

老年人吞咽
功能评估

2. 洼田饮水试验

试验时，让老年人端坐，喝下 30 mL 温开水，观察所需时间及呛咳情况，并对老年人吞咽能力进行分级。判断标准：能顺利地 1 次咽下为 1 级；分 2 次以上，能不呛咳地咽下为 2 级；能 1 次咽下，但有呛咳为 3 级；分 2 次以上咽下也有呛咳为 4 级；全量咽下困难，频频呛咳为 5 级。

3. 其他

如食管吞钡造影检查等。

任务分析 4-3

> 王奶奶出现牙齿脱落，咀嚼能力下降，同时唾液分泌减少，吞咽反射迟钝，易造成吞咽动作的不协调。

子任务 2　老年人噎呛的护理措施

任务实施

一、常见护理问题

（1）吞咽障碍：与老化、进食过快、食物过硬或过黏、疾病原因（如脑梗死、痴呆、谵妄）等有关。

（2）有窒息的危险：与摄食-吞咽功能减弱有关。

（3）有急性意识障碍的危险：与噎呛引起窒息有关。

二、护理措施

噎呛的老年人关键在于紧急状态下的急救，应争分夺秒，尽快畅通呼吸道，排出异物。护理的总体目标是噎呛能得到及时处理，避免发生窒息和急性意识障碍等危险。

1. 紧急处理

1）清醒状态下噎呛的急救

通常采用海姆立克急救法立位腹部冲击，步骤如下。

（1）护理人员帮助患者站立并站在其身后，用双手臂从腋下穿过环抱其腰部。

（2）急救法立位腹部冲击：一手握空心拳，将拳头的拇指方向放在患者腹部正中线脐上两横指（图4-2-2）。

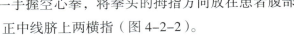

异物卡喉的
应对

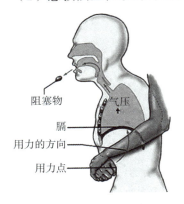

阻塞物
气压
膈
用力的方向
用力点

图4-2-2　海姆立克急救法

（3）另一手握住拳头，肘部张开，用快速向内上方的冲击力挤压患者腹部膈肌下软组织，频率为1次/秒，连续冲击5次，若异物尚未排出，继续反复，直至异物排出。

2）无意识状态下噎呛的急救

将患者置平卧位，肩胛下方垫高，颈部伸直，摸清环状软骨下缘和环状软骨上缘的中间部位，即环甲韧带（在喉结下），然后刺入一个粗针头（12～18号）于气管内，以暂时缓解患者缺氧状态，以争取时间进行抢救，必要时配合医师行气管切开术（图4-2-3）。

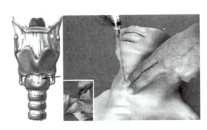

图4-2-3　无意识状态下噎呛的急救

2. 一般护理

（1）体位：采取半卧位、侧卧位。

（2）呼吸道护理：噎呛后应仔细清理呼吸道，并定时帮助患者翻身、拍背。指导患者有效咳嗽、排痰，以保持呼吸道通畅。注意进食后30分钟内不进行吸痰等操作，因易诱发恶心、呕吐的发生。

（3）饮食护理：进食需注意以下事项。①避免食用容易噎呛的食物，如鱼刺、骨头、年糕等；对脑卒中等有吞咽困难的患者，给予半流质饮食；对偶有呛咳的患者，合理调整饮食种类，以细、碎、软为原则，且温度适宜。②进食时患者尽量取坐位，上身前倾15°，卧床患者进餐后，不能立即平卧，保持进餐体位30分钟后再卧床休息；对于进食慢的患者不要催促；鼓励少食多餐、细嚼慢咽；对于发生呛咳的患者，应暂停进餐，待呼吸完全平稳时再喂食物。用汤匙喂食时，每喂食一口，食物量为汤匙的1/3为宜，待其完全咽下，张口确认无误后再送入第二口食物；若患者频繁呛咳且严重者应停止进食。

（4）心理护理：当噎呛发生后，要及时稳定患者情绪，安慰患者，以缓解紧张情绪。引导接受由于吞咽障碍导致的进食困难的现实，并告知患者可以通过有效的预防措施来防止噎呛的发生，消除焦虑、恐惧心理。

（5）健康指导：防治噎呛的健康指导对象应包括老年人及其照护人员。

3. 现场应急指导

（1）当老年人出现呛咳时，立即协助低头弯腰，身体前倾，下颌朝向前胸。

（2）如果食物残渣堵在咽喉部危及呼吸时，老年人应再次低头弯腰，喂食者可在其左右肩胛骨之间的部位快速连续拍击，使残渣排出。如果仍然不能取出，取头低足高侧卧位，以利体位引流；撑开口腔，清理口腔的分泌物和异物，以保持呼吸道通畅。在第一时间去除阻塞气道异物的同时，应尽早呼叫医护人员抢救。

（3）指导老年人及照护人员学习海姆立克急救法。

（4）吞咽功能锻炼：包括皱眉、鼓腮、露齿、吹哨、抿唇、张口、咂唇等。舌肌运动锻炼：伸舌，使舌尖在口腔内左右用力顶两颊部，并沿口腔前庭沟做环转运动。软腭的训练：张口后用压舌板压舌，用冰棉签于软腭上做快速摩擦，以刺激软腭，嘱老年人发"啊"的声音，使软腭上抬，利于吞咽。通过上述方法，促进吞咽功能康复或延缓吞咽功能障碍的恶化，预防噎呛的再发生。

任务评价

学习自评表

班级 _____　　姓名_____　　　学号_____

	学习索引		学生自评		
			1—完全掌握　　2—部分掌握　　3—仍需加油		
知识点	老年人噎呛的护理评估	噎呛	☐ 概念		
		噎呛的危险因素	☐ 出现因素 ☐ 体位因素	☐ 疾病因素 ☐ 食物因素	☐ 药物因素
		健康史	☐ 饮食习惯	☐ 精神情况	☐ 既往史
		噎呛的临床表现	☐ 早期表现	☐ 中期表现	☐ 晚期表现
		辅助检查	☐ 反复唾液吞咽测试	☐ 洼田饮水试验	☐ 其他
	老年人噎呛的护理措施	常见护理问题	☐ 列举		
		护理措施	☐ 急救处理	☐ 一般处理	☐ 现场应急指导
技能点		工作准备	☐ 物品准备齐全 ☐ 环境准备 ☐ 个人准备		
		老年人状态评估	☐ 突然出现面色苍白或发绀 ☐ 用手按住颈部或胸前 ☐ 双手乱抓、表情恐惧；咳嗽、呼吸困难甚至窒息昏迷 ☐ 重点评估意识情况		
		关键操作技能	☐ 立即抠出患者口腔内食物 ☐ 鼓励咳嗽：如果老年人表现出轻度的呼吸道阻塞症状，鼓励持续咳嗽，直至异物排出		

（续表）

技能点	关键操作技能	□ 背部叩击：护理员站到患者一边，稍靠近伤患者身后；用一只手支撑患者胸部，排除异物时使伤病员低头尽量前倾，便于异物从口中出来，而不是顺着呼吸道下滑；用另一只手的掌根部在两肩胛骨之间进行5次大力叩击。背部叩击法每组进行5次，但如果通过叩击减轻阻塞，不一定要做满5次
		□ 腹部冲击：抢救者站在患者背后，双腿略前后分开，双手环绕患者腰间；左手握拳并用大拇指突出的关节置于患者脐上2 cm处，右手握住左拳；握拳的双手向内向上用力冲击5次
		□ 背部叩击——腹部冲击交替进行，直至异物排出，呼吸恢复
	评价照护效果	□ 与到达医护人员交接 □ 洗手、记录、填写护理不良事件报告

任务三　老年人烫伤的护理

【学思践悟】

甘于奉献　坚守平凡

陆爱芬，1965年1月出生，初级护理员。2021年10月荣获浙江省百岁云杯"百佳养老护理员"荣誉称号。2023年3月获评"全国养老服务先进个人"。她说："我的工作是养老护理员，把老年人照顾好是我的职责。"陆爱芬在自己平凡的岗位上，无私奉献、恪尽职守，用实际行动诠释着养老护理员默默奉献的朴实情怀。

任务描述 4-4

王奶奶髋部骨折后，由于夜晚睡觉时感到下肢发凉，让家人放了一个热水袋于下肢。夜间熟睡，晨起时发现左侧大腿外侧有大小不一的水疱数个。护理人员对王奶奶进行检查，意识清楚，心率87次/分，血压90/60 mmHg，呼吸频率19次/分，左下肢有大小不一的水疱，疼痛，有拔毛痛。

请思考应对王奶奶采取什么治疗及护理措施；对王奶奶的创面应采用什么方法处理及如何护理。

任务分析 4-4

根据烫伤程度分析，王奶奶左腿为Ⅱ度烫伤，由于髋部骨折带来的出血、疼痛、卧床和烫伤后引起的皮肤疼痛，致使王奶奶的精神状况不佳，食欲不振。

任务分解

烫伤分为老年人烫伤的护理评估、老年人烫伤的护理措施2个子任务，如图4-3-1所示。请结合实际案例进行任务学习。

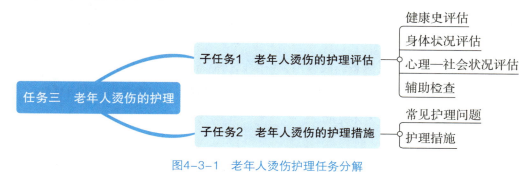

图4-3-1　老年人烫伤护理任务分解

子任务1　老年人烫伤的护理评估

任务实施

烫伤也称为热力烧伤，是指由火焰、热液、蒸汽、热固体等引起的组织损伤。老年人发生烫伤多为低温烫伤，是指41～60℃的致伤因子长时间作用于机体造成的皮肤至皮下组织的损害，引起烫伤的原因有冬季用的电暖宝、热水袋、艾灸、理疗等设备。老年人由于日常生活活动能力下降、皮肤萎缩、真皮层变薄、感官灵敏度降低等，在遇到危险时难以分辨及躲避。对于卧床时间较久的老年患者而言，在使用热水袋、电热宝等进行取暖时，出现烧伤烫伤的频率更高，且创伤程度更高。另外，在烧伤烫伤意外事件发生后，皮肤修复、愈合的速度较慢，持续时间较长，给老年患者带来的痛苦大。

一、健康史评估

1. 一般情况

了解老年人的年龄、性别、职业、饮食及睡眠情况等。

2. 外伤史

了解老年人烧伤原因和性质、受伤时间、现场情况、有无吸入性损伤；迅速评估有无合并危及生命的损伤；现场采取的急救措施、效果如何，途中运送情况。

3. 伤情判断与临床表现

伤情判断根据烧伤的面积、深度和部位而定，同时应考虑全身情况，如休克、吸入性损伤或复合伤。

4. 既往史

了解患者有无营养不良、呼吸系统疾病，是否合并高血压、糖尿病等慢性疾病，是否长期应用皮质激素类或接受化学治疗、放射治疗。

二、身体状况评估

评估生命体征是否平稳，有无口渴、面色苍白或发绀、皮肤湿冷、尿量减少、烦躁不安或意识障碍等血容量不足的表现；评估烧伤后患者所处的临床分期。根据烧伤病理生理特点，病程大致分为 4 期。

1. 体液渗出期

组织烧伤后立即发生的反应是体液渗出，一般以伤后 6 ~ 12 小时内最快，持续 24 ~ 48 小时，以后渐趋稳定并开始回吸收。此期间由于体液的大量渗出和血管活性物质的释放，容易发生低血容量休克，临床上又称为休克期。

2. 急性感染期

从烧伤渗出液回吸收开始，感染的危险即已存在并将持续至创面完全愈合。烧伤后早期因为皮肤生理屏障被破坏，致病菌在创面中的坏死组织和渗出液中大量繁殖；严重烧伤后的应激反应及休克的打击，全身免疫功能低下，对病原菌的易感性增加，通常在休克的同时即可并发局部和全身性感染。深度烧伤形成的凝固性坏死及焦痂，在伤后 2 ~ 3 周可发生广泛的组织溶解，此期间细菌极易通过创面侵入机体引起感染，此阶段为烧伤并发全身性感染的又一高峰期。烧伤感染可来自创面、肠道、呼吸道或静脉导管等，在严重烧伤时，内源性感染是早期全身性感染的重要来源，细菌可通过呼吸道、肠道等进入血液循环，播散至各脏器，严重者可引起多器官功能障碍综合征。

3. 创面修复期

烧伤后组织修复在炎症反应的同时即已开始。创面的修复与烧伤的深度面积及感染的程度密切相关。浅度烧伤多能自行修复，无瘢痕形成；深Ⅱ度烧伤靠残存的上皮组织融合修复，如无感染，3 ~ 4 周逐渐修复，留有瘢痕；Ⅲ度烧伤形成瘢痕或萎缩，可导致肢体畸形和功能障碍，需要皮肤移植修复。

4. 康复期

深度创面愈合后，可形成瘢痕，严重者影响外观和功能，某些器官功能损害及心理异常也需要一个恢复过程；深Ⅱ度和Ⅲ度创面愈合后，常有瘙痒或疼痛、反复出现水疱，甚至破溃，并发感染，形成残余创面，这种现象的终止往往需要较长时间；严重大面积深度烧伤愈合后，由于大部分汗腺被毁，机体热调节体温能力下降，在夏季，这类伤员多感全身不适，常常需要 2 ~ 3 年的调整适应过程。

三、心理—社会状况评估

大面积烧伤可能会给老年人造成畸形、功能障碍。头面部烧伤者因担心面部留下瘢痕影响以后的生活，会出现恐惧、焦虑、绝望等负面情绪。故需评估老年人及家属对突受打击的心理承受程度及心理变化和对治疗及康复费用的经济承受能力。评估烧伤者对康复期功能锻炼知识的知晓程度。

四、辅助检查

了解血细胞比容、尿比重、血生化检查及电解质水平、血气分析、影像学检查有无异常发现。

子任务2　老年人烫伤的护理措施

任务实施

一、常见护理问题

（1）体液不足：与烫伤创面渗出液过多、血容量减少有关。

（2）皮肤完整性受损：与烫伤导致组织破坏有关。

（3）有感染的危险：与皮肤完整性受损有关。

（4）悲伤：与躯体活动障碍有关。

二、护理措施

1. 现场救护

1）现场救护原则

正确施行现场急救，去除致伤原因，迅速抢救危及老年人生命的损伤。

2）救护要点

（1）迅速脱离热源。如火焰烧伤应尽快脱离火源，脱去燃烧衣物。互救者可就近用非易燃物品（如棉被、毛毯）覆盖，以隔绝灭火。忌奔跑或用双手扑打火焰。小面积烧伤立即用冷水连续冲洗或浸泡，既可减轻疼痛，又可防止余热继续损伤组织。

（2）保护创面。剪开、取下伤处的衣裤，不可剥脱；创面可用干净敷料或布类简单包扎后送医院处理，避免受压，防止创面再损伤和污染。避免用有色药物涂抹，以免影响对烧伤深度的判断。

（3）其他救治。应尽快建立静脉通道，给予补液治疗，避免过多饮水，以免发生呕吐及水中毒，可适量口服淡盐水或烧伤饮料。安慰和鼓励老年人保持情绪稳定。疼痛剧烈可酌情使用镇静镇痛药物。

（4）妥善转运。在现场急救后，轻者即可转送。烧伤面积较大者，如不能在伤后1～2小时内送到附近医院，应在原地积极抗休克治疗，待休克控制后再转送。转运途中应建立静脉输液通道，保持呼吸道通畅。

2. 护理措施

1）维持有效呼吸

（1）保持呼吸道通畅：及时清除呼吸道分泌物，鼓励患者深呼吸、用力咳嗽、咳痰；对气道分泌物多者，定时帮助其翻身、叩背、改变体位，以利于气道分泌物排出；必要时吸痰。密切观察呼吸情况，若患者出现刺激性咳嗽、咳炭末样痰、呼吸困难、呼吸频率增快、血氧饱和度下降、血氧分压下降等表现时，应积极做好气管插管或气管切开术的准备，并加强术后护理。

（2）给氧：吸入性损伤患者多有不同程度缺氧，一般用鼻导管或面罩给氧，氧浓度40%左右，每分钟氧流量4～5 L。合并一氧化碳中毒者可经鼻导管给高浓度氧或纯氧吸入，有条件者应积极采用高压氧治疗。

2）维持有效循环血量

（1）轻度烧伤的老年人：观察伤口情况，按需进行治疗（见【烫伤后现场处置操作流程】）。可予口服淡盐水或烧伤饮料（100 mL液体中含食盐0.3 g、碳酸氢钠0.15 g、糖适量）。

（2）中重度烧伤的老年人：迅速建立2～3条能快速输液的静脉通道，以保证各种液体及时输入；遵循"先晶后胶，先盐后糖，先快后慢"的输液原则合理安排输液种类和速度，以尽早恢复有效循环血量；根据动脉血压、中心静脉压、心率、尿量、末梢循环、精神状态等判断复苏的效果。复苏有效的指标是每小时尿量为30～50 mL；老年人安静，无烦躁不安；无明显口渴；脉搏、心跳有力，脉率在120次/分钟以下；收缩压维持在90 mmHg、脉压在20 mmHg以上，中心静脉压为6～12 cmH$_2$O；呼吸平稳。

3）促进创面愈合

（1）包扎疗法护理：抬高肢体并保持各关节功能位；保持敷料清洁和干燥，敷料潮湿时，立刻予以更换；密切观察创面，及时发现感染征象，如发热、伤口异味、疼痛加剧、渗出液颜色改变等，需加强换药及抗感染治疗，必要时可改用暴露疗法。包扎松紧适宜，压力均匀，达到要求的厚度和范围，注意观察肢体末梢血液循环情况，如肢端动脉搏动、颜色及温度。

（2）暴露疗法护理：严格消毒隔离制度。保持病房清洁，空气流通，室内温度维持在28～32℃，湿度适宜，每日空气消毒2次。床单、被套等均经高压蒸汽灭菌处理，其他室内物品每日用消毒液擦拭消毒，便器用消毒液浸泡；接触创面时要戴无菌手套，接触另一烧伤患者创面时要更换手套或洗手，防止发生医院内交叉感染。保持创面干燥，渗出期应定时以消毒敷料吸去创面过多的分泌物，表面涂以抗菌药物，以减少细菌繁殖，避免形成厚痂。若发现痂下有感染，应立即去痂引流，清除坏死组织。

（3）定时翻身或使用翻身床，交替暴露受压创面，避免创面长时间受压而影响愈合。

（4）创面已结痂时注意避免痂皮裂开引起出血或感染。极度烦躁或意识障碍者适当约束肢体，防止抓伤。

4）防治感染

（1）遵医嘱及早应用抗生素，观察全身情况及创面变化，若老年人出现寒战、高热、脉搏加快，创面出现脓性分泌物、坏死或异味等，应警惕创面感染、全身性感染的发生。应反复做细菌培养以掌握创面的菌群动态和药物敏感情况。

（2）正确处理创面，加强换药，并采取必要的消毒隔离措施，防止交叉感染。

（3）营养支持，增强抗感染能力。烧伤老年人呈高代谢状态，极易造成负氮平衡。予以高蛋白、高能量、高维生素、清淡易消化饮食，少量多餐。经口摄入不足者，经肠内或肠外补充营养，以保证摄入足够的营养素。

5）心理护理

耐心倾听老年人对烧伤的不良感受，给予真诚的安慰和劝导，取得老年人的信任，耐心解释病情，说明各项治疗的必要性和安全性，使其了解病情、创面愈合和治疗的过程，并消除老年人顾虑、积极合作。利用社会支持系统的力量，鼓励老年人面对现实，树立战胜疾病的信心，并鼓励老年人积极参与社交活动和工作，减轻心理压力、放松精神和促进康复。

6）健康教育

（1）宣传防火、灭火和自救等安全知识，预防烧伤事件的发生。

（2）指导康复训练，最大限度恢复机体的生理功能。

（3）创面愈合过程中，可能出现皮肤干燥、痒痛等，告知老年人避免使用刺激性肥皂清洗，水温不宜过高，勿抓。烧伤部位在一年内避免太阳暴晒。

（4）指导老年人进行日常生活活动能力训练，鼓励参与一定的家庭和社会活动，重新适应生活和环境。

【烫伤后现场处置操作流程】

1）评估

和老年人沟通，安慰老年人，评估老年人的年龄、意识状态、烫伤经过、病情；告诉"冷却治疗"的目的。

老年人烫伤的现场应对

（1）照护人员：自身洗净双手，着装整洁。

（2）老年人：理解和配合。

（3）环境：整洁安静，通风良好。

（4）物品准备：脸盆、冷水壶、棉签、烫伤膏、记录单和笔。

2）操作步骤

（1）立即报告医护人员或家属，或者拨打急救电话。

（2）照护人员将老年人移至床上或座椅上，取舒适体位。

（3）协助老年人将患侧轻轻浸泡在冷水中进行"冷却治疗"。

（4）观察老年人反应，做好老年人保暖措施。

（5）"冷却治疗"30分钟，用毛巾擦干患侧，轻轻蘸干患处，帮助老年人坐稳。

（6）打开烫伤膏盖帽，用消毒棉棒在烫伤处涂上烫伤膏。

（7）为老年人取舒适体位，盖好盖被，安抚休息，将呼叫器放在健手边，方便有需要时呼叫。

3）整理、记录

（1）协助老年人取舒适体位，洗手。

（2）在记录单上记录老年人烫伤的原因、烫伤部位、面积、时间、局部皮肤情况及处理要点。

4）操作注意事项

（1）老年人烫伤后应立即迅速脱离热源，以免继续损伤。

（2）"冷却治疗"时间30分钟，水温不低于5℃，以免冻伤。

（3）切勿使用酱油、牙膏、肥皂等涂抹伤处，以免贻误病情甚至造成感染等不良结果。

（4）若穿着衣服或鞋袜部位被烫伤，切勿急忙脱去被烫部位的鞋袜或衣裤，以免造成表皮拉脱。

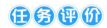 任务评价

学习自评表

班级＿＿＿＿＿＿＿＿ 姓名＿＿＿＿＿＿＿＿ 学号＿＿＿＿＿＿＿＿

	学习索引		学生自评		
			1—完全掌握　　2—部分掌握　　3—仍需加油		
知识点	老年人烫伤的护理评估	烫伤	□ 概念		
		健康史	□ 一般情况　　　　　　　　□ 外伤史		
			□ 伤情判断与临床表现　　□ 既往史		
		身体状况	□ 各期表现		
		心理—社会状况	□ 负面情绪　　　　　　□ 康复期功能锻炼知识的知晓程度		
		辅助检查	□ 检查项目		
	老年人烫伤的护理措施	常见护理问题	□ 列举		
		护理实施	现场救护	□ 原则	
				□ 要点	
			护理措施	□ 维持有效呼吸	
				□ 维持有效循环血量	
				□ 促进创面愈合	
				□ 防治感染	
				□ 心理护理	
				□ 健康教育	
技能点（烫伤后现场处置）	工作准备		□ 物品准备齐全		
			□ 环境准备		
			□ 做好个人与老年人准备		
	沟通解释评估		□ 全身情况（如年龄、意识状态、烫伤经过、病情等）		
			□ 局部情况（如肢体活动度、烫伤情况等）		
	关键操作技能		□ 迅速到达现场，立即帮助老年人脱离危险环境		
			□ 将热源移至老年人不易接触的地方		
			□ 快速在老年人患侧边合适位置放置盛装冷水的水盆（若有衣物部位烫伤，不要立即脱去衣物）		
			□ 将患手轻轻浸泡在冷水中进行"冷却治疗"		
			□ 观察老年人反应，做好老年人保暖措施		
			□ "冷却治疗"30分钟，用毛巾擦干患手，轻轻蘸干患处，帮助老年人坐稳，涂烫伤膏		
			□ 为老年人取舒适体位		
	评价照护效果		□ 记录烫伤时间、原因、面积、程度、处理措施及老年人好转时间		

项目检测

一、单选题

1. 老年人缺血性骨坏死常发生于（　　　）。

   A. 股骨干骨折　　　　　　　B. 股骨颈骨折　　　　　　　C. 胫骨骨折

   D. 肱骨干骨折　　　　　　　E. 腓骨骨折

2. 右下肢骨折的老年人，长期石膏固定，缺乏功能锻炼，容易发生的并发症是（　　　）。

   A. 愈合障碍　　　　　　　　B. 缺血性骨坏死　　　　　　C. 骨化性肌炎

   D. 创伤性关节炎　　　　　　E. 关节僵硬

3. 浅Ⅱ度烧伤创面特点是（　　　）。

   A. 水疱基底苍白　　　　　　B. 水疱基底潮红　　　　　　C. 皮肤干燥、红斑

   D. 创面焦黄失去弹性　　　　E. 树枝状栓塞静脉

4. 深Ⅱ度烧伤局部损伤的深度达（　　　）。

   A. 表皮层，生发层健在　　　　B. 表皮层，甚至真皮乳头层

   C. 真皮深层，有皮肤附件残留　　D. 脂肪层　　　　　　　　E. 脂肪下层

5. 烧伤后引起休克的最主要原因是（　　　）。

   A. 创面剧烈疼痛　　　　　　B. 精神刺激

   C. 大量水分蒸发　　　　　　D. 大量血浆自创面外渗和渗向组织间隙

   E. 大量组织坏死分解产物吸收

二、多选题

6. 患者，男性，71岁。因跌倒造成骨盆骨折。如果抢救不及时延误了治疗，可能发生的严重并发症是（　　　）。

   A. 直肠损伤　　　　　　　　B. 膀胱、尿道损伤

   C. 腰骶神经丛损伤　　　　　D. 腹膜后巨大血肿

   E. 功能障碍

7. 患者，女性，75岁。双上肢烧伤患处疼痛，较为迟钝。检查发现双上肢布满小水疱，疱皮较厚。估计烧伤深度和预后是（　　　）。

   A. Ⅰ度烧伤，愈后无瘢痕　　　　B. Ⅲ度烧伤，愈合后有挛缩

   C. 浅Ⅱ度烧伤，如无感染不留瘢痕　　D. 深Ⅱ度烧伤，可产生瘢痕

   E. 深Ⅱ度烧伤，仅有色素痕迹

8. 张爷爷，男，83岁。进食桂圆不慎呛咳，随即出现呼吸困难，面色发绀，意识不清。护理人员应采取的护理措施是（　　　）。

   A. 给予吸氧　　　　　　　　B. 人工呼吸

   C. 用吸痰器清理呼吸道　　　D. 将患者平卧，头偏向一侧

   E. 做好协助气管取异物的准备

三、病例串选择题

（第9～第11题共用题干）患者，男性，78岁，体重73kg。不慎被开水烫伤，自觉剧痛，头面部、颈部及双上肢均有水疱。

9. 此患者的烧伤面积为（　　）。

    A. 15%   B. 20%   C. 27%

    D. 32%   E. 35%

10. 此患者的烧伤程度为（　　）。

    A. 轻度烧伤   B. 中度烧伤   C. 重度烧伤

    D. 特重度烧伤   E. 轻中度烧伤

11. 伤后3小时，患者诉口渴。体检结果为脉搏100次/分钟，血压80/60 mmHg，尿量每小时15 mL。患者血容量减少的原因不包括（　　）。

    A. 血浆自创面渗出   B. 血浆渗出到组织间隙

    C. 心排出量减少   D. 末梢血管扩张

    E. 输液量不足

（第12～第17题共用题干）患者，男性，68岁。摔倒后出现右髋部疼痛，不能站起行走。体检结果发现右髋部压痛、肿胀、右髋关节活动障碍、右大粗隆上移、右下肢呈外旋位。

12. 该患者可能的诊断为（　　）。

    A. 股骨上端骨折   B. 骨盆骨折   C. 股骨颈骨折

    D. 尾骨骨折   E. 髋臼骨折

13. 针对该患者，应立即采取的检查是（　　）。

    A. B超   B. X线片   C. CT

    D. MRI   E. 骨扫描

14. 下列处理措施错误的是（　　）。

    A. 穿矫正鞋   B. 行三翼钉内固定术   C. 患肢皮牵引

    D. 扶拐下床活动   E. 观察患肢血运、感觉和运动情况

15. 该患者最易发生的并发症是（　　）。

    A. 骨折畸形愈合   B. 骨筋膜室综合征   C. 股骨头缺血性坏死

    D. 慢性骨髓炎   E. 骨质疏松

16. 患肢应采取的体位是（　　）。

    A. 外展内旋位   B. 内收内旋位   C. 内收外旋位

    D. 外展外旋位   E. 外展中立位

17. 术后第一天患者应进行的功能锻炼是（　　）。

    A. 股四头肌等长舒缩练习   B. 髋关节旋转活动   C. 扶拐训练

    D. 髋关节内收、外展活动   E. 行走锻炼

（于　倩）

项目目标

1. 能说出常见老年疾病慢性阻塞性肺疾病、高血压、冠心病、脑卒中、阿尔茨海默病等的概念、病因、临床表现以及辅助检查等。
2. 能运用新的照护理念为患慢性阻塞性肺疾病、高血压、冠心病、脑卒中、阿尔茨海默病等的老年人提供专业护理。
3. 具有慎独精神和责任心，尊重、关心、爱护、理解老年疾病患者。

任务一　慢性阻塞性肺疾病老年人的护理

【学思践悟】

量变与质变的辩证关系

量变与质变是事物运动发展的两种状态，量变是质变的必要准备，质变是量变的必然结果。无论是慢性阻塞性肺疾病的稳定期还是急性加重期，患者气管中均存在一定量的致病菌。当老年慢性阻塞性肺疾病患者的气管内细菌负荷量达到一定水平时就会从稳定期步入急性加重期。因此，只有在稳定期控制好炎症，才能有效预防急性病症的发生。

任务描述 5-1

方爷爷，男性，78 岁，因"反复咳嗽咳痰 10 余年，活动后胸闷气促 5 年，加重 1 周"收入院。方爷爷吸烟 20 余年，每日 10 支，已戒烟 3 年。入院查体：体温 37.1℃，呼吸频率 22 次 / 分，心率 88 次 / 分，血压 142/86 mmHg，意识清楚，精神差，呼吸急促，口唇微绀，颈静脉充盈，桶状胸，两肺呼吸音偏低，可闻及湿啰音，律齐，未闻及病理性杂音。腹软，无压痛。双下肢轻度凹陷性水肿。肺功能检查：支气管舒张试验阴性，一秒率（FEV_1/FVC）<46%，血气分析：血氧分压 52 mmHg，二氧化碳分压 72 mmHg。

方爷爷目前的主要问题有哪些？如何对方爷爷进行疾病的健康教育？

任务分解

慢性阻塞性肺疾病老年人的护理分为护理背景、护理方案 2 个子任务，如图 5-1-1 所示。请结合实际案例进行任务学习。

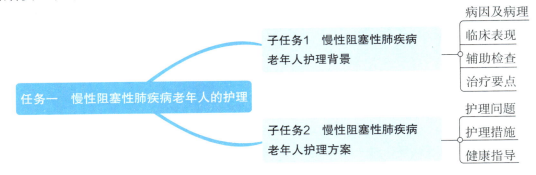

图5-1-1　慢性阻塞性肺疾病老年人护理的任务分解

子任务 1　慢性阻塞性肺疾病老年人护理背景

任务实施

慢性阻塞性肺疾病简称慢阻肺，是以持续气流受限，不完全可逆为特征的一组疾病的统称。该病因气流受限进行性发展，主要与肺组织和气管对香烟、粉尘等有害气体、颗粒的异常慢性炎症反应相关。

慢阻肺与慢性支气管炎和肺气肿关系密切。当慢性支气管炎和（或）肺气肿患者肺功能检查出现气流受限，且不完全可逆时，即可诊断为慢阻肺。但如果患者只有慢性支气管炎和（或）肺气肿，而未出现持续气流受限，则不能诊断为慢阻肺。支气管哮喘也是具有气流受限的呼吸系统疾病，但其不是持续性气流受限，且具有可逆性，所以不属于慢阻肺。

一、病因及病理

1. 病因

慢阻肺是多种环境因素与机体自身因素长期互相影响的结果。吸烟为重要的发病因素，遗传性抗胰蛋白酶 α-1 缺乏是最重要的基因易感危险因素。感染是导致慢阻肺发生、发展、加重的重要危险因素。其他危险因素还有空气污染、职业粉尘和化学物质等。

2. 病理

慢阻肺病理改变主要表现在慢性支气管炎及肺气肿的病理变化。按累及部位可分为小叶中央型、全小叶型及混合型 3 类，以小叶中央型多见。

二、临床表现

1. 临床分期及症状

（1）急性加重期：在疾病发展过程中，由于感染等某些原因出现短期的咳嗽、咳痰、气短和（或）喘息加重、痰量增多，呈脓性或黏液脓性痰，可伴有发热等症状。

（2）稳定期：咳嗽、咳痰、气短等症状较轻或稳定，没有明显的呼吸困难现象。

2. 体征

早期表现可正常，随着疾病进展，可出现桶状胸，部分老年人呼吸幅度变浅、频率增快，严重者可出现缩唇呼吸等；触觉语颤减弱；叩诊呈过清音，心浊音界缩小，肺下界及肝浊音界下降；听诊两肺呼吸音减弱、呼气期明显延长，有时可闻及湿啰音和（或）干啰音。

3. 并发症

慢阻肺患者会并发慢性呼吸衰竭、自发性气胸、慢性肺源性心脏病等。

任务分析 5-1（1）

从病程演变过程看，慢阻肺迁延不愈。方爷爷因为慢阻肺，长期缺氧，并发了肺源性心脏病和二型呼吸衰竭。

三、辅助检查

1. 肺功能测定

慢阻肺是判断气流持续受限的主要客观指标，吸入支气管扩张药后一秒率（FEV_1/FVC）<70%，即可确定为持续气流受限。

2. 影像学检查

慢阻肺早期胸片可正常，随病情迁延进展可出现肺纹理增粗、失常等非特异性改变。

3. 动脉血气分析

动脉血气分析对判定老年人发生低氧血症、高碳酸血症、酸碱平衡失调及判断呼吸衰竭的类型有重要价值。

4. 其他

慢阻肺合并细菌感染时，外周血白细胞计数增加，核左移；痰培养可检出病原菌。

四、治疗要点

1. 稳定期治疗

预防感染、呼吸功能锻炼、长期家庭氧疗。

2. 急性加重期治疗

明确病因、控制感染、用敏感抗生素、止咳化痰、保持呼吸道通畅，持续低流量低浓度吸氧，防治并发症。

子任务 2　慢性阻塞性肺疾病老年人护理方案

一、护理问题

（1）气体交换受损：与气道阻塞、通气不足、分泌物过多和肺泡呼吸面积减少有关。

（2）清理呼吸道无效：与气道分泌物增多而黏稠、气道湿度减低和无效咳嗽有关。

（3）焦虑：与健康状况的改变、病程迁延不愈、经济状况有关。

（4）活动无耐力：与呼吸困难、缺氧有关。

（5）营养失调：与食欲降低、腹胀、摄入低于机体需要量、痰液增多有关。

二、护理措施

1. 一般护理

（1）休息和活动：提供安静的环境，光线适宜，通风良好，温湿度适宜（室温 18 ~ 20℃，湿度 50% ~ 60%）。指导老年人睡前温水浴或温水洗脚，促进睡眠。依据病情制订适宜的运动计划，如散步、太极拳等，并做好安全防护。

（2）饮食护理：结合老年人病情、饮食习惯等，制订合适的饮食计划，予以高热量、高蛋白、富含维生素、易消化的流质或半流质饮食。保证足够的饮水，有助于痰液的稀释。进食环境应整洁、安静，进餐前后和咳痰后漱口，保持口腔清洁。

2. 症状护理

（1）避免诱发因素：教育和劝导老年人戒烟，因为职业、环境粉尘、刺激性气体所致者，应脱离污染环境。

（2）支气管扩张药：是控制慢阻肺症状的首选用药，代表药有沙丁胺醇、沙美特罗、异丙托溴铵等，主要的作用是松弛支气管平滑肌、扩张支气管、缓解气流受限。沙丁胺醇用药过程中应注意观察有无心悸、骨骼肌震颤、低血钾等不良反应。沙美特罗可能会使患者出现震颤、心率加快、心悸、手抖等反应。异丙托溴铵有发生尿潴留的风险，青光眼患者禁用。

（3）糖皮质激素：对高风险老年人长期吸入糖皮质激素和长效 β 肾上腺素受体激动药的联合制剂，可以提高运动耐量、减少急性加重发作频率和提高生活质量。可依据病情严重程度选用福莫特罗 / 布地奈德、沙美特罗 / 氟替卡松等。

（4）祛痰药：对痰黏稠不易咳出者，可选用盐酸氨溴索 30 mg，每日 3 次；或羧甲司坦 0.5 g，每日 3 次。不良反应偶见恶心、皮疹、腹泻及轻度头痛等。

3. 保持呼吸道通畅

（1）病情观察：观察咳嗽、咳痰的情况、诱发因素，及时正确采集痰标本送检。

（2）有效排痰：鼓励老年人多饮水，协助翻身，酌情予以胸部叩击、超声雾化、机械吸引等促进排痰，以保持气道通畅。有严重心血管疾病或体弱的老年人禁止体位引流。

4. 氧疗护理

对存在二氧化碳潴留者，应采用鼻导管持续低流量给氧，每分钟氧流量 1 ~ 2 L（氧浓度 25% ~ 29%），每日吸氧时间 >15 小时，以提高血氧分压，使老年人在平面静息状态下，达到血氧分压 ≥ 60 mmHg 和（或）使血氧饱和度升至不低于 90%。

5. 用药护理

根据药物敏感试验选用合适的抗生素。轻者予以口服，重症予以静脉滴注。治疗时注意观察药物疗效及不良反应：如氨茶碱类易引恶心、呕吐等胃肠道不良反应；肾功能减退应慎用氨基糖苷类；抗胆碱药可引起口干、口苦；大剂量 β₂ 肾上腺素受体激动药可引起心动过速、心律失常，长期使用可引起肌肉震颤；糖皮质激素可引发糖尿病、骨质疏松、高血压、白内障和继发感染等。有痰液黏稠、无力咳痰者，遵医嘱使用祛痰药。

6. 康复护理

慢阻肺老年人
呼吸功能训练

指导老年人进行缩唇呼吸和腹式呼吸，从而有效加强膈肌运动，改善通气，降低氧耗，改善呼吸功能，减轻呼吸困难，提高活动耐力。

（1）缩唇呼吸：通过缩唇形成的微弱阻力延长呼气时间，来增加气道压力，防止呼气时小气道过早塌陷，从而利于肺泡气体排出，减少残余气量，延缓气道闭陷。患者闭嘴通过鼻吸气，再通过缩唇（口唇呈吹口哨样）缓慢呼气，同时收缩腹部。呼气与吸气时间比为 2 : 1 或 3 : 1。呼的气流量以能使距口唇 15 ～ 20 cm 处、和口唇等高水平的蜡烛火焰随气流摆动但又不至于熄灭为宜。训练时间为 5 ～ 10 分 / 次，频次 4 次 / 天。注意事项：鼻吸口呼，呼气时将嘴唇缩成吹口哨状。吸呼之比为 1 : 2 或 1 : 3（用鼻吸气计数到 3，缩唇呼气时计数到 6 或 9）（图 5-1-2）。

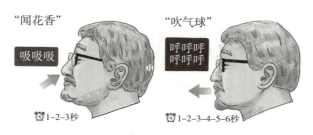

图5-1-2　缩唇呼吸

（2）腹式呼吸：腹式呼吸可以改善呼吸功能，因进行腹式呼吸可减慢呼吸的频率，增加潮气量，减少功能残气量，增强胸部肌群、膈肌等呼吸肌的肌力和耐力。可取平卧位、半卧位或立位，一手放于前胸部，一手放于上腹部。吸气时，用鼻缓慢吸气，膈肌最大幅度下降，手感到腹部向上抬起。呼气时，口呼出，腹肌收缩，推动肺部气体排出，手感到腹部下降凹陷。如此反复训练 1 分钟，休息 2 分钟，训练 3 ～ 4 次 / 天。注意事项：为证明腹式呼吸是正确的，可以在腹部放置杂志、书或小枕头直观观察，在吸气时，物体随腹部上升；呼气时，物体随腹部下降。腹式呼吸增加能量消耗，一般在出院前或疾病恢复期进行训练（图 5-1-3）。

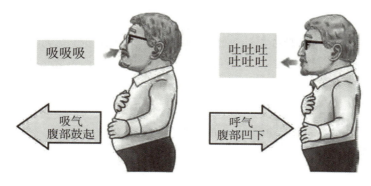

图5-1-3　腹式呼吸

7. 心理护理

慢阻肺迁延不愈，老年人长时间气短、活动耐力下降，生活自理能力逐渐下降，因此老年人大多有焦虑、抑郁等心理问题，易丧失信心。护理人员应引导老年人适应慢性病，必要时可请心理医生进行干预。

任务分析 5-1（2）

> 慢阻肺患者的照护重点包括一般护理、症状护理、保持呼吸道通畅、氧疗护理、用药护理、康复护理和心理护理。

三、健康指导

1. 疾病预防指导

预防慢阻肺的重要措施是戒烟，告知老年人戒烟能够有效地延缓肺功能进行性的下降，减少有害气体、粉尘等的吸入，有效控制职业和环境污染。呼吸道感染是导致慢阻肺病情进展的重要因素，因此要加强预防。对慢阻肺的高危人群如患有慢性支气管炎、肺气肿的老年人应定期进行肺功能监测，尽早发现是否有持续气流受限并及时予以干预。

2. 康复运动指导

告知老年人进行腹式呼吸或缩唇呼吸训练等康复锻炼的意义，提高老年人的依从性。发挥老年人主观能动性，制订个体化适宜的体育锻炼计划，如步行、太极拳、气功、慢跑等，以提高老年人的活动耐力。

3. 饮食指导

慢阻肺老年人应少量多餐，有腹胀的老年人可进软食。应避免食产气的食物，如马铃薯、豆类、啤酒、汽水等；应避免进食易引起便秘的食物，如坚果、油煎食物等。高糖类易产生较多二氧化碳，应避免摄入。

4. 家庭氧疗

（1）了解长期家庭氧疗的目的、重要性和注意事项。

（2）安全用氧：做到防火、防震、防热和防油。

（3）氧疗装置定期清洁、消毒和更换。

5. 心理指导

引导老年人以积极的心态对待疾病，培养兴趣爱好，以分散注意力，缓解焦虑、紧张的不良情绪。

任务评价

学习自评表

班级 _____　　　姓名 _____　　　学号 _____

	学习索引	学生自评
		1—完全掌握　　　2—部分掌握　　　3—仍需加油
知识点	慢性阻塞性肺疾病的病因病理	☐ 吸烟为本病重要的发病因素 ☐ 遗传性抗胰蛋白酶α-1缺乏是最重要的基因易感危险因素 ☐ 感染是导致本病发生发展、加重的重要危险因素 ☐ 慢阻肺病理改变主要表现在慢性支气管炎及肺气肿的病理变化
	慢性阻塞性肺疾病的临床表现	☐ 慢性支气管炎的症状：咳、痰、喘、炎　　☐ 慢性肺气肿体征 ☐ 慢阻肺病程分期
	慢性阻塞性肺疾病的辅助检查	☐ 肺功能测定　　　☐ 影像学检查　　　☐ 动脉血气分析
	慢性阻塞性肺疾病的治疗要点	☐ 治疗原则
	慢性阻塞性肺疾病的护理问题	☐ 列举具体问题
	慢性阻塞性肺疾病的护理措施	☐ 一般护理　　　☐ 症状护理　　　☐ 保持呼吸道通畅 ☐ 氧疗护理　　　☐ 用药护理　　　☐ 康复护理 ☐ 心理护理
	慢性阻塞性肺疾病的健康指导	☐ 疾病预防指导　　☐ 康复运动指导　　☐ 饮食指导 ☐ 家庭氧疗　　　☐ 心理指导

项目检测

一、单选题

1. 慢性阻塞性肺疾病最常见的病因是（　　　）。

　　A. 慢性支气管炎　　　　　B. 支气管哮喘　　　　　C. 尘肺

　　D. 支气管扩张　　　　　　E. 肺结核

2. 慢性支气管炎发展为阻塞性肺疾病时，主要症状为（　　　）。

　　A. 反复感染　　　　　　　B. 反复发热　　　　　　C. 剧烈咳嗽

　　D. 咳大量脓痰　　　　　　E. 逐渐加重的呼吸困难

3. 老年女性，61岁，慢性阻塞性肺疾病缓解期。此时，改善肺功能的最佳方法是（　　　）。

　　A. 有效咳嗽　　　　　　　B. 胸部理疗　　　　　　C. 雾化吸入

　　D. 缩唇腹式呼吸　　　　　E. 氧疗

4. 缩唇呼吸训练的目的是（　　　　）。

A. 减少胸痛　　　　　　　　B. 减轻呼吸困难　　　　　　C. 加强呼吸运动

D. 避免小气道塌陷　　　　　E. 减轻呼吸肌劳累

5. 男性，65 岁，慢性咳嗽，咳痰 15 年，近 2 年来劳动时出现气促，偶有踝部水肿，门诊以"慢性支气管炎合并慢性阻塞性肺疾病"收入院。若该患者病情反复发作且出现肺动脉瓣第二心音亢进，则提示该患者有（　　　　）。

A. 右心衰竭　　　　　　　　B. 左心衰竭　　　　　　　　C. 肺动脉高压

D. 周围循环衰竭　　　　　　E. 主动脉压升高

二、病例串选择题

（第 6 ～第 8 题共用题干）陶女士，65 岁，慢性支气管炎 25 年，近半个月来出现咳嗽、咳痰，伴心悸、气喘。查体结果显示呼吸急促、发绀明显，颈静脉怒张、下肢水肿。

6. 首先考虑的诊断是（　　　　）。

A. 焦虑　　　　　　　　　　B. 体液不足　　　　　　　　C. 体液过多

D. 气体交换受损　　　　　　E. 睡眠形态紊乱

7. 护理人员巡视时，发现患者烦躁不安、口唇发绀、呼吸急促、球结膜充血，应采取的措施是（　　　　）。

A. 加大氧流量　　　　　　　B. 使用呼吸兴奋药　　　　　C. 降低氧流量

D. 应用镇静药　　　　　　　E. 气管切开

8. 氧疗时，给氧浓度和每分钟氧流量分别是（　　　　）。

A. 29%，2 L　　　　　　　 B. 35%，3 L　　　　　　　 C. 45%，4 L

D. 40%，5 L　　　　　　　 E. 50%，6 L

（第 9 ～第 10 题共用题干）钱女士，60 岁，因慢性支气管炎继发肺部感染呼吸衰竭入院。体检发现气促，不能平卧，痰液黏稠，不易咳出。

9. 帮助钱女士排痰，最佳措施是（　　　　）。

A. 胸部叩击　　　　　　　　B. 湿化气道，定时翻身拍背　　C. 鼓励患者用力咳嗽

D. 体位引流　　　　　　　　E. 鼻导管吸痰

10. 若该患者出院，健康教育内容不包括（　　　　）。

A. 注意保暖

B. 鼓励患者戒烟

C. 加强劳动保护，避免吸入尘埃、刺激气体

D. 指导患者坚持呼吸锻炼和全身运动锻炼

E. 长期坚持家庭氧疗，夜间可进行也可不进行

（黄桂园）

任务二 高血压老年人的护理

【学思践悟】

刚柔并济 双心同治

高血压病是心血管内科常见病。现代医学认为，身体的疾病与心理问题息息相关，高血压就是一种心身疾病。血压升高是抑郁焦虑情绪的躯体化表现。持续过度的焦虑与高血压的关系密切，所以控制高血压仅注重降压药物治疗是不够的，需要同时心理治疗，即双心同治。因此，新时代医学应该树立双心同治的理念，一方面对高血压患者应严格药物治疗，另一方面采取综合措施调节高血压患者的焦虑状态，减轻心理因素对血压的影响，从而达到心脏与心理的和谐统一，多方面结合平稳血压，以期提高我国高血压的有效达标率和控制率。

任务描述 5-2

周大爷，男，76岁，有高血压病史20年，不规律服用降压药场，最近最高血压220/85 mmHg。平时血压维持在（150～180）/（75～87）mmHg，有头痛、头晕症状，但患者不以为然，平时爱吃肉、饮酒、抽烟。日前服用降压药物后，从座位上站起时，出现站立不稳、软弱无力，故而自行停用降压药。今晨，患者突然感到头痛、头晕、恶心、视物模糊、语言不清、半身麻木，由家属急送医院就诊。体温36.5℃，脉率104次/分，血压240/90 mmHg，呼吸频率26次/分，意识模糊，双侧瞳孔等大等圆，直径0.35 cm，双肺呼吸音清，无干啰音或湿啰音，腹软，全腹无压痛，左侧上下肢肌力4级，左侧巴宾斯基征阳性。

周大爷目前存在哪些问题？如何对老年高血压患者及家属进行健康指导？

任务分解

高血压老年人的护理分为护理背景、护理方案2个子任务，如图5-2-1所示。请结合实际案例进行任务学习。

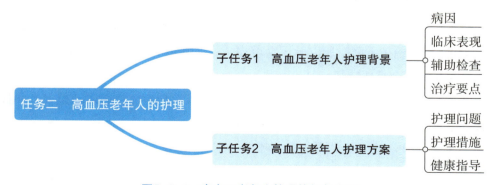

图5-2-1 高血压老年人护理的任务分解

子任务 1 高血压老年人护理背景

任务实施

高血压是指以体循环动脉血压［收缩压和（或）舒张压］升高（收缩压≥ 140 mmHg，舒张压≥ 90 mmHg）为主要特征，可伴有心、脑、肾等器官功能或器质性损害的临床综合征。高血压可分为原发性高血压和继发性高血压，前者病因不明（通常简称为高血压），后者是由某些确定疾病或者病因引起的血压升高，占高血压患者的 5% ~ 10%。

一、病因

原发性高血压是在一定遗传背景下，由多种环境因素交互作用，使得正常血压调节机制失代偿所致。

二、临床表现

1. 症状

早期可无症状或症状不明显，常可有头痛、头晕、疲劳、心悸等，仅会在劳累、精神紧张、情绪波动后出现血压升高，在休息后恢复正常。随病程延长，血压持续升高，逐渐会出现各种症状。

2. 体征

阳性体征较少，可重点查血管杂音、周围血管搏动、心脏杂音等项目。听诊可闻及主动脉瓣区第二心音亢进、主动脉瓣区收缩期杂音。

3. 高血压急症和亚急症

高血压急症是指原发性或继发性高血压患者，在某些诱因如严重的精神创伤、过度疲劳、情绪过于激动、气温突然变冷等作用下，血压突然显著升高（超过 180/120 mmHg），同时伴有进行性心、脑、肾等重要靶器官功能不全表现。高血压急症包括高血压脑病、脑出血、脑梗死、急性心力衰竭、急性心肌梗死、主动脉夹层动脉瘤、急性肾小球肾炎等。高血压亚急症指血压显著升高但不伴靶器官损害，但可出现因血压明显升高引起的头痛、胸闷、烦躁不安等症状。

4. 高血压老年人的临床特点

（1）以单纯收缩期高血压多见：老年人以单纯收缩期高血压（收缩压≥ 140 mmHg）多见，因舒张压在 60 岁以后趋于下降，所以脉压会增加，这通常表明动脉弹性下降。因而脉压增大，亦是老年人高血压的一个重要特征。

（2）血压的波动性大：老年高血压病患者的血压随着年龄的变化而波动很大，并且也可随情绪、体位、膳食、季节或温度等因素，使血压波动较大。

任务分析 5-2（1）

从病程演变过程看，老年高血压病患者的血压会随着年龄的增长而收缩压会升高明显，脉压会增大，动脉硬化程度加重，导致靶器官受损的程度恶化，引发各种严重临床疾患。

三、辅助检查

1. 基本项目

包括血生化、尿液分析、心电图。

2. 推荐项目

餐后 2 小时血糖、尿蛋白定量、24 小时动态血压监测、超声心动图、颈动脉超声、眼底等。

3. 选择项目

对有并发症者，应进行相应的心、脑、肾功能检查。

四、治疗要点

1. 治疗原则

高血压治疗主要目标是血压达标，降压治疗最终目的是最大限度地减少高血压患者心、脑血管病的发生率和死亡率。降压目标应依据不同人群而设定，一般情况下，建议 65～79 岁老年人降压目标 <140/90 mmHg，如患者可耐受，可降至 <130/80 mmHg；80 岁及以上高龄老年人降压目标 <150/90 mmHg，并存多种共病或老年综合征患者降压目标需要个体化，衰弱老年患者收缩压目标 <150 mmHg，不应 <130 mmHg。

2. 非药物治疗

健康的生活方式可预防或延迟高血压的发生，也可以使血压下降，提高降压药的疗效，使心血管风险降低。

（1）维持理想体重。

（2）减少钠盐的摄入，并适当增加钾盐的摄入。

（3）减少脂肪摄入量。

（4）戒烟、限酒。

（5）适量运动。

（6）保持心态平衡。

3. 药物治疗

（1）对检出的高血压患者，应遵循以下 4 项原则，即小剂量开始、优先选择长效制剂、联合用药及个体化。

（2）常用降压药物可归纳为 5 类，即 β 受体阻断药、钙通道阻滞药、利尿药、血管紧张素转化酶抑制药、血管紧张素 Ⅱ 受体阻断药。

4. 高血压急症的治疗

（1）处理原则：①及时降压，选择有效的降压药物，静脉给药，持续监测血压；②控制性降压：发病数分钟至 1 小时内平均动脉压降低幅度不超过治疗前水平的 25%，在其后 2～6 小时内应将血压稳定在 160/100 mmHg 左右，之后的 24～48 小时逐步将血压降至正常水平，并针对靶器官损害予以相应处理；③选择适合的降压药：要求药物起效迅速，短时间药效最大化，持续时间短，不良反应小。

（2）降压药物的选择：①硝普钠，首选药物，可同时扩张动脉和静脉，降低心脏前后负荷，降压效果迅速；②硝酸甘油，可直接扩张静脉及选择性扩张冠状动脉，但降压作用没有硝普钠强；

③尼莫地平，为二氢吡啶类钙通道阻滞药，不仅可以降低动脉压，还可以改善脑血流量。

子任务2 高血压老年人护理方案

一、护理问题

（1）疼痛、头痛：与血压升高有关。

（2）有受伤的危险：与视力模糊、头晕、意识改变或者发生直立性低血压有关。

（3）潜在并发症：高血压急症。

二、护理措施

1. 心理护理

根据高血压老年人不同的性格特征进行心理疏导，指导老年人尽可能避免导致精神紧张的各种因素，养成乐观稳定的情绪，维持心态平和。

2. 休息与运动

适量运动可调整大脑皮质的兴奋与抑制过程，以及改善机体主要系统的神经调节功能，还可降低毛细血管压力、微动脉及小动脉张力，从而调节血液循环，在一定水平上起到降压的功效。适量运动还可以减轻应激反应，稳定患者的情绪，改善或消除焦虑状态，有利于稳定患者的血压水平。因此，高血压初期的患者，一般不限制体力活动和运动，但还是应避免重体力活动和竞技性运动。若血压高、症状较多或有并发症的患者，应以卧床休息为主，待血压平稳，症状减轻或消失，并发症控制后，遵循循序渐进、动静结合的原则，逐渐增加活动量。建议进行 3 ~ 5 次 / 周、30 分钟 / 次的有氧运动，如步行、慢跑、骑车、游泳和跳舞等。运动强度可以通过以下方法来判断。①主观感觉：运动中感觉心跳加快、微微出汗、觉得有点乏。②客观表现：运动中感觉呼吸频率加快、微微喘，可以与人交谈，但是不能唱歌。③步行速度：120 步 / 分钟左右。④运动中的心率 =170 – 年龄。⑤在休息约 10 分钟内，锻炼引起的呼吸频率增加明显缓解，心率恢复到正常或接近正常，否则考虑运动强度过大。

3. 饮食护理

（1）减少钠盐摄入：告知老年人钠盐可显著升血压，以及钠盐过量摄入是高血压的发病风险因素，但钾盐则可对抗钠盐升高血压的作用。每日钠盐摄入量应低于 5 g，增加钾盐的摄入，可使用定量的盐勺。减少含钠盐的调味品如味精、酱油等的使用量，减少含钠较高的加工食品，如咸菜、火腿等。总之，应进食低盐、低脂、低胆固醇、低热量饮食，减轻心脏负荷，达到降压目的。

（2）控制总热量：尤其要限制油脂类的摄入量。不吃如肝、肚、肠、肥肉，以及煎炸、烧烤等食品，以降低胆固醇，减轻动脉硬化的程度，从而达到降压的目的。

（3）营养均衡：补充适量蛋白质，多食新鲜蔬菜和水果，膳食中钙的摄入需增加。鼓励老年人多食富含纤维素的食物，保持大便通畅，避免因用力排便使血压升高。

（4）戒烟限酒：心血管事件的主要危险因素是吸烟，被动吸烟也会显著增加心血管疾病危险。根据老年人吸烟的具体情况，指导戒烟，必要时通过药物干预。同时，应指导老年人限酒，如饮酒，应少量：白酒少于 50 mL、葡萄酒（或米酒）少于 100 mL、啤酒少于 300 mL。

（5）控制体重：高血压患者应控制体重，避免超重和肥胖。告知老年人高血压和肥胖密切相关，减轻体重可改善降压药物的效果和降低心血管事件的风险。控制能量摄入和增加体力活动是最有效的减重措施。体重指数（Body Mass Index，BMI）和腰围是衡量超重和肥胖最简便、常用的生理测量指标，18.5 < BMI< 24.0 为正常，24.0 < BMI< 28.0 为超重，BMI > 28.0 为肥胖；腰围反映的是中心型肥胖的程度，成年男性正常腰围 < 90 cm，成年女性正常腰围 < 85 cm，男性腰围 > 90 cm、女性 >85 cm 需控制体重，当腰围 > 90/95 cm（女 / 男）需要减重。

4. 用药护理

（1）用药原则：一般从小剂量开始，可联合用药，以增强疗效，减少不良反应。

（2）规律服药：遵医嘱指导老年高血压患者按时、按量、准确服用降压药。特别强调，切不可自行突然减量、换药或停药。

（3）预防药物不良反应：老年人在服用降血压药后，尤其是首次服用降压药后，容易发生直立性低血压，指导老年人变换体位时动作宜慢，如出现头晕、眼花、恶心时须立即平卧，适当抬高下肢，以增加回心血量，进而改善脑部血液供应。服用血管紧张素转化酶抑制药时，观察有无干咳、血钾升高的情况；服用钙通道阻滞药时，可出现面部潮红、下肢轻度水肿等；服用排钾利尿药时，须注意补充含钾丰富的食物，如平菇、木耳、黄豆、豆腐、香蕉、西瓜等。

5. 高血压急症的护理

（1）避免诱因：向老年人讲明引发高血压急症的诱因，须避免劳累、情绪激动、随意增减药量和寒冷刺激等。

（2）病情监测：监测血压，一旦出现血压急剧升高、剧烈头痛、视力模糊、意识改变、呕吐、大汗、肢体运动障碍等症状，应立即就医。

（3）急症护理：须绝对卧床休息、谢绝探视，避免一切不良刺激及不必要的活动，协助生活护理，予以持续低浓度吸氧。若出现昏迷或抽搐的患者应加强监护，保持呼吸道通畅，防止窒息或坠床。保持情绪平稳，必要时予以镇静药。严密监测生命体征、意识、瞳孔及尿量等。迅速建立静脉通路，遵医嘱尽早应用降压药物进行控制性降压。首选硝普钠静脉滴注，使用时应注意避光，并持续监测血压，严格遵医嘱控制滴速，密切观察药物的不良反应。

任务分析 5-2（2）

高血压急症患者的照护重点包括心理护理、休息与运动、饮食护理、用药护理。

三、健康指导

1. 认识疾病

让老年人了解高血压疾病，主要有高血压分级、危险因素及危害，并强调长期规范治疗可使血压维持在正常范围，还可有效预防或减轻靶器官的损害。

2. 改变不良生活方式

告知高血压老年人改变不良生活习惯，不但可有效预防高血压的发生，还可降低血压，提高降压药疗效，进而降低心血管风险。须注意调整饮食，做到低盐低脂清淡易消化。坚持适量运动、减重，戒烟限酒，避免便秘。劳逸结合，避免过劳和剧烈运动；保持情绪平稳，避免焦虑、紧张或激动等的情绪波动；保证充足的睡眠；保持乐观、平和的心态。

3. 自我监测

教会老年人及家属正确的家庭血压自我监测方法，推荐使用上臂式自动血压计进行测量。如血压不达标，建议每日晨起和睡前各测量血压 1 次，每次测量 2～3 遍，连续 1 周，以 1 周的血压平均值为医生治疗做参考。如血压达标，建议每周测量 1 次。教会老年人规范测量血压，真实记录血压测量值，供医护人员在随访时做参考。指导老年人及家属会判断高血压急症或并发症的症状，一旦出现，须及时就医。

4. 随访指导

治疗后如血压达标，可每 3 个月随访 1 次；若血压未达标，建议每 2～4 周随访 1 次。如若出现血压异常波动或有明显症状，须及时就诊。

任务评价

学习自评表

班级 _____　　姓名_____　　学号_____

知识点	学习索引	学生自评 1—完全掌握　　2—部分掌握　　3—仍需加油	
	高血压的病因	☐ 遗传因素 ☐ 其他因素	☐ 环境精神因素
	高血压的临床表现	☐ 老年高血压临床特点	
	高血压的辅助检查	☐ 基本检查项目 ☐ 选择检查项目	☐ 推荐检查项目
	高血压的治疗要点	☐ 治疗原则 ☐ 药物治疗	☐ 非药物治疗 ☐ 高血压急诊的治疗
	高血压的护理问题	☐ 列举具体问题	
	高血压的护理措施	☐ 心理护理 ☐ 饮食护理 ☐ 高血压急症的护理	☐ 休息与运动 ☐ 用药护理
	高血压的健康指导	☐ 认识疾病 ☐ 自我监测	☐ 改变不良生活方式 ☐ 随访指导

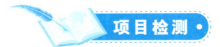

项目检测

一、单选题

1. 患有高血压的老年人情绪激动易诱发（　　）。

A. 心力衰竭　　　　　　　B. 脑出血　　　　　　　C. 脑梗死

D. 蛛网膜下腔出血　　　　E. 肾衰竭

2. 下列药物中，治疗高血压危象最迅速的是（　　　）。

　　A. 硝酸甘油　　　　　　　B. 硝苯地平　　　　　　C. 硝普钠

　　D. 卡托普利　　　　　　　E. 美托洛尔

3. 原发性高血压最常见的死亡原因为（　　　）。

　　A. 心律失常　　　　　　　B. 肾衰竭　　　　　　　C. 心力衰竭

　　D. 恶性高血压　　　　　　E. 脑血管意外

4. 对高血压危象患者实施紧急抢救的关键是（　　　）。

　　A. 绝对卧床休息　　　　　B. 给予氧气吸入　　　　C. 迅速降低血压

　　D. 降低颅内压　　　　　　E. 使用激素

5. 护理高血压患者，操作不妥的是（　　　）。

　　A. 改变体位时宜缓慢　　　B. 协助用药，尽快使血压降至较低水平

　　C. 沐浴时水温不宜过高　　D. 保持大便通畅　　　　E. 指导低盐饮食

二、病例串选择题

（第 6 ～第 8 题共用题干）某男性患者，42 岁，被诊断为高血压 2 年，间断服药，血压时高时低。近 1 周头痛、头晕。检查发现血压 175/110 mmHg，X 线、心电图、B 超检查正常。

6. 目前患者的主要问题是（　　　）。

　　A. 活动无耐力　　　　　　B. 心输出量减少　　　　C. 缺乏知识

　　D. 舒适的改变　　　　　　E. 焦虑

7. 对此患者进行健康教育最重要的是（　　　）。

　　A. 卧床休息，减少活动　　B. 低钠、低脂饮食　　　C. 必须遵医嘱用药

　　D. 保持环境安静　　　　　E. 控制饮食总热量

8. 如患者在用药期间，出现头晕、眼花、恶心时，应告诉患者（　　　）。

　　A. 原地站立不动　　　　　B. 立即平卧，抬高下肢　C. 立即停药

　　D. 加大药量　　　　　　　E. 立即测量血压

（第 9 ～第 10 题共用题干）某男性患者，58 岁，有高血压病史。突然出现剧烈头痛，烦躁并伴有恶心、呕吐及意识模糊等症状。

9. 目前患者发生了（　　　）。

　　A. 高血压脑病　　　　　　B. 高血压性心脏病　　　C. 高血压第三期

　　D. 高血压危象　　　　　　E. 高血压第二期

10. 此时患者血压需要控制，快速降压的目标是（　　　）。

　　A. 发病 6 小时内血压稳定在 160/100 mmHg 左右

　　B. 发病 6 小时内血压稳定在 150/100 mmHg 左右

　　C. 发病 6 小时内血压稳定在 160/90 mmHg 左右

　　D. 发病 6 小时内血压稳定在 150/90 mmHg 左右

　　E. 发病 6 小时内血压稳定在 140/90 mmHg 左右

（黄桂园）

任务三　冠状动脉硬化性心脏病老年人的护理

【学思践悟】

中国文化

中医经典古籍《黄帝内经》早就提出"三分治，七分养"的观念。意思是说，在疾病的康复过程中，除了药疗所起的作用，身体的恢复更多地依赖于患者的自我调养。60%的疾病是可以通过"养"来避免的，养生要从年轻时开始做起，《黄帝内经》说："……渴而穿井，斗而铸锥，不亦晚乎？"那就太晚了。

七分养：一养心情；二养形态；三养水分；四养食物；五养淋浴；六养睡眠；七养锻炼。

任务描述 5-3

刘奶奶，女，69岁。某中学教务处处长，退休，有工作努力、积极要求进取的性格。身高159 cm，体重69 kg，喜欢肉食，患有高血压、冠心病、糖尿病、慢性支气管炎。平日生活不规律，近1年来，经常出现健忘、刚刚说过的话记不清楚、刚刚做过的事忘记。近日来经常出现出门忘记带钥匙现象，每次忘记带钥匙，都要打电话给上班的女儿，回家送钥匙，并因此事多次和女儿吵架。刘奶奶经常感觉心前区闷痛不适，测量血压在（145～160）/（95～110）mmHg范围波动。请结合实际，说说刘奶奶目前存在的主要问题及如何护理。并说说后期还会有哪些并发症，如何预防。

任务分解

冠心病老年人的护理分为冠状动脉硬化性心脏病的相关知识、心绞痛老年人护理背景、心绞痛老年人护理方案、心肌梗死老年人护理背景、心肌梗死老年人护理方案5个子任务，如图5-3-1所示。请结合实际案例进行任务学习。

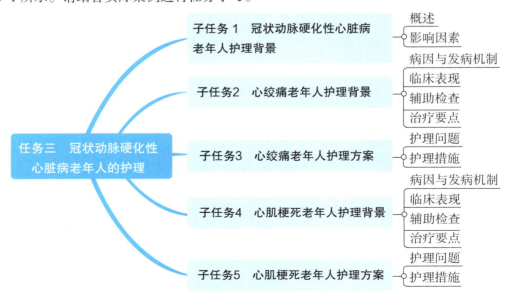

图5-3-1　冠状动脉硬化性心脏病老年人护理的任务分解

子任务 1　冠状动脉硬化性心脏病老年人护理背景

任务实施

心血管疾病是导致老年人病残和死亡的主要原因。老年人退休时期心血管和循环系统易发生改变，活动能力下降。大量的研究发现，循环系统的改变更多的是受生活方式和环境的影响。

一、概述

冠状动脉粥样硬化性心脏病是指冠状动脉粥样硬化，使血管腔狭窄、阻塞，导致心肌缺血缺氧，甚至坏死而引起的心脏病。它和冠状动脉功能性改变（痉挛）一起，统称为冠状动脉性心脏病，简称冠心病，也称缺血性心脏病。冠心病多发生于 40 岁以后人群，男性多于女性，脑力劳动者较多。

二、影响因素

冠心病的发病受很多因素影响。

1. 吸烟方面

老年吸烟患者好发冠心病。老年人吸烟可以引起动脉管壁氧含量不足，促进动脉粥样硬化的形成。

2. 体重方面

老年人体重较大者、缺乏体力活动者，易发生冠心病。适量运动，降低血脂可较少发生动脉粥样硬化的风险。

3. 饮食方面

动脉粥样硬化的形成与血脂异常息息相关。

4. 血压方面

收缩压和舒张压升高都与冠心病密切相关。高血压患者患冠心病者比血压正常者多 3 ~ 4 倍。

5. 家族史

有高血压、糖尿病、冠心病家族史者，发生冠心病的风险明显增加。

6. 其他

年龄在 40 岁以上，男性或绝经期后的女性，摄入过多的动物性脂肪、胆固醇、糖类和钠盐，性情急躁者均易患冠心病。

子任务 2　心绞痛老年人护理背景

任务实施

心绞痛是一种因冠状动脉供血不足，心肌急剧的、暂时缺血与缺氧所引起的临床综合征。

一、病因与发病机制

老年人心绞痛最主要的原因是冠状动脉粥样硬化引起血管腔狭窄和（或）痉挛。其他病因以老年人重度主动脉瓣狭窄或关闭不全较为常见。

心肌能最大限度用氧，当氧的需求量增加时，能依靠增加冠状动脉血流量来供氧。正常情况下，冠状动脉循环有很大的储备力量，在人体需大量用氧时，如运动、心动过速等，可通过神经体液调节，扩张冠状动脉，增加冠状动脉血流量，以进行代偿。

当老年人冠状动脉病变导致管腔狭窄或扩张性减弱时，限制了血流量增加，使心肌供血量固定。一旦心脏需氧量增加，如情绪激动、大量活动等，心肌对血液的需求增加或当冠状动脉发生痉挛时，其血流量减少均能导致心肌血液供求之间不适应，心肌血液供给不足引起缺氧，引发心绞痛。老年人在情绪激动或过度劳累时诱发，也可在寒冷、惊吓、吸烟时发病。

二、临床表现

1. 症状

老年人心绞痛以发作性胸痛为主要临床表现。疼痛主要位于胸骨后方、心前区，也可放射到肩、上肢、颈部等部位。疼痛范围有巴掌大小，同时向左肩、左臂内侧反射，可达无名指和小指。

老年人心绞痛发作时，会出现胸闷、胸痛；情绪波动较大或体力劳动时容易出现明显压迫感，紧张性濒死感，伴有胸部堵塞、烧灼感，还可能会出现头晕、晕厥等症状。心绞痛可在数日、数周发作一次，也可一日内多次发作。

疼痛多在停止活动后减弱，或者舌下含服硝酸甘油后 1 ~ 5 分钟缓解。

2. 体征

老年人一般无异常体征。心绞痛发作时，老年人常出现痛苦表情、面色苍白、皮肤出冷汗、血压升高、心率增快，有时心尖部可出现第四心音或一过性收缩期杂音。

任务分析 5-3（1）

从疾病发展过程看，生活习惯的改变、高脂饮食、情绪激动等因素会导致心绞痛的发病率升高。一旦发病，心肌供血不足，缺氧疼痛，危及老年人的生命安全。

三、辅助检查

1. 心电图检查

老年人心绞痛发作时可出现暂时性心肌缺血性的 ST 段压低，有时出现 T 波倒置。目前，常通过 24 小时动态心电图检查提高缺血性心电图的检出率。

2. 放射性核素检查

利用放射性铊心肌显像所示灌注缺损提示心肌血流供血不足或消失区域，对心肌缺血诊断极有价值。如同时兼做运动负荷试验，则能大大提高诊断的阳性率。

3. 冠状动脉造影

选择性冠状动脉造影可使左、右冠状动脉及其主要分支得到清楚显影。

4. 其他检查

超声心动图、冠状动脉内超声显像等。

四、治疗要点

1. 发作期的治疗

（1）休息：发作时应让老年人立即休息。

（2）药物治疗：宜选用适合老年人的药物，如硝酸酯类药物。可扩张冠状动脉，扩张周围血管，增加冠状动脉循环血流量，减少静脉回心血量，减轻心脏前、后负荷，从而缓解心绞痛。①硝酸甘油 0.3 ~ 0.6 mg，舌下含服，1 ~ 2 分钟即开始起作用，作用持续约 30 分钟。长期反复应用可产生耐药性而使药效降低。②硝酸异山梨酯 5 ~ 10 mg，舌下含服，2 ~ 5 分钟见效，作用维持 2 ~ 3 小时。

2. 缓解期的治疗

缓解期应尽量避免各种诱发因素，如过度劳累、情绪激动等；积极治疗及预防诱发或加重冠心病的危险因素，如高血压、高脂血症、糖尿病等。缓解期应坚持规范的药物治疗。

（1）硝酸酯类药：如硝酸异山梨酯口服。

（2）β 受体阻断药：如普萘洛尔（心得安）、阿替洛尔（氨酰心安）、美托洛尔（美多心安），对有支气管哮喘、心力衰竭及心动过缓的患者禁用。

（3）钙通道阻滞药：如维拉帕米、地尔硫䓬（合心爽）。停用本药时宜逐渐减量直至停服，以免发生冠状动脉痉挛。

（4）外科治疗：对病情严重，药物治疗效果不佳者，可根据情况选择冠状动脉介入治疗或冠状动脉旁路移植术（俗称冠脉搭桥术）。

子任务 3　心绞痛老年人护理方案

针对心绞痛老年人，我们要正确地提出护理问题，制订护理措施，为老年人提供更好的护理服务。

一、护理问题

（1）疼痛：与心肌缺血、缺氧有关。

（2）活动无耐力：与心肌氧的供需失调有关。

（3）有受伤的危险：与心绞痛发作有关。

（4）知识缺乏：与缺乏控制诱发因素及用药知识有关。

（5）潜在并发症：心肌梗死。

二、护理措施

1. 生活护理

（1）穿着：为老年人选用舒适宽松的衣物。

（2）饮食：建议老年人摄入低热量、低脂、低胆固醇、低盐、富含高纤维素的食物，保持大便通畅，戒烟酒。肥胖者控制体重。

（3）运动：建议老年人适当参加体力劳动和身体锻炼。

（4）睡眠：为老年人创建安静和舒适的睡眠环境，养成良好的生活习惯，促进身体恢复。

（5）日常：家人须关注老年人洗澡，勿在饱餐或饥饿时洗澡，水温勿过冷过热，时间不宜过长，浴室门勿上锁，以防发生意外。随身携带药物，警惕发生心肌梗死，随时医院就诊。

2. 用药护理

坚持按医嘱服药，老年人外出须随身携带硝酸甘油，以防不时之需。在家中，硝酸甘油应放于方便拿取之处，用后放回原处，家人须知晓药物位置，以便需要时及时取出。β 受体阻断药与钙通道阻滞药联用时存有过度抑制心跳的危险，须密切注意脉搏。硝酸甘油须避光存放，因其见光易分解，故存放于棕色瓶中，6 个月更换 1 次，以防药物受潮、变质而失效。

3. 疼痛护理

（1）活动与休息：①心绞痛发作时立即停止活动；②解开衣领、卧床休息；③协助患者采取舒适体位。

（2）心理护理：安慰患者，解除紧张不安情绪，以减少心肌氧耗量。

（3）给氧：必要时给予氧气吸入。

（4）病情观察：评估疼痛的部位、性质、程度和持续时间，严密观察血压、心律变化和有无面色改变等。

（5）用药护理：给予硝酸甘油或硝酸异山梨酯舌下含服，服药后 3 ~ 5 分钟仍不缓解，可再服 1 片。对含服硝酸甘油效果较差者，可遵医嘱静脉滴注硝酸甘油，监测血压及心率的变化。部分患者静脉滴注用药后可出现面部潮红、头晕、头胀、心悸等不适，此为药物导致血管扩张所致，以解除其顾虑。首次用药，老年人要平卧片刻。患有青光眼的老年人忌用硝酸甘油。

（6）减少或避免诱因：避免老年人过度劳累、情绪过分激动或悲伤，一次进食不应过饱；保持大便通畅；禁烟酒；保持心境平和，改变急躁易怒、争强好胜的性格等。

4. 活动无耐力护理

评估活动受限的程度，评估心绞痛的发作过程，找出诱发疼痛的体力活动类型与活动量。

5. 制定活动原则

鼓励患者参加适当的体力劳动和体育锻炼，控制最大活动量不可超过活动上限。按心绞痛发作的规律，在必要的体力活动前舌下含服硝酸甘油预防发作。避免重体力劳动、竞赛性运动和屏气用力动作。老年人活动时出现呼吸困难、胸痛、脉搏过快等反应，应立即停止活动，并给予含服硝酸甘油、吸氧等。

6. 定期复查

定期进行心电图、血糖、血脂检查；积极治疗高血压、糖尿病、高脂血症。

7. 预后

心绞痛患者有发生心肌梗死或猝死的风险。控制冠心病进展的重要方面是防治冠状动脉粥样硬化。

任务分析 5-3（2）

心绞痛患者护理重点是生活护理、用药护理、疼痛护理。

子任务 4 心肌梗死老年人护理背景

任务实施

心肌梗死是指因冠状动脉供血急剧减少或中断，使相应的心肌严重而持久缺血，导致心肌坏死。临床上表现为持久的胸骨后剧烈疼痛、心肌酶升高、心电图进行性改变，可发生心律失常、休克或心力衰竭，属冠心病的严重类型。

老年人在冬春两季发病较多，北方地区较南方地区为多。患有原发性高血压、高脂血症、糖尿病、吸烟的老年人易发生心肌梗死。

一、病因与发病机制

心肌梗死的基本病因是冠状动脉粥样硬化。当老年人冠状动脉主支因动脉粥样硬化而导致管腔狭窄超过 75%，狭窄部血管粥样斑块增大、破溃、出血，血栓形成、血管持续痉挛，使管腔闭塞，侧支循环未完全建立可以引起心肌缺血。由于休克或严重心律失常等原因导致心排血量下降，冠脉血流量锐减，重体力活动、情绪过分激动等使心肌耗氧量剧增，以致心肌严重而持久的急性缺血均可发生心肌梗死。当老年人急性心肌梗死发生后，常伴有不同程度的左心衰竭和血流动力学改变，主要包括心脏收缩力减弱、心排血量下降、动脉血压下降，心率增快或有心律失常。

二、临床表现

1. 先兆表现

老年人起病前数日至数周有乏力、胸痛、发热、活动时心悸、烦躁、心力衰竭、低血压、胃肠道等前驱症状。心绞痛发作较以往频繁，程度较重，时间较长，硝酸甘油疗效较差，诱发因素不明显。心电图呈现明显缺血性改变。

冠心病发作的识别

2. 症状

（1）疼痛：老年人心肌梗死胸痛的症状比较明显，如胸骨后压榨性、窒息性，有濒死感的疼痛。也可能疼痛的症状不典型或无疼痛，以其他系统症状为主要表现，如以急性左心衰竭，突然出现胸闷、呼吸困难，甚至端坐呼吸和心源性哮喘发作为主要症状，或者还以晕厥、突然的意识丧失，甚至偏瘫、抽搐为主要症状就诊。此外，尚有一些心肌梗死老年人，主要表现为上腹痛、恶心、呕吐、呃逆等消化系统症状，甚至有些心肌梗死老年人以牙痛、咽痛等症状就诊。最为严重者直接表现为猝死症状。

（2）全身症状：老年人全身可有发热，体温可升高至 38℃左右，持续约 1 周。伴心动过速或过缓。

（3）胃肠道症状：老年人疼痛剧烈时常伴恶心、呕吐和上腹胀痛。

（4）心律失常：75% ～ 95% 的老年人会出现心律失常，以室性心律失常最多，多发生在起病 1 ～ 2 周内，24 小时内最多见。

（5）休克：老年人主要为心源性休克，因心肌广泛坏死，心排血量急剧下降所引起。老年人常出现面色苍白、皮肤湿冷、大汗淋漓、烦躁不安、尿量减少，严重者可出现昏迷。

（6）心力衰竭：主要为急性左心衰竭，老年人表现为呼吸困难、咳嗽、烦躁、发绀等，重者出现肺水肿，随后可发生颈静脉怒张、肝大、水肿等右心衰竭的体征。右心室心肌梗死者可一开始即出现右心衰竭表现，伴血压下降。

3. 体征

（1）心脏体征：心脏浊音界可正常或轻至中度增大。心律不齐，心尖部第一心音减弱，可闻及第四心音奔马律。

（2）血压：除急性心肌梗死早期血压可升高外，几乎所有患者都有血压降低。

（3）其他：老人出现心律失常、休克、心力衰竭时也可出现相应的体征。

4. 并发症

（1）乳头肌功能失调或断裂。

（2）心脏破裂。

（3）栓塞。

（4）心室壁瘤。

（5）心肌梗死后综合征。

任务分析 5-3（3）

从疾病发展过程看，心肌梗死老年人病情会随着季节、年龄、饮食、生活习惯的不断变化逐步加重。刘奶奶的病情可能会进一步发展，并出现并发症。

三、辅助检查

（1）心电图。

（2）超声心动图。

（3）放射性核素检查。

（4）实验室检查：包括血液检查、血清心肌酶检查、心肌肌钙蛋白检测。

四、治疗要点

1. 一般治疗

（1）休息：老年人在急性期需卧床 1 周，保持环境安静，避免吵闹、情绪激动。

（2）吸氧：为老年人间断或持续吸氧 2 ～ 3 日，重者可以面罩给氧。

（3）监测：送老年人入冠心病监护室行心电图、血压、呼吸等监测 3 ～ 5 日。

2. 缓解疼痛

发病后应尽快用药以缓解老年人疼痛。常用药物有哌替啶、吗啡、硝酸甘油或硝酸异山梨酯。严重者可行亚冬眠治疗，即哌替啶与异丙嗪（非那根）联用。

3. 再灌注心肌

为防止梗死面积扩大，缩小心肌缺血范围，应尽早使闭塞的冠状动脉再通，使心肌得到再灌注。

4. 消除心律失常

首选利多卡因，必要时5～10分钟可重复使用。

5. 控制休克

应采用升压药物及扩血管药，补充血容量，纠正酸中毒。

6. 治疗心力衰竭

主要是治疗急性左心衰竭，除应用吗啡、利尿药外，应选用扩血管药减轻左心室前、后负荷。如心力衰竭程度较轻，可用硝酸异山梨酯舌下含服、硝酸甘油静脉滴注，如心力衰竭较重宜首选硝普钠静脉滴注。

子任务5　心肌梗死老年人护理方案

针对心肌梗死的老年人，我们要正确地提出护理问题，制订护理措施，为老年人提供更好的护理服务。

一、护理问题

（1）疼痛：与心肌缺血坏死有关。
（2）活动无耐力：与氧的供需失调有关。
（3）便秘：与进食少、活动少、不习惯床上排便有关。
（4）潜在并发症：心律失常、心力衰竭。

二、护理措施

1. 生活护理

调整生活方式，引导老年人低脂、低胆固醇饮食，戒烟酒，保持乐观、克服急躁、焦虑情绪。如果老年人肥胖，要限制热量摄入，控制体重。规律饮食，避免过量饮食。防止便秘，坚持服药，定期复查。护理人员对家属进行宣教，因为老年人生活方式的改变需要家人的积极配合与支持，家属应给老年人创造一个良好的身心休养环境。

2. 疼痛护理

（1）休息：包括精神上的放松和体力上的休息。为减少心肌氧耗量，疼痛发作时应绝对卧床休息，保持环境安静，限制探视，有利于缓解疼痛。

（2）给氧：为老年人进行间断或持续吸氧，以增加心肌氧的供应。

（3）心理护理：当老年人胸痛剧烈时应尽量保持有护理人员陪伴在老年人身边，关注老年人的感受，允许老年人表达出内心的感受，接受老年人的行为反应如呻吟；向老年人介绍冠心病监护病房的环境、监护仪的作用等，帮助他树立战胜疾病的信心；解释不良情绪会增加心脏负荷和心肌耗氧量，不利于病情的控制。

（4）疼痛护理：遵医嘱给予吗啡或哌替啶止痛，给予硝酸甘油或硝酸异山梨酯，烦躁不安

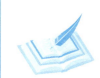

者可肌肉注射地西泮。并及时询问患者疼痛及其伴随症状的变化情况，注意有无呼吸抑制、脉搏加快等不良反应，随时监测血压的变化。

（5）溶栓护理：迅速建立静脉通道，保持输液通畅。心肌梗死不足 6 小时的老年人，可遵医嘱给予溶栓治疗。①询问老年人是否有脑血管病病史、活动性出血、消化性溃疡、近期大手术或外伤史等溶栓禁忌证；②溶栓前先检查血常规、血小板、出凝血时间和血型，配血备用；③准确、迅速地配制并输注溶栓药物。观察患者用药后有无寒战、发热、皮疹等过敏反应，是否发生皮肤、黏膜及内脏出血等不良反应，一旦出血严重应立即中止治疗，紧急处理；④使用溶栓药物后，应定时描记心电图、抽血检查心肌酶，询问老年人胸痛有无缓解。

溶栓后可根据下列指标间接判断溶栓是否成功：①胸痛 2 小时内基本消失；②心电图抬高的 ST 段于 2 小时内回降 >50%；③ 2 小时内出现再灌注性心律失常；④血清 CK-MB 酶峰值提前出现（14 小时以内），或者根据冠状动脉造影直接判断冠状动脉是否再通。

3. 活动无耐力

（1）针对生命体征平稳，无明显心绞痛，安静心率低于 110 次 / 分钟，无严重心律失常、心力衰竭和心源性休克者进行康复治疗。

（2）向老年人解释说明急性期卧床休息可减轻心脏负荷，减少心肌氧耗量，缩小梗死范围，有利于心功能的恢复。

（3）循序渐进地进行康复训练。

4. 便秘

（1）评估老年人排便次数、性状、排便难易程度，有无习惯性便秘，是否已服通便药物，是否适应床上排便等。

（2）向老年人解释床上排便对控制病情的重要意义。老年人排便时应提供屏风遮挡，指导老年人不要因怕弄脏床单而不敢床上排便，或者因为怕床上排便而不敢进食，从而加重便秘的危险。

（3）指导老年人进食清淡、易消化、含纤维素丰富的食物，防止便秘；可用服食蜂蜜、腹部按摩等方法促进肠蠕动；必要时可给通便药物如麻仁丸、果导片、开塞露等。嘱老年人勿用力排便。病情允许时，尽量使用床边坐便器。

5. 潜在并发症

常见并发症有心律失常、心力衰竭。

（1）急性期持续心电监护，室性期前收缩或房室传导阻滞时，应立即通知医师，遵医嘱使用利多卡因等药物。准备好急救药物和抢救设备，如除颤器、起搏器等，随时准备抢救。

（2）急性心肌梗死老年人在起病最初几天内可发生心力衰竭，特别是左心衰竭。应严密观察老年人有无呼吸困难、咳嗽、咳痰、尿少等表现，避免情绪烦躁、饱餐、用力排便等可加重心脏负担的因素。

6. 康复训练

指导老年人进行康复训练：根据病情和老年人活动过程中的反应，逐渐增加活动量、活动持续时间和次数。若有并发症，则应适当延长卧床时间。

（1）第1周：前3日绝对卧床休息，可进行腹式呼吸、擦脸、关节被动运动。协助做好口腔、饮食、卫生、大小便护理等。第4日起可进行关节主动运动，坐位洗漱、进餐，床上静坐，床边使用坐便器。开始起坐时动作应缓慢，防止体位性低血压。

（2）第2周：坐椅子上就餐、洗漱等，由坐床边、床边站立逐步过渡到床边步行、病房内行走、室外走廊散步、做医疗体操。

（3）第3周：在帮助下洗澡、上厕所，试着上或下一层楼梯。

（4）第4周：若病情稳定，体力增进，可考虑出院，或者考虑行冠状动脉造影检查，进一步行PTCA及支架治疗或冠脉搭桥术。

进行康复训练时，必须在医护人员监测下进行，最好有心电图监护。运动以不引起任何不适为度，心率增加10～20次/分为正常反应，运动时心率增加小于10次/分可加大运动量，进入高一阶段的训练。若运动时心率增加超过20次/分，收缩压降低超过15 mmHg，出现心律失常或心电图ST段下降应退回到前一运动水平，若仍不能纠正，应停止活动。

7. 预后

预后与梗死面积的大小、侧支循环的建立情况，以及治疗是否及时、恰当有关。随着监护水平的提高和治疗手段的进展，心肌梗死患者的急性期病死率已大大下降。度过了危险期的老年人面临着如何延长远期存活时间的问题，远期存活时间除与年龄、性别、急性期病情、梗死的部位、面积等因素有关外，还与患者病后的生活方式有关。

任务分析 5-3（4）

心肌梗死患者的护理重点包括生活护理、用药护理、疼痛护理、潜在并发症的护理、康复训练。

任务评价

学习自评表

班级 _____　　姓名 _____　　学号 _____

知识点	学习索引	学生自评		
		1—完全掌握　　2—部分掌握　　3—仍需加油		
	冠状动脉硬化性心脏病	□ 概念　　　□ 影响因素		
	心绞痛	□ 病因　　　□ 机制　　　□ 临床表现 □ 辅助检查　□ 治疗要点　□ 护理问题 □ 护理措施		
	心肌梗死	□ 病因　　　□ 机制　　　□ 临床表现 □ 辅助检查　□ 治疗要点　□ 护理问题 □ 护理措施		

项目检测

一、单选题

1. 出现冠状动脉粥样硬化的老年人不可控制的因素是（　　）。

   A. 年龄　　　　　　　　　B. 血脂异常　　　　　　　　C. 糖尿病

   D. 高血压　　　　　　　　E. 肥胖

2. 下列关于老年人冠状动脉粥样硬化性心脏病的说法，错误的是（　　）。

   A. 冠状动脉血管管腔狭窄

   B. 会出现心肌缺血

   C. 冠状动脉血管会出现堵塞

   D. 冠状动脉血管可能出现堵塞

   E. 冠状动脉血管扩张

3. 下列关于老年人患有冠状动脉粥样硬化的描述，正确的是（　　）。

   A. 常发生于 60 岁以后的人群　　　B. 男性多于女性

   C. 体力劳动者多发　　　　　　　　D. 不同于冠心病

   E. 老年人酗酒者好发此病

4. 老年人心绞痛发作时舌下含服硝酸甘油多长时间可以缓解（　　）。

   A. 30 分钟内　　　　　　　B. 5 ~ 10 分钟　　　　　　C. 1 ~ 5 分钟

   D. 不会超过 20 分钟　　　　E. 1 ~ 10 分钟

5. 患者，男性，77 岁。外出遛弯，回家上楼时，突发性胸骨后疼痛，伴有憋闷感，在楼道中被女儿看到，女儿应立即让其（　　）。

   A. 口服利多卡因　　　　　　B. 含服硝酸甘油　　　　　　C. 口服普鲁卡因胺

   D. 口服美西律　　　　　　　E. 口服维拉帕米

6. 患者，男性，70 岁。因胸痛就诊，诊断为心绞痛。发生心绞痛的主要病因是（　　）。

   A. 主动脉瓣狭窄　　　　　　B. 主动脉瓣关闭不全　　　　C. 心动过速

   D. 心动过缓　　　　　　　　E. 冠脉管腔狭窄和痉挛

7. 患者，男性，69 岁。因胸痛就诊，既往有心绞痛 10 年。鉴别诊断急性心肌梗死与心绞痛，主要依据是（　　）。

   A. 疼痛持续时间不同　　　　B. 疼痛部位　　　　　　　　C. 是否胸前区烦闷

   D. 是否乏力　　　　　　　　E. 心率

8. 患者，女性，65 岁。突然出现心前区疼痛伴大汗 3 小时，急诊就医，诊断为急性心肌梗死。此患者存在的主要问题是（　　）。

   A. 自理缺陷　　　　　　　　B. 恐惧　　　　　　　　　　C. 有便秘的风险

   D. 疼痛　　　　　　　　　　E. 知识缺乏

9. 老年人要发生心肌梗死，心肌缺血时间须达（　　）。

　　A. 超过 60 分钟　　　　　　B. 超过 15 分钟　　　　　　C. 超过 45 分钟

　　D. 超过 30 分钟　　　　　　E. 超过 120 分钟

10. 老年人急性心肌梗死后室性心律失常最常发生于（　　）。

　　A. 6 小时内　　　　　　　　B. 3 小时内　　　　　　　　C. 12 小时内

　　D. 24 小时内　　　　　　　 E. 48 小时内

11. 针对老年人急性心肌梗死的处理，不正确的是（　　）。

　　A. 监护和一般治疗　　　　　B. 消除心律失常　　　　　　C. 缓解疼痛

　　D. 再灌注心肌　　　　　　　E. 保护肾功能

12. 一位老年男性患者，因急性心肌梗死收入院，第二天突然意识丧失，血压测不清，颈动脉搏动消失。住院心电图监测为室颤。此时应采用最有效的治疗是（　　）。

　　A. 人工呼吸　　　　　　　　B. 再次进行溶栓治疗　　　　C. 非同步直流电复律

　　D. 静脉注射利多卡因　　　　E. 心腔内注射肾上腺素

13. 患者，男性，80 岁。因突发急性心肌梗死而住院治疗，住院病情不稳定，20 小时后死亡。患者死亡的主要原因可能是（　　）。

　　A. 心律失常　　　　　　　　B. 心室壁瘤　　　　　　　　C. 发热

　　D. 心源性休克　　　　　　　E. 心力衰竭

二、多选题

16. 影响到老年人患冠状动脉粥样硬化性心脏病的因素包括（　　）。

　　A. 长期吸烟　　　　　　　　B. 脂肪类食物摄入量增多

　　C. 患有高血压病史　　　　　D. 女性绝经后期

　　E. 家族遗传

17. 老年人出现心肌梗死，在发病过程中会出现（　　）。

　　A. 心前区疼痛　　　　　　　B. 心律失常

　　C. 心力衰竭　　　　　　　　D. 休克

　　E. 体温升高

三、病例串选择题

（第 14 ~ 第 15 题共用题干）刘爷爷，70 岁，和老伴在一起生活，常年吸烟，每日吸 1 包烟。今日和老伴吵架，突然感觉到心前区出现压榨性疼痛，伴有濒死感，左肩部放射疼痛。

18. 此时最可能出现的情况是（　　）。

　　A. 心律失常　　　　　　　　B. 心绞痛　　　　　　　　　C. 脑出血

　　D. 急腹症　　　　　　　　　E. 高血压

19. 此时最应该做的是（　　）。

　　A. 注意休息　　　　　　　　B. 多喝水　　　　　　　　　C. 开窗通风

　　D. 立刻原地坐下，拨打 120　 E. 立刻舌下含服硝酸甘油

（赵金平）

任务四　脑卒中老年人的护理

【学思践悟】

关注脑卒中预防

2023 年 6 月，国家心血管病中心发布最新的《中国心血管健康与疾病报告 2022》。报告显示：中国脑血管疾病患病率处于持续上升阶段。推算脑血管疾病患病 3.3 亿人，其中脑卒中 1300 万人，脑卒中的致残率高达 60%～70%。在我国，脑卒中已成为居民第一位死亡原因，是人民群众生命的第一杀手，不仅给个人、家庭带来沉重的负担和巨大的痛苦，也给社会增添了巨大的压力。

脑卒中是一种高度可预防的疾病。10 月 29 日是"世界卒中日"。"世界卒中日"是由世界卒中组织（World Stroke Organization）呼吁设立的，是为了呼吁在全球范围内加强公众对脑卒中的认识。2022 年 10 月 29 日是第 17 个世界卒中日，主题为"识别卒中早一秒，挽救大脑恢复好"，呼吁大家重视脑卒中的预防和治疗。

任务描述 5-4

李奶奶，女性，68 岁。因和邻居争吵后突然倒地，不省人事，大小便失禁 1 小时急诊入院，诊断为"高血压性脑出血"。有高血压病史 22 年，间断服降压药。目前浅昏迷、双侧瞳孔不等大，体温 37.2℃，脉搏 62 次/分，呼吸频率 16 次/分，血压 188/117 mmHg；口角歪向右侧，左侧上下肢瘫痪，肌力 0 级，针刺无反应；心率 62 次/分，心律齐，无心脏杂音；颈项强直、克尼格征阳性。

请分析目前李奶奶的护理重点，并评估后期还会有哪些异常症状。

任务分解

脑卒中老年人的护理分为护理背景、护理方案 2 个子任务，如图 5-4-1 所示。请结合实际案例进行任务学习。

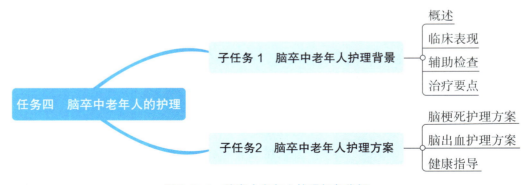

图5-4-1　脑卒中老年人护理任务分解

子任务 1　脑卒中老年人护理背景

任务实施

脑血管疾病是指在脑血管病变或血流障碍的基础上发生的局限性或弥漫性脑功能障碍。

脑卒中是指各种原因引起的脑血管疾病急性发作，造成脑局部血液循环障碍所导致的神经功能缺损综合征，症状持续时间至少 24 小时以上。根据病理性质分为缺血性脑卒中和出血性卒中。前者又称为脑梗死，包括脑血栓形成和脑栓塞；后者包括脑出血和蛛网膜下腔出血。

老年人是脑卒中的高发人群，脑卒中是危害老年人身体健康和生命的主要疾病之一，死亡率和致残率高，与心血管病、恶性肿瘤共同构成了多数国家的三大致死疾病。由于老年人脑卒中以脑梗死和脑出血为主，这里仅重点介绍脑梗死和脑出血两种疾病。

一、概述

1. 脑梗死

脑梗死又称缺血性脑卒中，是指局部脑组织因血液灌注障碍而发生的变性坏死，是导致老年人致死致残的主要疾病之一。脑梗死占全部脑卒中的 70% ~ 80%，临床上最常见的类型为脑血栓形成和脑栓塞。

脑血栓形成是指脑动脉因动脉粥样硬化及各种动脉炎等血管病变，导致血管管腔狭窄或闭塞，进而形成血栓，造成脑局部血流减少或中断，发生脑组织缺血、缺氧，软化坏死而出现局灶性神经系统症状和体征。脑血栓形成是脑梗死最常见的类型，也是最常见的脑血管疾病。

脑栓塞是指各种栓子（血流中的异常固体、液体、气体）随血流进入颅内动脉，使血管腔急性闭塞，引起相应供血区脑组织缺血性坏死及脑功能障碍。

2. 脑出血

脑出血是指原发于脑实质内的非外伤性血管破裂出血。脑出血占急性脑血管病的 20% ~ 30%，好发年龄为 50 ~ 70 岁，且患病率和病死率随年龄增长而升高，存活者中 80% ~ 95% 遗留神经功能损害，是影响老年人健康的严重疾病。

二、临床表现

1. 脑血栓形成的表现

约 25% 的老年人发病前有短暂性脑缺血发作史，多数在睡眠或安静休息时发病。部分老年人在睡眠中发生，次日早晨被发现不能说话，一侧肢体瘫痪。病情多在几小时或几天内发展达到高峰，也可呈症状进行性加重或波动。发病时大多数老年人意识清醒，少数可有不同程度的意识障碍，持续时间较短。神经系统体征主要取决于脑血管闭塞的部位及梗死的范围，其中大脑中动脉闭塞最常见，可出现典型的"三偏"症状：对侧偏瘫、偏身感觉障碍、同向偏盲。

脑卒中的先兆
和快速识别

2. 脑栓塞的表现

老年脑栓塞发作急骤，多在活动中发病，无前驱症状，意识障碍和癫痫的发病率高，且神经系统的体征不典型。部分老年人有脑外多处栓塞症状，如肺栓塞、肾栓塞或下肢动脉栓塞等。

3. 脑出血的表现

发作前一般无预兆，少数可有头晕、头痛、肢体麻木及口齿不清等前驱症状。多在情绪紧张、兴奋、活动中或用力排便时突然发病。发病后数分钟至数小时内达到高峰。血压明显升高，并出现头痛、呕吐、偏瘫、失语、意识障碍、大小便失禁等；呼吸深沉带有鼾声，重者呈潮式呼吸或不规则呼吸。深昏迷时四肢呈迟缓状态。

三、辅助检查

1. 影像学检查

（1）头颅 CT：脑栓塞发病后 24 ~ 48 小时可见低密度梗死灶（图 5-4-2），脑出血为边界清楚、均匀的高密度影（图 5-4-3）。

（2）MRI：在数小时内可清晰显示早期缺血性梗死和动脉管壁病变，尤其对小脑及脑干梗死的诊断率高；可检出小脑和脑干的出血灶。

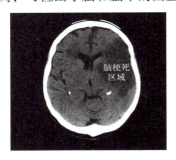

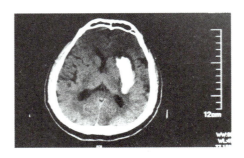

图 5-4-2　脑栓塞CT　　　　　　　　　　　　图 5-4-3　脑出血CT

2. 数字减影血管造影

数字减影血管造影（DSA）是检查脑血管病变的金指标，可发现血管狭窄、闭塞及其他血管病变，尤其适合老年人脑梗死的辅助检查。

3. 经颅血管多普勒

可测定颅底动脉闭塞或狭窄的部位和程度，对血管狭窄引起的短暂脑缺血发作诊断有帮助。

四、治疗要点

脑卒中患者均应收入卒中单元进行治疗。

（一）脑血栓形成的治疗

针对脑血栓形成，应采取超早期、个体化、整体化的治疗。

1. 超早期治疗

发病后立即就诊，力争在治疗时间窗内溶栓治疗，并降低脑代谢、控制脑水肿及保护脑细胞，挽救缺血半暗带。

2. 个体化治疗

根据患者年龄、脑卒中类型、病情程度和基础疾病等采取最适当的治疗。

3. 整体化治疗

采取支持疗法、对症治疗和早期康复治疗；对脑卒中危险因素如高血压、糖尿病和心脏病等及时采取预防性干预，减少复发率和降低病残率。

4. 急性期治疗

急性期治疗一般应在卒中单元进行，主要为对症治疗，包括维持生命体征和处理并发症。

（1）调整血压：在发病 24 小时内，为改善缺血脑组织的灌注，维持较高的血压是非常重要的，通常只有当收缩压 >200 mmHg 或舒张压 >110 mmHg 时，才需要降低血压。首选对脑血管影响小的药物（如拉贝洛尔）。出现持续性低血压者，应补充血容量和增加心排血量，必要时可应用多巴胺、间羟胺等升压药物。

（2）吸氧和通气支持：轻症、无低氧血症的卒中患者不需要常规吸氧，对脑干卒中和大面积梗死等危重患者或气道受累者，需要气道支持和辅助通气。

（3）防治脑水肿：脑水肿多见于大面积梗死，严重脑水肿和颅内压升高是急性重症脑梗死的常见并发症和主要死亡原因，治疗目标是降低颅内压、预防脑疝的发生。常用 20% 甘露醇 125 ～ 250 mL，快速静脉滴注，每 6 ～ 8 小时 1 次；心、肾功能不全的患者可改用呋塞米 20 ～ 40 mg 静脉注射，每 6 ～ 8 小时 1 次。亦可用 10% 复方甘油、白蛋白等。

（4）控制血糖：急性期患者血糖升高较常见，可能为原有糖尿病的表现或应激反应。当血糖 >11.1 mmol/L 时，应立即予胰岛素治疗，控制血糖于 8.3 mmol/L 以下；当血糖 <2.8 mmol/L 时，给予 10% ～ 20% 葡萄糖口服或静脉注射。

（5）其他：保证营养，维持水及电解质平衡，防治感染、压疮、深静脉血栓形成、上消化道出血等并发症。

5. 特殊治疗

包括超早期溶栓治疗、抗血小板治疗、抗凝治疗、血管内治疗、细胞保护治疗和外科治疗等。

（1）超早期溶栓治疗：尽快恢复脑缺血区的血液供应是急性期的主要治疗原则。可静脉溶栓和动脉溶栓。对缺血性脑卒中患者，发病至静脉溶栓治疗开始时间应 <4.5 小时，发病至动脉溶栓治疗开始时间应 <6 小时。我国目前常用的溶栓药物是重组组织型纤溶酶原激活剂（rt-PA）和尿激酶（UK）。① rt-PA 可与血栓中纤维蛋白结合成复合体，后者与纤溶酶原有高度亲和力，使之转变为纤溶酶，溶解新鲜的纤维蛋白。rt-PA 只引起局部溶栓，而不引起全身溶栓状态。② UK 可渗入血栓内，同时激活血栓内和循环中的纤溶酶原，起到局部溶栓作用，并使全身处于溶栓状态。剂量为 100 万 ～ 150 万 /U，溶于 0.9% 氯化钠溶液 100 ～ 200 mL 中，持续静滴 30 分钟。

（2）抗血小板治疗：未行溶栓治疗的患者应在发病后 48 小时内服用阿司匹林，每日 100 ～ 325 mg，但不主张在溶栓后 24 小时内应用，以免增加出血风险。急性期过后可改为预防剂量（每日 100 ～ 300 mg）。不能耐受阿司匹林者可口服氯吡格雷，每日 75 mg。

（3）抗凝治疗：常用药物包括肝素、低分子肝素和华法林。一般不推荐发病后急性期应用，抗凝药物可预防脑卒中复发、阻止病情恶化或改善预后。对于长期卧床患者，尤其是合并高凝状态有深静脉血栓形成和肺栓塞趋势者，可应用低分子肝素预防治疗。心房颤动者可应用华法林治疗。

（4）脑保护治疗：应用胞磷胆碱、钙通道阻滞药尼莫地平、自由基清除剂依达拉奉、脑蛋白水解物等药物和采用头部或全身亚低温治疗，可通过降低脑代谢，干预缺血引发细胞毒性机制而减轻缺血性脑损伤。

（5）血管内治疗：机械取栓治疗的时间窗为 8 小时，一般在动脉溶栓无效时使用，也可合并其他血管内治疗，如经皮腔内血管成形术和血管内支架置入术等。

（6）外科治疗：幕上大面积脑梗死伴有严重脑水肿和脑疝形成征象者，可行去骨瓣减压术；小脑梗死使脑干受压导致病情恶化时，可抽吸梗死小脑组织和后颅窝减压术。

（7）中医中药治疗：丹参、川芎嗪、三七、葛根素、银杏叶制剂等可降低血小板聚集和血液黏滞度，改善脑循环。

（8）早期康复治疗：患者神经功能缺损的症状和体征不再加重，生命体征稳定，即可进行早期康复治疗，目的是减少并发症出现和纠正功能障碍，调控心理状态，为提高患者的生活质量打好基础。如加强卧床患者体位的管理，进行良肢位的摆放、加强呼吸道管理和皮肤的管理以预防感染和压疮，进行肢体被动或主动运动以防关节挛缩和肌肉萎缩等。

6. 恢复期治疗　通常脑卒中 2 周后即进入恢复期，急性脑卒中病情稳定者，尽早安全启动二级预防。包括控制脑卒中危险因素、抗血小板治疗、抗凝治疗和康复治疗。

（二）脑栓塞的治疗

包括脑栓塞和原发病治疗。脑栓塞治疗与脑血栓形成的治疗相同，包括急性期的综合治疗，主要是改善循环、减轻脑水肿，防止出血、减少梗死范围；尽可能恢复脑部血液循环，进行物理治疗和康复治疗等。当发生出血性梗死时，应立即停用溶栓、抗凝和抗血小板聚集的药物，防止出血加重，并适当应用止血药物、脱水降颅压、调节血压等。脱水治疗过程应中注意保护心功能。

（三）脑出血的治疗

治疗原则为安静卧床、降低颅内压、调整血压、防治继续出血和并发症，挽救生命，降低死亡率、致残率和减少复发。脑出血病情稳定后，宜进行康复治疗。

（1）一般治疗：卧床休息 2 ～ 4 周，保持安静，避免情绪激动和血压升高；有意识障碍、消化道出血者宜禁食 24 ～ 48 小时，必要时排空胃内容物。注意水及电解质平衡；预防吸入性肺炎、早期积极控制感染；明显头痛、过度烦躁不安者，可酌情适当给予镇静药；便秘者可选用缓泻药。

（2）降低颅内压：脑水肿可使颅内压升高，并致脑疝形成。积极控制脑水肿，降低颅内压是脑出血急性期治疗的重要环节。可选用：① 20% 甘露醇 125 ～ 250 mL，快速静脉滴注，每 6 ～ 8 小时 / 次，疗程 7 ～ 10 天。②呋塞米 20 ～ 40 mg，静脉注射，2 ～ 4 次 / 天。③甘油果糖 500 mL，静脉滴注，3 ～ 6 小时滴完，1 ～ 2 次 / 天，脱水降颅压作用较甘露醇缓和，用于轻症患者、重症患者病情好转期和肾功能不全者。

（3）调整血压：脑出血急性期一般不予应用降压药物，而以脱水降颅压治疗为基础。但血压过高会增加再出血的风险，因此需要控制血压。一般来说，当收缩压 >200 mmHg，要用持续静脉降压药物积极降低血压；当收缩压 >180 mmHg，同时疑似颅高压，要监测颅内压，可用间断或持续静脉降压药物来降低血压；如无颅内压升高的证据，降压目标则为 160/90 mmHg。降血压不宜过快，以免引起脑低灌注，血压过低者，应进行升压治疗以维持足够的脑灌注；急性期血压骤然下降提示病情危重。脑出血恢复期应积极控制高血压，尽量将血压控制在正常范围内。

（4）止血治疗：仅用于并发消化道出血或有凝血障碍时，对高血压性脑出血无效。

（5）手术治疗严重脑出血危及患者生命，如壳核出血量 >30 mL，小脑或丘脑出血 >10 mL，或者颅内压明显升高内科治疗无效者，可考虑行去骨瓣减压术，小骨窗开颅血肿清除术、钻孔血肿抽吸术和脑室穿刺引流术等。一般认为手术应在发病后 6 ~ 24 小时进行。

（6）亚低温疗法：是脑出血的一种新的辅助治疗方法，可减轻脑水肿，减少自由基生成，促进神经功能缺损恢复，改善患者预后，且无不良反应，安全有效。一般认为，脑出血发生后越早应用亚低温疗法，预后越好。

（7）康复治疗：早期将患肢置于功能位。患者生命体征稳定，病情控制后，应尽早进行肢体、语言功能和心理的康复治疗。

任务分析 5-4（1）

> 从疾病临床表现来看，李奶奶作为脑卒中患者，一旦发病，后期可能会出现偏瘫，一侧肢体感觉障碍，个人生活自理能力丧失。

子任务 2　脑卒中老年人护理方案

脑卒中是一种常见的脑血管疾病。老年人是高发人群之一，因此脑卒中老年人的护理是非常重要的。脑卒中老年人的护理需要综合考虑老年人的生理、心理和社会因素，全面贴近老年人的需求，促进老年人的康复和健康。

一、脑梗死护理方案

（一）护理问题

（1）躯体活动障碍：与肢体麻木、瘫痪或平衡力降低有关。

（2）语言沟通障碍：与大脑语言中枢功能受损有关。

（3）吞咽障碍：与意识障碍或延髓麻痹有关。

（4）焦虑：与突发症状、机体功能障碍有关。

（5）潜在并发症：颅内压升高、脑疝等。

（二）护理措施

1. 一般护理

1）休息与运动

为患者提供舒适安静的环境。急性期，安置患者平卧位，绝对卧床休息，以保证脑部血液供应，头部禁止放置冰袋及冷敷。瘫痪患者使用气垫床或按摩床，保持肢体处于良肢位。良肢位是为了保持肢体的良好功能而摆放在一种体位或姿势。早期脑卒中患者大部分时间都是在床上度过的，良肢位摆放是对患者早期最基础的治疗，对抑制痉挛模式（上肢屈肌痉挛、下肢伸肌痉挛）、预防肩关节半脱位、早期诱发分离运动等均能起到良好的作用。一般 2 小时变换一次体位。当患者能在床上翻身或主动移动时，可适当改变间隔时间。良肢位摆放主要有 3 种：患侧卧位、健侧卧位和仰卧位。患侧卧位摆放方法为头颈稍前屈，患侧肩胛带前伸，健侧下肢放在患侧下肢前面。要防止压迫患侧下肢，躯干稍向后倾，背部放一枕头，用于依靠，屈髋屈膝，取放松体位（图 5-4-4）。健侧卧位的方法为躯干与床面保持直角，肩关节前屈大约 90°，健侧下肢髋关节伸展，足部不可悬空（图 5-4-5）。仰卧位的摆放方法为头部置于枕头上，枕头高度要适宜，使患者患侧骨盆向前突出，

协助老年人
良肢位的摆位

并防止患侧髋关节屈曲外旋（图5-4-6）。

　　病情稳定后，应尽早进行系统的肢体运动和语言功能训练。恢复期鼓励患者独立完成生活自理活动，根据病情恢复情况适量运动，以身体微汗、不感到疲劳为宜，重在持之以恒，同时要戒烟酒。

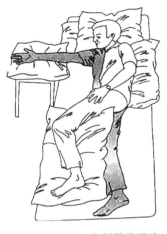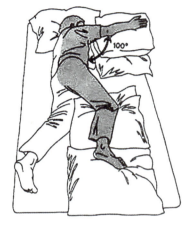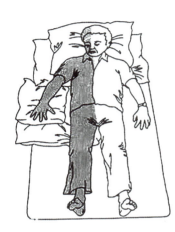

图5-4-4　患侧卧位示意　　　图5-4-5　健侧卧位示意　　　图5-4-6　仰卧位示意

　　2）饮食护理：低脂高纤维素饮食，多吃鱼和鱼油，多吃豆制品，减少脂肪和胆固醇的摄取量；高血压老年患者要强调低盐饮食。

　　（1）体位选择：选择既安全又有利于进食的体位。能坐起的老年人取坐位进食，头略前屈；不能坐起的老年人取仰卧位，将床头摇起30°，头下垫枕使头部前屈（图5-4-7）。采取此种体位进食，食物不易从口腔中漏出，并有利于食团向舌根运送，还可以减少向鼻腔逆流及误吸的危险。

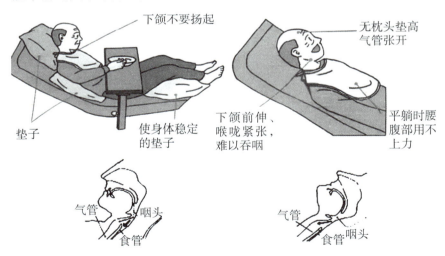

图5-4-7　进食体位

　　（2）食物的选择：选择老年人喜爱的营养丰富易消化的食物，注意食物的色、香、味及温度，为防止误吸，便于食物在口腔内的移送和吞咽，食物应符合：柔软，密度与性状均一；不易松散，有一定黏度；能够变形，利于顺利通过口腔和咽部；不易粘在黏膜上。

　　（3）吞咽方法的选择：侧方吞咽时，头侧向健侧肩部，防止食物残留在患侧梨状隐窝内，尤其适合偏瘫的老年患者；点头样吞咽时，配合头前屈、下颌内收如点头样的动作，加强对气道的保护，利于食物进入食管。

（4）对不能吞咽的老年患者，应予鼻饲饮食，并教会照顾者鼻饲的方法及注意事项，加强留置胃管的护理。

（5）防止误吸、窒息：因疲劳有增加误吸的危险，老年人进食前应注意休息；保持进餐环境的安静、舒适，进餐时不要讲话，减少环境中分散注意力的干扰因素，如关闭电视、收音机、停止护理活动等。床旁备吸引装置，如果老年人发生呛咳、误吸或呕吐，立立即让老年人取头侧位，及时清理口鼻分泌物和呕吐物，保持呼吸道通畅，预防窒息和吸入性肺炎的发生。

3）加强基础护理，预防并发症

鼓励老年人早期下床活动，防止肌肉萎缩。对于卧床老年人，做好口腔、皮肤护理，定时协助翻身拍背，防止压疮及坠积性肺炎等。如老年患者需在床上大小便时，为其提供方便的条件和隐藏的环境，指导老年人学会和配合使用便器，便盆置入与取出要动作轻柔，注意勿拖拉和用力过猛，以免损伤皮肤；帮助卧床老年人建立舒适卧位，向老年人及家属讲明翻身、拍背的重要性，协助定时翻身、拍背，按摩关节和骨隆突部位；每天全身温水擦拭 1 ~ 2 次；注意口腔卫生，保持口腔清洁；协助老年人洗漱、进食、如厕和穿脱衣服等。

2. 病情观察

急性脑梗死的老年人应收入卒中单元进行重点监护，密切监测生命体征、意识、瞳孔、肌力、肌张力的变化，加强血气分析、心电、血压监测、氧气吸入，防止低氧血症、心律失常及高血压的发生。

3. 用药护理

老年脑血栓的药物治疗主要包括溶栓、抗凝、抗血小板聚集和降颅压等。须严格遵医嘱用药。使用过程中，注意药物不良反应，注意观察有无出血倾向，有无胃肠道反应、黑便等。定期去医院复查。复查血糖、血压、血脂等指标，以观察病情变化，随时调整治疗方案。

（1）溶栓、抗凝药物：使用溶栓、抗凝药物应严格把握药物剂量，密切观察意识和血压变化，监测出凝血时间、凝血酶原时间，观察有无皮肤及消化道出血倾向，如黑便、牙龈出血、皮肤青紫瘀斑等。如患者原有症状和体征加重，或者出现严重头痛、血压升高、脉搏减慢、恶心呕吐等，应考虑继发颅内出血，立即停用溶栓和抗凝药物，协助紧急进行头颅 CT 检查。观察有无栓子脱落所致其他部位栓塞的表现，如肠系膜上动脉栓塞引起的腹痛，下肢静脉栓塞所致皮肤肿胀、发红及肢体疼痛和功能障碍，发现异常应及时报告医生处理。

（2）甘露醇：使用甘露醇应选择较粗大的静脉给药，以保证药物能快速滴注（125 mL 在 15 ~ 30 分钟内滴完），注意观察用药后患者的尿量和尿液颜色；定时复查尿常规、血生化和肾功能，观察有无急性肾损伤的表现；观察有无脱水速度过快所致头痛、呕吐、意识障碍等低颅压综合征的表现，并注意与高颅压进行鉴别。

4. 心理护理

脑卒中后由于肢体功能恢复的过程很长，速度较慢，日常生活依赖他人等原因，如果缺少家庭和社会支持，老年人容易产生焦虑、抑郁，不利于老年人的有效康复，影响老年人的生活质量，因此应重视对精神活动的监控，及时发现老年人的心理问题，有针对性地进行心理治疗（解释、安慰、鼓励、保证等），以消除老年人思想顾虑，稳定情绪，增强战胜疾病的信心。护理人员需增强沟通，舒缓老年患者的情绪，指导老年人要正确对待日常生活中的各种刺激和突发事件。家属要理解老年人的感受，主动照顾老年人，增强战胜疾病的信心，协助提高老年人生活自理能力。

（三）健康指导

1. 疾病知识指导

向老年人和家属讲解脑血管病的康复治疗知识和自我护理方法。积极防治糖尿病、高血压、高脂血症等疾病。对有发病危险因素或病史者，指导合理饮食，进食高蛋白、低盐、低脂、低热量的清淡饮食，多吃新鲜蔬菜、水果、谷类、鱼类和豆类，戒烟、限酒。遵医嘱规则用药，控制血压血糖、血脂和抗血小板聚集。

指导老年人
穿脱衣服

2. 日常生活指导

养成良好的生活习惯，作息有规律，戒烟酒，合理饮食，保持大便通畅，坚持适当的体育锻炼（如慢跑、散步等，每天不低于30分钟），多参加有益的社会活动，尽量做力所能及的家务等。对有短暂性脑缺血发作史的老年患者，起床、起坐等体位变换时动作宜缓慢，转头不宜过猛过急，洗澡时间不宜过长，外出时有人陪伴，防止跌倒，气候变化时注意保暖，防止感染。同时避免情绪激动及从事重体力劳动。指导老年人穿宽松、柔软、棉质且穿脱方便的衣服，偏瘫老年人穿衣时先穿患侧再穿健侧，脱衣时顺序相反。不宜穿系带的鞋子。

3. 康复训练指导

康复训练包括语言、运动和协调能力的训练。

（1）语言功能训练：可根据老年人喜好选择合适的图片或读物，从发音开始，按照字、词、句、段的顺序训练老年人说话。训练时护理人员应仔细倾听，善于猜测询问，为老年人提供诉说熟悉的人或事的机会。同时要对家属做必要的指导，为老年人提供良好的语言环境，以便于促进语言功能的改善和恢复。

老年人坐位
平衡训练

（2）运动功能训练：要循序渐进，对肢体瘫痪的老年患者在康复早期即开始做关节的被动运动，幅度由小到大，以后应尽早协助患者下床活动，先借助平行木练习站立、转身，以后逐渐借助拐杖或助行器练习行走。

（3）协调能力训练：主要是训练肢体活动的协调性。先集中训练近端肌肉的控制力，后训练远端肌肉的控制力。训练时，要注意保护老年人的安全。

运动康复和语言康复都需要较长的时间，应鼓励老年人树立信心，克服急于求成心理，循序渐进，坚持康复治疗。康复过程中应经常和康复治疗师联系，以便及时调整训练方案。

4. 照顾者指导

家属应关心体贴老年人，给予精神支持和生活照顾，但要避免老年人形成依赖心理，鼓励和督促老年人坚持锻炼，增强自我照顾的能力。

二、脑出血护理方案

（一）护理问题

（1）急性意识障碍：与脑出血引起的大脑功能缺损有关。

（2）清理呼吸道无效：与意识障碍有关。

（3）潜在并发症：脑疝、上消化道出血、心肌梗死、肺部感染、压疮。

（二）护理措施

1. 一般护理

（1）环境与休息：提供安静、舒适的休养环境，避免强光、强声刺激。急性期绝对卧床休息 4 ～ 6 周，患者床头抬高 15° ～ 30°，以减轻脑水肿。发病 24 ～ 48 小时避免搬动。病情平稳后，逐渐抬高床头，进行床上坐位、下床站立和适当运动，鼓励老年人循序渐进地活动。

（2）饮食护理：急性脑出血老年人患者发病 24 小时内禁食，待生命体征平稳以后可给予高蛋白、高维生素、清淡、易消化、无刺激的流质饮食，少食多餐；对于昏迷或吞咽的老年人可给予鼻饲，做好口腔护理。

（3）氧疗与降温：保持呼吸道通畅，用鼻导管或面罩吸氧，维持动脉血氧饱和度在 90% 以上，必要时行气管插管或气管切开术。发热者可通过戴冰帽、大血管处放置冰袋等方法物理降温，低温可降低脑代谢率，延迟三磷酸腺苷的消耗，并减少酸性代谢产物的堆积。

2. 病情观察

监测老年人的生命体征、意识、瞳孔，并详细记录；观察尿量，记录 24 小时出入液量，定期复查电解质。注意观察脑疝的先兆，如出现意识障碍加深、头痛、呕吐、血压升高、呼吸不规则、双侧瞳孔不等大等情况，应及时通知医生并做好抢救准备。

3. 脑疝的护理

应密切观察瞳孔、意识、体温、脉搏、呼吸、血压等生命体征，如患者出现剧烈头痛、喷射性呕吐、烦躁不安、血压升高、脉搏减慢，意识障碍进行性加重、双侧瞳孔不等大、呼吸不顺畅等脑疝的先兆表现时，应立即报告医生。建立静脉通路，遵医嘱给予快速脱水、降颅压药物（如 20% 甘露醇 125 mL 在 15 ～ 30 分钟滴完，避免药物外渗）；立即清除呕吐物和口鼻腔内分泌物，保持呼吸道通畅，防止舌根后坠和窒息，迅速输氧，备好气管切开包、脑室穿刺引流包、心电监护仪、呼吸机和施救药物。遵医嘱正确及时应用降压药物，降血压不可过快，要加强监测，每 30 分钟测血压 1 次，并做好记录，避免患者情绪躁动、剧烈咳嗽、打喷嚏、用力排便等。

4. 用药护理

（1）降颅压药：常用药物为甘露醇，如老年人合并心功能不全时可用呋塞米。对出血量较大、颅内压升高明显、意识障碍较重或有脑疝时还可选用地塞米松，但合并糖尿病、消化道出血或严重感染者禁用。

（2）降压药：要根据高血压的原因决定是否使用降压药，如原来血压高、发病后血压更高者才使用降压药。收缩压在 180 mmHg 以内或舒张压在 105 mmHg 以内可观察而不使用降压药，血压不能降得太低，血压降低速度和幅度也不宜过快，以免影响脑灌注压。

（3）止血药：对高血压性脑出血不主张使用止血药，如果是凝血机制障碍引起的脑出血或伴有消化道出血时会使用止血药，使用过程中防止深静脉血栓的形成。

5. 心理护理

应鼓励和安慰老年人，减轻老年人的应激反应；同时做好家属的心理疏导，通过相关知识和技能的讲解增强其与老年人合作，共同战胜疾病的信心和勇气。

任务分析 5-4（2）

脑出血患者的照护重点包括一般护理、用药护理、心理护理。

三、健康指导

1. 疾病知识指导

告知老年人避免各种诱发因素，如情绪激动、过度兴奋或愤怒、恐惧等不良心理刺激。保持积极愉快乐观的生活态度，避免情绪激动和不良刺激。指导患者及其家属预防和治疗引起脑出血的原发疾病，如高血压、糖尿病、心脏病、肥胖、高血脂等。

2. 日常生活指导

参见脑梗死护理方案。

3. 康复训练

参见脑梗死护理方案。

任务评价

学习自评表

| 班级 _____ 　姓名 _____ 　学号 _____ | | | |

<table>
<tr><td rowspan="2" colspan="2" align="center">学习索引</td><td colspan="3" align="center">学生自评</td></tr>
<tr><td colspan="3" align="center">1—完全掌握　　2—部分掌握　　3—仍需加油</td></tr>
<tr><td rowspan="7" align="center">知识点</td><td>脑卒中病因</td><td colspan="3">□ 常见病因</td></tr>
<tr><td>脑卒中临床表现</td><td>□ 脑血栓形成</td><td>□ 脑栓塞</td><td>□ 脑出血</td></tr>
<tr><td>脑卒中辅助检查</td><td colspan="3">□ 主要检查方法</td></tr>
<tr><td>脑卒中治疗要点</td><td>□ 脑血栓形成</td><td>□ 脑栓塞</td><td>□ 脑出血</td></tr>
<tr><td>脑卒中护理问题</td><td colspan="3">□ 列举具体问题</td></tr>
<tr><td>脑卒中护理措施</td><td colspan="3">□ 一般护理　　　　　　　□ 病情观察
□ 用药护理　　　　　　　□ 心理护理</td></tr>
<tr><td>脑卒中健康指导</td><td colspan="3">□ 疾病知识指导　　　　　□ 日常生活指导
□ 康复训练</td></tr>
</table>

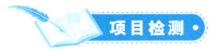

项目检测

一、单选题

1. 脑血栓形成的最常见病因是（　　）。

　　A. 高血压　　　　　　　B. 脑动脉粥样硬化　　　　　C. 各种动脉炎

　　D. 血压偏低　　　　　　E. 红细胞增多症

2. 脑血管病最主要的危险因素是（　　　　）。

   A. 高血脂   B. 高血压   C. 肥胖

   D. 吸烟   E. 高盐饮食

3. 瘫痪患者最常见并发症是（　　　　）。

   A. 肺部感染   B. 尿路感染   C. 便秘

   D. 压疮   E. 静脉炎

4. 对脑梗死患者最有价值的检查为（　　　　）。

   A. 心电图   B. 脑电图   C. 颈部彩超

   D. 头颅 CT   E. 经颅血管多普勒

5. 患者，男，58 岁，原有高血压、糖尿病、高脂血症，有一侧上下肢麻木及活动无力，昨夜睡眠好，但今晨起床后突然跌倒，家人扶起后发现患者口眼歪斜，右侧上下肢瘫痪，但意识清楚，应考虑（　　　　）。

   A. 脑血栓形成   B. 脑出血   C. 脑梗死

   D. 蛛网膜下腔出血   E. 短暂脑缺血

6. 缺血性脑卒中不包括（　　　　）。

   A. 脑血栓形成   B. 脑出血   C. 脑栓塞

   D. 腔隙性脑梗死   E. 短暂性脑缺血发作（TIA）

7. 下列瘫痪患者护理措施，不妥的是（　　　　）。

   A. 保持肢体功能位   B. 翻身、拍背

   C. 调整饮食以防便秘   D. 鼓励患者多饮水

   E. 由于瘫痪肢体不易移动可将静脉输液放在瘫痪肢体侧

8. 患者对压眶刺激出现痛苦表情，没有言语应答，且不能执行简单的命令，目前患者的状态是（　　　　）。

   A. 昏迷   B. 嗜睡   C. 浅昏迷

   D. 深昏迷   E. 昏睡

二、多选题

9. 下列瘫痪患者的护理措施，正确的是（　　　　）。

   A. 做好心理护理   B. 保持瘫痪肢体功能位   C. 防止压疮发生

   D. 早期使用留置导尿   E. 预防便秘

10. 脑梗死患者应有的症状或体征包括（　　　　）。

   A. 意识不清   B. 肢体瘫痪   C. 头痛

   D. 抽搐   E. 脑膜刺激征

11. 三偏综合征是指（　　　　）。

   A. 偏瘫   B. 偏身感觉障碍   C 偏盲

   D. 失语   E. 失聪

（李　翠）

任务五　帕金森病老年人的护理

【学思践悟】

尊严与疾病的关系

尊严，是指人和具有人性特征的事物拥有应有的权利，并且这些权利被其他人和具有人性特征的事物所尊重。简而言之，尊严就是权利和人格被尊重。

生病时，由于个人暂时性或永久性地丧失了某些功能，导致身、心发生改变，通常会造成患者自尊降低，常感到在生活中成为家庭的负担或累赘，因而在患病时对尊重的需要会强于健康人。护理人员应在与患者的互动中给予支持、鼓励与赞许，须以高尚的医德行为，亲切和蔼的态度，高超的技术以保证实现患者的权利与义务，维护患者的尊严。

任务描述 5-5

张爷爷，68 岁，退休教师。左上肢颤动、无力 2 年后，陆续出现右上肢、双下肢及下颌颤动，来院就诊。诊断为帕金森病。

请说说目前张爷爷的照护重点，并评估后期还会有哪些异常症状。

任务分解

帕金森病老年人的护理分为护理背景、护理方案 2 个子任务，如图 5-5-1 所示。请结合实际案例进行任务学习。

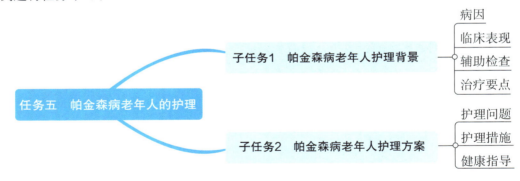

图 5-5-1　帕金森病老年人护理的任务分解

子任务 1　帕金森病老年人护理背景

任务实施

帕金森病又称震颤麻痹，是中老年常见的神经系统变性疾病，主要病理改变是黑质多巴胺能神经元变性坏死和路易小体形成。临床上以静止性震颤、运动迟缓、肌强直和姿势步态异常为主要体征。

帕金森病多见于中老年人，男性略多于女性，起病高峰在 60 岁左右，发病率随年龄的增长而升高。

一、病因

病因尚未阐明，目前认为可能是多因素共同作用的结果。

1. 年龄老化

帕金森病多见于中老年人，尤其多见于 60 岁以上的老年人，在活体或尸检中均证实了纹状体中的多巴胺含量显著减少，多巴胺 D_1 受体和 D_2 受体逐年下降，提示年龄老化可能与发病有关。

2. 环境因素

环境中存在分子结构类似甲苯基四氢基吡啶（MPTP 为合成阿片的副产物）的某些工业毒物和农业毒物，作为本病的病因之一，已引起人们的重视。

3. 遗传因素

约 10% 的患者有家族史，提示遗传因素参与发病，包括常染色体显性或常染色体隐性遗传。帕金森病患者的黑质受到严重破坏，造成多巴胺的生成减少，导致神经末梢处的多巴胺不足，从而使纹状体失去抑制性作用，乙酰胆碱的兴奋性相对增强，临床出现帕金森病症状。

二、临床表现

帕金森病起病缓慢，进行性发展。首发症状多为震颤，其次为步行障碍、肌强直和运动迟缓。

帕金森病老年人的临床特点

1. 静止性震颤

多从一侧上肢开始，呈现有规律的拇指对掌和手指屈曲的不自主震颤，类似"搓丸样"（图 5-5-2）或"数钱样"。震颤在静止时出现，随意运动时减轻或消失，在紧张时加重，睡眠时消失。随病程进展，震颤逐步涉及下颌、唇、面和四肢。

2. 肌强直

多从一侧上肢或下肢近端开始，逐渐蔓延至远端、对侧和全身的肌肉。肌强直与锥体束受损时，肌张力不同程度增加，肌强直表现为屈肌和伸肌肌张力均增加。在被动运动关节时，始终保持阻力增加，类似弯曲软铅管的感觉，故称为"铅管样强直"；如同时合并震颤，肢体被动运动时常有轮齿运动感，又称为"轮齿样强直"。

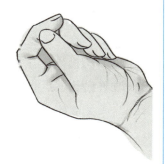

图 5-5-2　搓丸样震颤

3. 运动迟缓

具体表现为随意动作减少、减慢。多表现为开始的动作困难和缓慢，如行走时，启动和终止均有困难。随着病情进展，出现运动变换困难，常出现数秒的停顿，称为凝固现象。面部运动减少，表情肌活动减慢，眨眼少，表情动作减少，常双眼凝视、瞬目减少，面容呆板，呈"面具脸"。

4. 姿势步态异常

具体表现为头部前倾、躯干俯屈，肘关节屈曲、前臂内收、指间关节伸直、拇指对掌，下肢髋关节与膝关节均略弯曲，呈现特殊屈曲体姿。早期起步慢，下肢拖曳，逐渐变为小步态，起步向前冲，不易停下，临床上称为"慌张步态"（图 5-5-3）。

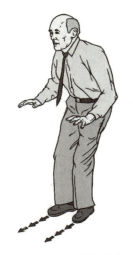

图 5-5-3　慌张步态

5. 其他表现

老年人还可出现思维和智能障碍、自主神经系统功能障碍的症状。

任务分析 5–5（1）

从病情的演变过程看，随着病情的加重，帕金森病患者张爷爷后期可能会出现肌强直、运动迟缓、面容呆板、姿势步态异常等表现。

三、辅助检查

目前尚无可确诊帕金森病的实验室检查。血常规、脑脊液检查多无异常，CT、MRI 也无特征性改变。用 18F–FDOPA（6– 氟 –L– 多巴）做正电子发射计算机断层扫描，可发现纹状体内多巴胺合成和储蓄能力有损伤。

四、治疗要点

采取综合治疗措施，包括药物、手术、康复、心理治疗及护理，其中药物治疗为首选。

1. 药物治疗

药物治疗以改善症状、提高生活质量为目标。早期无须药物治疗，当疾病影响患者的日常生活和工作能力时，适当用药物可减轻症状、减少并发症而延长生命。替代药物效果较好，如复方左旋多巴、多巴胺受体激动剂，但不能完全控制疾病进展，且存在不良反应和长期应用后药效衰减等缺点。抗胆碱能药物、金刚烷胺等药物仅适用于症状轻微者。

2. 手术治疗

早期药物治疗显著，而长期疗效明显减退，同时出现异动症者，可考虑手术治疗。手术治疗仅改善症状，不能根治疾病，术后仍需药物治疗。

3. 康复治疗

进行肢体运动、语言、进食等训练和指导，可改善患者生活质量，减少并发症。

子任务 2　帕金森病老年人护理方案

一、护理问题

（1）躯体活动障碍：与黑质病变、锥体外系功能障碍所致震颤、肌强直、体位不稳、随意运动异常有关。

（2）长期自尊低下：与震颤、流涎、面肌强直等身体形象改变和言语障碍、生活依赖他人有关。

（3）营养失调：与舌、腭及咽部肌肉运动障碍致摄入减少和肌强直、震颤致机体消耗量增加有关。

（4）自理缺陷：与黑质病变，锥体外系功能障碍有关。

二、护理措施

1. 一般生活护理

（1）了解患病老年人的需要，指导和鼓励老年人自我护理，做力所能及的事情，必要时协助患者洗漱、进食、沐浴、如厕等。

（2）因震颤和不自主运动造成出汗多的老年人，应指导穿柔软、宽松的棉质衣物；经常清洁皮肤，勤换被褥衣物，勤洗澡。若洗澡有困难则应指导家人协助完成。如中晚期老年人因运动障碍，卧床时间增多，应勤翻身、勤擦洗（每天 1 ~ 2 次），防止局部皮肤受压，改善血液循环，预防压疮。

（3）对如厕有困难者，提供必需的辅助便器，如高度适中的坐便器或便桶，便桶支撑侧要有长的扶手或周围有扶手，卫生纸放在患者伸手可及处，以方便取用。

（4）穿着、修饰能力差的老年人，鼓励其独立更衣、修饰，必要时提供帮助。鼓励患者穿宽松的衣服，建议老年人穿不用系带的鞋。

2. 饮食护理

应给予高热量、高维生素、高纤维素、低盐、低脂、低胆固醇、适量优质蛋白的易消化饮食，少量多餐，多食新鲜水果与蔬菜，多饮水，保持大便通畅。进食或饮水时，保持坐位或半卧位，集中注意力，保证时间充足和环境安静，不催促老年人、不打扰老年人进餐。流涎过多的老年人，可使用吸管进食流食。咀嚼能力和消化能力减退的老年人，要注意少量多餐，进食易消化、易咀嚼、无刺激的软或半流食。咀嚼能力和吞咽功能有障碍的老年人，要选择面片、蒸蛋等精细食物，注意将食物制作成小块，指导老年人少量分次吞咽。进食困难或呛水的老年人，应给予鼻饲饮食并做好相应护理。

3. 安全护理

对于上肢震颤明显的老年人，应避免拿热水、热汤，餐具应选择不易打碎的材质；对有幻觉、抑郁、精神错乱或智能障碍的老年人应有专人陪护，药物代为保管，每次药物定时定量送服到口；防止老年人接触危险品，避免出现自伤、伤人、坠床等意外。

4. 运动护理

运动对老年帕金森病患者非常重要，其目的是防止和延迟关节强直与肢体挛缩。在疾病的不同时期，应根据老年人活动受限的情况制订有针对性的锻炼计划。

（1）疾病早期：主要表现为震颤，应鼓励老年人维持和培养业余爱好，尽量参与各种形式的活动，坚持适当的运动锻炼，如养花、下棋、散步、打太极拳、做体操等，保持身体和各关节的活动强度和最大的活动范围。

（2）疾病中期：老年人已出现一些部位的功能或运动障碍，应结合患者的实际情况有计划、有目的地锻炼。指导老年人做力所能及的家务，如打扫卫生等，尽量做到生活自理，减缓其功能衰退。

（3）疾病晚期：老年人往往出现显著运动障碍而卧床不起。应协助老年人采取舒适体位、保持关节功能位。可在床上进行被动肢体运动、活动关节及按摩肌肉。动作轻柔，勿造成疼痛和骨质损伤。

5. 用药指导

（1）复方左旋多巴：是治疗帕金森病最基本、最有效的药物。不良反应主要有恶心、呕吐、厌食、不自主运动、直立性低血压，以及幻觉、妄想等精神症状，应嘱患者在进食时服药，以减轻消化道症状。若出现精神症状、不自主运动、"开关"现象（每日多次突然出现症状并在突然缓解和突然加重之间转换）、剂末现象（每次服药后药物的作用时间逐渐缩短），应报告医生并按医嘱处理。

（2）金刚烷胺：可与左旋多巴等药联用，能改善约2/3患者的症状，是目前已知的唯一有效治疗异动症的药物。老年人对该药不易耐受，有口渴、失眠、头晕、足部水肿、视力障碍、心悸、幻觉、精神错乱等不良反应，为避免老年人失眠，尽量在黄昏前服用，有心脏病、严重肾病的老年人禁用。

（3）抗胆碱能药物：可减轻震颤的严重程度，但老年人易出现记忆损害，70岁以上老年人应避免使用；常见不良反应有口干、汗液分泌减少、排尿困难、瞳孔调节功能不良等，青光眼及前列腺肥大者禁用。

6. 心理护理

帕金森病患者因不自主地震颤，肌强直和运动减少，精细的动作很难完成，给工作带来不便或困难，以及"面具脸"的形成和流涎等自身形象的改变，而不愿参与社会活动，胆怯、逃避。因生活自理能力差或丧失、外加社会支持差，而感到无望、无助、失望、无价值、孤独及忧郁、自卑无能，唯恐自己成为或即将成为生活上完全依赖他人的残疾者。

照护者应体贴、关心老年人，鼓励老年人表达内心的感受，耐心倾听。家属要为老年人提供良好的家庭支持，舒缓其情绪，鼓励其主动配合治疗，增强信心，协助提高老年人生活自理能力。生活中避免不良刺激，尽量满足老年人的需求。

任务分析 5-5（2）

帕金森患者的照护重点包括安全护理、心理护理、生活护理。

三、健康指导

1. 疾病知识指导

根据年龄、病情、对疾病的认知程度等，向老年人患者及家属介绍帕金森病的治疗及护理方面的知识。定期门诊复查。

2. 日常生活指导

结合生活护理及运动护理相关内容指导老年人及其家属做好个人卫生、活动与休息、营养饮食及安全方面的工作。指导老年人做力所能及的家务劳动，延缓功能障碍的发生发展，提高生活质量。

帕金森病老年人的健康宣教

3. 安全指导

用餐时应防止患者呛咳和烫伤，避免进食带刺的食物和使用易碎的器皿。因行走协调障碍，可选择使用合适的助行器，指导正确使用方法，外出尽量有人陪伴。

4.康复训练

康复训练贯穿在疾病的整个治疗过程。指导患者坚持主动运动，做多功能锻炼，如鼓腮、皱眉、吹口哨、露齿等动作；指导进行面部表情、语言、头颈部、躯干、四肢肌肉的协调训练。加强日常生活自理能力训练，如进食、更衣、洗漱等；卧床患者指导被动肢体运动和帮助肌肉按摩，注意动作要轻柔，协助经常变换体位和扶坐拍背，促进痰液排出，预防压疮。

任务评价

学习自评表

班级 _____ 姓名 _____ 学号 _____

学习索引	学生自评		
	1—完全掌握　　2—部分掌握　　3—仍需加油		
知识点 帕金森病的病因	□ 常见因素		
帕金森病的临床表现	□ 典型临床症状		
帕金森病的治疗要点	□ 药物治疗	□ 手术治疗	□ 康复治疗
帕金森病的护理问题	□ 具体问题		
帕金森病的护理措施	□ 生活护理　　□ 饮食护理 □ 安全护理　　□ 运动护理 □ 用药指导　　□ 心理护理		
帕金森病的健康指导	□ 疾病知识指导　　□日常生活指导 □ 安全指导　　□ 康复训练		

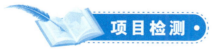

项目检测

单选题

1. 帕金森病的临床表现不包括（　　）。

    A. 运动性震颤　　　　　　B. 泌汗异常和便秘

    C. 慌张步态　　　　　　　D. 运动减少

    E. 肌张力增高

2. 帕金森病患者的典型震颤是（　　）。

    A. 静止性震颤　　　　　　B. 意向性震颤

    C. 姿态性震颤　　　　　　D. 扑翼样震颤

    E. 动作性震颤

3. 帕金森病的 3 个主要临床特征是（　　　）。

　　A. 面具脸、静止性震颤、运动减少

　　B. 静止性震颤、运动减少、病理反射

　　C. 静止性震颤、慌张步态、肌张力增加

　　D. 静止性震颤、运动减少、肌张力增加

　　E. 慌张步态、肌张力增加、写字过小症

4. 帕金森病首选的治疗方法是（　　　）。

　　A. 左旋多巴　　　　　　　B. 手术治疗　　　　　　　C. 抗胆碱药

　　D. 康复治疗　　　　　　　E. 多巴胺受体激动剂

5. 帕金森病患者禁用维生素是（　　　）。

　　A. 维生素 B_6　　　　　　B. 维生素 A　　　　　　C. 维生素 E

　　D. 维生素 C　　　　　　　E. 以上都不是

（李　翠）

任务六　阿尔茨海默病老年人的护理

【学思践悟】

慎独精神永牢记

　　《辞海》中"慎独"的注释为："谓在独处无人注意时，自己的行为也要谨慎不苟。"由于阿尔茨海默病老年人有不同程度的意识障碍、行动不便、无法正确表达，因此在独自照护他们时，往往都是在无人监督下独自完成的。能否准确无误，不出现敷衍态度，保质保量完成照护任务，严防出现护理人员虐待老年人的事件，很大程度上需要靠道德修养和自律的信念，靠自己的自觉性和责任感。这体现了老年人护理工作中的"慎独"修养的重要性和必要性。因此，具有慎独精神不仅是重要的医德修养，也是维护老年人权益的法律要求。

任务描述 5-6

　　蒋奶奶，79 岁，因"进行性记忆减退 3 年余"而以阿尔茨海默病收入院。患者 1 年前无诱因下出现记忆力下降，常因琐事与家人争吵，未予治疗。近 3 个月来，患者记忆力明显下降，目前不认识子女和护理人员，无法自主进食和穿衣，顽固性便秘，偶尔尿失禁，在他人辅助下能短距离行走，说话模糊不清。入院神经心理学检查：意识模糊，注意力不集中，情感反应平淡，答不切题，记忆力丧失，智能下降，无自知力。简易智力状态检查量表（MMSE）评分 15 分，Barthel 指数评定量表评分 50 分。患者离异，初中文化，其父有阿尔茨海默病史。

　　请结合蒋奶奶的实际，列出其目前照护的重点，并评估后期还会有哪些异常症状。

任务分解

阿尔茨海默病老年人的护理分为护理背景、护理方案 2 个子任务，如图 5-6-1 所示。请结合实际案例进行任务学习。

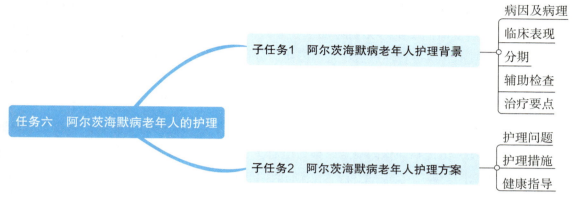

图5-6-1　阿尔茨海默病老年人护理的任务分解

子任务 1　阿尔茨海默病老年人护理背景

任务实施

阿尔茨海默病（Alzheimer Disease，AD），曾称老年期痴呆，是一种起病隐匿的进行性发展的神经系统退行性疾病。临床上以记忆障碍、失语、失用、失认、视空间技能损害、执行功能障碍，以及人格和行为改变等全面性痴呆表现为特征。目前，一般称 65 岁以前发病者为早发型 AD，65 岁以后发病者为晚发型 AD，有家族发病倾向的为家族性 AD，无家族发病倾向的为散发性 AD。每年的 9 月 21 日是世界阿尔茨海默病日，又叫老年痴呆日，目的是提示社会关爱患阿尔茨海默病的老年人，预防老年痴呆。预计到 2050 年，全世界阿尔茨海默病患者将会有近亿人。我国目前已有的阿尔茨海默病患者约占世界患者数的 1/4。阿尔茨海默病的病程较长，通常为 5 ~ 10 年，不仅严重危害老年人身心健康，还影响家庭、社会和经济。目前尚无治疗 AD 的特效药，关键还是早期预防、早期诊断、早期治疗，延缓退行性病变过程。

一、病因及病理

AD 是一种原因不明、表现为智力与认知功能减退和行为及人格改变的进行性退行性神经系统疾病。一般认为可能与遗传因素、神经生化改变、心理社会因素、免疫系统功能紊乱、慢性病毒感染等因素有关。其中，在神经细胞之间形成大量以沉积的 β 淀粉样蛋白为核心的老年斑和神经细胞内存在神经元纤维缠结是 AD 最显著的组织病理学特征。此外，应激因素如精神刺激、创伤等在应激状态下中枢神经系统受损伤，神经元损伤，可能诱发 AD；各种心脑血管疾病导致神经炎斑、神经元纤维缠结等，也可能诱发 AD；不良生活方式如缺乏锻炼、吸烟或接触二手烟、睡眠不足、高脂饮食、久坐不动等不良生活习惯可会增加 AD 的患病风险。目前，AD 的诸多危险因素，根据能否干预分为两大类：不可控因素和可控因素。与 AD 发病相关的可控危险因素有高血压、糖尿病、血脂异常、超重或肥胖、吸烟及有害饮酒、心脑血管疾病、低教育程度、抑郁状态、睡眠障碍等。

二、临床表现

AD 临床表现最有特征的是典型皮质型痴呆综合征，核心症状随病程时间的推移逐渐加重，伴随精神症状随时间的推移无明显加重，体征不明显，可有肌阵挛。临床特征为隐匿起病，进行性智能衰退，以进行性远近记忆力障碍、分析判断能力减退、情绪改变、行为失常等为特点。

1. 记忆障碍

记忆障碍是 AD 早期突出症状或核心症状。经常是老年性痴呆的初发症状，一般先出现近记忆力损害，表现为记住新知识的缺陷，称为遗忘。它与皮质功能障碍有关。随病情发展，逐渐出现远记忆力缺陷，即回忆过去已记住信息的能力低下，称为健忘。早期主要累及短程记忆，记忆保存（3 分钟内不能记住 3 个无关词汇）和学习新知识。记忆障碍还体现在不能完成新的任务，表现为忘性大、好忘事、丢三落四，严重时刚说的话或刚做过的事转眼就忘，反复说同样的话或问同样问题。交谈开始就忘了开头说了些什么，因此难以进行语言交流。东西常放错或丢失，可出现似曾相识和旧事如新症，如遇路人热情招呼，宛如亲人，而对熟人熟地却感到陌生。随着病程进展，远记忆也逐渐受累及，如记不住自己的生日、家庭住址和生活经历，严重时连家里几口人，他们的姓名、年龄和职业都不能准确回答。一般病程在开始的 2 ~ 4 年进展缓慢。

2. 认知障碍

认知障碍对诊断 AD 有决定意义，是 AD 特征性临床表现，指掌握和运用知识的能力出现下降。在 AD 早期就会出现失算、注意力分散、概括能力丧失等障碍。在 AD 晚期丧失掌握和运用基本认知能力。AD 患者是一种全面性智力减退，包括理解、推理、判断、抽象概括和计算等认知功能障碍。认知损害可涉及记忆、学习、定向、理解、判断、计算、语言、视空间等功能，其智能损害的程度足以干扰日常生活能力或社会职业功能。

3. 言语障碍

失语也是 AD 的特征性症状，语言改变是皮质功能障碍的敏感指标。失语在其他原因的痴呆中不常见。其特点是先出现理解受损，再出现复述障碍；先出现对语义的障碍，再出现发音障碍。

4. 视空间和定向障碍、失认

这些是 AD 早期症状之一，表现为不能识别物体、地点和面容，如常在熟悉环境或家中迷失方向，找不到厕所在哪儿，走错自己的卧室，散步或外出迷路。时间定位差，不知道今天是何年、何月、何日。出现观念性失用，表现为不能按指令执行正确完成系列动作，如穿衣，将里外、前后、左右顺序穿错；不会使用最常用的物品如筷子、汤匙等，但仍可保留运动的肌力和协调能力。

5. 伴随症状

部分患者出现幻觉、妄想和攻击倾向。幻觉以幻听、幻视较多见。妄想如嫉妒妄想型，认为自己的配偶或爱人有外遇，怀疑子女偷他的钱，把不值钱的东西当财宝藏匿起来。抑郁主要表现为情绪低落、兴趣减低、悲观、思维迟缓、缺乏主动性、自责自罪、饮食和睡眠差，严重者可出现自杀念头和行为。躁狂以情感高涨、思维奔逸，以及言语动作增多为典型症状，甚至激越，表现为明显的焦虑并有坐立不安和过多的肢体活动。

6. 日常生活能力下降

日常生活能力减退，明显干扰了正常职业和社交活动。主要是由于 AD 患者的核心症状是记忆障碍、认知障碍、语言和视空间功能障碍、失认、失用等。随着时间的推移，这些症状逐渐加重，而精神病性症状包括幻觉妄想、心境障碍及社会功能障碍等为 AD 的伴随症状，随着时间的推移无明显加重。

三、分期

根据病程的演变，AD 临床上还可以分为 4 期。

1. 前驱期

该期常无明显症状，可出现不安、抑郁、偏执等不良情绪。

2. 第一期（遗忘期）

典型的首发症状是记忆障碍，尤其是近期记忆力受损，但远期记忆力无明显受损。学习和掌握新知识、新技能的能力下降。患者常对自己的疾病表现出焦虑、易激惹等不良情绪反应。

3. 第二期（混乱期）

近期记忆力明显下降，远期记忆力受损，但瞬间记忆力受损较晚。计算、理解、判断、定向力均受损。思维失去明晰性、条理性，逐渐发展为电报式语言，思维内容日渐贫乏。由于智能与个性缺损严重，患者易出现妄想，常对外界做出错误判断。行为变得笨拙、控制力下降，如出现犯罪、偷窃等行为。

4. 第三期（极度痴呆期）

智能、人格严重衰退。记忆力极差，个人生活自理能力丧失。言语理解与表达严重受损，最终发展为失语。行为刻板或某些职业性刻板动作。最后发展为肢体瘫痪、卧床不起、大小便失禁，最终患者常因感染及多器官功能衰竭而死亡。

任务分析 5-6（1）

从病情的演变过程看，蒋奶奶作为阿尔茨海默病老年人，其病情会随着年龄的增加逐步加重，后期可能会出现记忆力更差、完全瘫痪、大小便失禁、个人生活自理能力丧失等表现。

四、辅助检查

1. 神经心理学检查

阿尔茨海默病的诊断大多数借助各种量表，对所有主要的认知领域进行评价，包括注意力、定向力、语言、记忆力、空间构造力、操作能力及执行功能。认知功能损害量表是不受教育程度影响、敏感度较高的诊断工具。临床常用的量表有以下几类。

认知障碍的
评估

（1）简易精神状态检查表（Mini Mental State Examination，MMSE）：内容简练，测定时间短，易被老年人接受，是目前临床上测查本病智能损害程度最常见的量表。中文版 MMSE 依据不同教育程度做出划界分值，若文盲 ≤ 17 分、小学程度 ≤ 20 分、中学程度 ≤ 22 分、大学程度 ≤ 23 分，则说明存在认知功能损害。

（2）临床痴呆评定量表（Clinical Dementia Rating，CDR）：应用于评估 AD 的严重程度分级及纵向变化，成为 AD 临床和科学研究领域极为重要的量表。中国老年医学学会认知障碍分会的专家多次讨论修改，将其翻译成简体中文版，根据评估结果可分别判定为正常、可疑、轻、中、重度。

（3）日常生活能力评估量表（Activity of Daily Living，ADL）：可用于评定患者日常生活功能损害程度。该量表内容有两部分：一是躯体生活自理能力，即测定患者照顾自己生活的能力（如穿衣、脱衣、梳头和刷牙等）；二是工具使用能力，即测定患者使用日常生活工具的能力（如打电话、乘公共汽车、自己做饭等）。后者更易受疾病早期认知功能下降的影响。一般可用 Barthel 指数来评定治疗前后的功能状况，而且可以预测治疗效果、住院时间及预后。60 分以上提示患者生活基本可以自理，40 ~ 60 分者生活需要帮助，20 ~ 40 分者生活需要很大帮助，20 分以下者生活完全需要帮助。

2. 影像学检查

（1）CT 或 MRI 检查可见脑萎缩、脑室扩大、脑沟变深。

（2）脑电图检查多为正常或轻微的波幅降低。

（3）正电子发射体层摄影（PET）可测得大脑的葡萄糖利用和灌注在某些脑区有所降低。

五、治疗要点

目前尚无根治或逆转病程的药物，治疗上强调早发现、早诊断、早治疗，采取综合措施，以维持、改善脑功能，延缓疾病进展为主要原则。目前经过临床试验证实，有效的药物不多，常见的有 2 类：一类可改善认知功能，如胆碱酯酶抑制药（盐酸美金刚、多奈哌齐）、脑代谢赋活药（吡拉西坦、奥拉西坦）等；另一类可控制精神症状，如抗抑郁药和抗精神病药等。

子任务 2　阿尔茨海默病老年人护理方案

一、护理问题

（1）记忆功能障碍：与记忆进行性丧失有关。

（2）有受伤的危险：与认知、智能及定向力障碍有关。

（3）自理能力下降：与认知、行为障碍有关。

（4）语言沟通障碍：与思维受损有关。

（5）睡眠形态改变：与睡眠障碍等有关。

二、护理措施

1. 生活护理

（1）穿着：①衣服按穿着的先后顺序摆放；②避免太多纽扣，以拉链取代纽扣，以弹性裤腰取代皮带；③选择不用系带的鞋子；④选用宽松的内裤，女性选用前扣式胸罩；⑤说服患者接受合适的衣着，不要与之争执，慢慢给予鼓励。

（2）进食：①定时进食，最好是与其他人一起进食；②允许老年人用手拿取食物，进餐前协助清洁双手，亦可使用一些特别设计的碗筷，以减少患者使用的困难；③给老年人逐一解释进食的步骤，并做示范，必要时予以喂食；④食物要简单、软滑，最好切成小块；⑤进食时，将固体和液体食物分开，以免老年人不加咀嚼就把食物吞下，进而可能导致窒息；⑥对于意识丧失或昏迷的患者，可以静脉进行营养补给，同时要加强口腔及皮肤的护理，防止并发症的发生。

（3）睡眠：①创建一个安静、舒适的睡眠环境，可利用背部按摩、喝温牛奶、温水泡脚等措施让其松弛入眠；②根据老年人兴趣爱好，白天尽量安排一些活动，不要在白天睡得过多；③给予老年人轻声安慰，有助入睡；④如果老年人以为是日间，切勿与之争执，可陪伴一段时间，再劝说其入睡。

（4）活动：①轻、中度痴呆老年人，应尽可能让其自我照顾，并进行生活技能训练，如鼓励洗漱、穿脱衣服、用餐、如厕等，以提高老年人的自尊；应理解老年人的动手困难，鼓励并赞扬其自理的行为；②重度痴呆老年人不能生活自理时，注意翻身，多做肢体按摩，防止并发症。

2. 安全护理

（1）物理环境：提供较为固定的生活环境，帮助老年人熟悉周围环境。

（2）佩戴标志：老年人外出时最好有人陪同或佩戴写有联系人姓名和电话的卡片或手镯，有助于迷路时被人送回。

（3）预防意外：①可在楼梯和浴室安装扶手，清除过多的家具与杂物，日常生活用品放在其看得见、找得着的地方，地面进行防滑处理，防止跌倒。②对有明显幻觉、妄想的老年人，须由专人看护；对暴力行为者，注意避免激惹，必要时加以约束，锐器、利器应放在隐蔽处，严防自杀、自伤或冲动伤人。③有毒、有害物品应放入加锁的柜中，以免误服中毒。④洗澡、饮水时注意水温不宜过高，热水瓶应放在不易碰撞处，以防烫伤。⑤避免让其单独承担家务，防止煤气中毒或导致火灾等意外发生。

3. 用药护理

（1）全程陪伴：患有阿尔茨海默病的老年人经常忘吃药或吃错药，或者服药过量，所以老年人服药必须有人在旁陪伴，协助其将药全部服下，以免遗忘或错服。对拒绝服药的老年人，需要耐心说服，细心解释，可以将药研碎拌在饭中服下，防止老年人在无人看管时将药吐掉。

（2）重症老年人服药：吞咽困难的老年人不宜给予片剂，应研碎搅拌溶于温水中服用，昏迷患者可胃管注入给药。

（3）不良反应观察：由于患有阿尔茨海默病的老年人不能准确地自诉不适，需细心观察其服药后有无恶心、呕吐等不良反应，及时报告医生，调整给药方案。

（4）药品管理：把药物放到老年人拿不到或找不到的安全地方，每日记录使用剂量，以便核对。

阿尔茨海默病
老年人的记忆
训练

4. 康复训练

（1）记忆训练：鼓励老年人回忆过去的生活经历，帮助其认识目前生活中的人和事，以恢复记忆并减少错误判断；鼓励老年人参加一些力所能及的社交活动，通过动作、语言、声音、图像等信息刺激，提高记忆力；还可以利用专门的记忆训练工具帮助老年人提高记忆力（图5-6-2）。记忆障碍严重者，可通过编写日常生活活动安排表、制订作息计划、张贴日历等帮助记忆。对容易忘记的事或经常出错的程序，设立提醒标志，以帮助记忆。

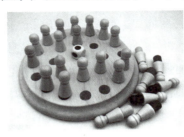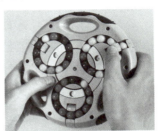

图5-6-2　记忆训练工具示例

（2）智力训练：可做拼图游戏，对一些图片、实物、单词进行归纳和分类，进行由易到难的数字概念和计算能力训练等。

（3）理解表达能力训练：通过讲述简单事情后向老年人提问，让其回答简单问题或解释一些简单词语的含义。

（4）社会适应能力训练：结合日常生活常识，如购物、乘车等，训练老年人自行解决日常生活中的问题。

5. 心理护理

（1）陪伴关爱老年人：阿尔茨海默病老年人大多数时间限制在家里，常感到孤独、寂寞、羞愧、抑郁，甚至有自杀行为。鼓励家人多陪伴老年人，如多陪伴老年人外出散步，参加力所能及的社会、家庭活动，保持心情愉快，使之消除孤独、寂寞感。

（2）维护老年人的自尊：了解患者病后是否有记忆及智能障碍或人格改变，如固执、主观性强、主动性差、孤僻退缩、情感淡漠或易激惹等。注意尊重老年人的人格，对话时要语气和蔼，专心倾听。回答询问时语速要缓慢，多微笑、多触摸、多鼓励、多赞赏、肯定老年人在自理和适应方面做出的任何努力，不嫌弃老年人，积极主动关心照顾老年人。

（3）照顾者的支持：阿尔茨海默病老年人患病时间长、自立缺陷、人格障碍，需要家人付出大量时间和精力，常给家庭带来很大的烦恼，也给社会添加了负担，尤其是付出和效果不成正比时，长时间的照护会让家属丧失信心，甚至冷落、嫌弃老年人。应教会照顾者和家属自我放松方法，合理休息，制定一定的规则和时间表，保持平和的心态。组织有患病老年人的家庭进行相互交流，相互联系与支持。适当利用家政服务机构、社区卫生服务机构、民政部门等的资源，寻求社会支持。

任务分析5-6（2）

阿尔茨海默病患者的照护重点包括安全护理、心理护理、生活护理。

三、健康指导

1. 早期发现

大力开展科普宣传，普及有关老年期痴呆的预防知识和老年期痴呆前驱期症状（轻度认知障碍和记忆障碍）的知识。全社会参与防治痴呆，让公众掌握痴呆早期症状的识别。重视对老年期痴呆前驱期的及时发现，鼓励有记忆减退主诉的老年人应及早就医，以利于及时发现介于正常老化和早期痴呆之间的轻度认知障碍，对老年期痴呆做到真正意义上的早期诊断和干预。

2. 早期预防

鼓励老年人定期进行健康检查，早发现、早治疗，尽量减轻疾病对其身心健康的损害。①积极合理用脑，劳逸结合，保证充足睡眠，白天可以参加一些益智类的游戏，适当体育锻炼。②培养广泛的兴趣爱好，性格开朗，鼓励参加一定的社交活动。③建立良好的饮食卫生习惯，多吃富含锌、锰、硒、锗元素的健脑食品，如海产品（贝壳类、海鱼类）、乳类、豆类、坚果类等，中医的补肾食疗也有助于增强记忆力。④戒烟限酒，控制体重。⑤积极防治高血压、脑血管病、糖尿病等慢性疾病。⑥尽可能避免使用镇静药、抗胆碱能药物等。⑦中医疗法中，按摩或针灸任脉的神阙、气海、关元，督脉的命门、大椎，膀胱经膏肓、肾俞、志室，胃经的足三里等穴，均有补肾填精助阳、防止衰老和预防痴呆的效果。

任务评价

学习自评表

班级 _____　　姓名 _____　　学号 _____

	学习索引	学生自评		
		1—完全掌握　　2—部分掌握　　3—仍需加油		
知识点	阿尔茨海默病的病因及病理	□危险因素		
	阿尔茨海默病的临床表现	□临床症状	□临床分期	
	阿尔茨海默病的辅助检查	□认知功能及日常生活能力评估工具	□实验室检查结果	
	阿尔茨海默病的治疗要点	□治疗原则		
	阿尔茨海默病的护理问题	□具体问题		
	阿尔茨海默病的护理措施	□生活护理　　□安全护理　　□用药护理 □康复训练　　□心理护理		
	阿尔茨海默病的健康指导	□早期发现　　□早期预防		

项目检测

一、单选题

1. 阿尔茨海默病属于（　　　　）。

　　A. 精神活性物质所致的精神障碍　　　　　B. 精神分裂症

　　C. 神经症　　　　　D. 人格障碍

　　E. 脑器质性精神障碍

2. 阿尔茨海默病早期常常出现（　　　　）。

　　A. 人格障碍　　　　　B. 思维障碍

　　C. 远期记忆受损　　　　　D. 近期记忆受损

　　E. 睡眠障碍

3. 阿尔茨海默病患者出现精神行为异常时，护理的重点是（　　　　）。

　　A. 在患者可耐受的范围内进行适度的躯体锻炼，以提高患者的平衡和协调能力

　　B. 进行认知训练和记忆康复训练，如回忆治疗、音乐治疗和视频治疗等

　　C. 有潜在危险的物品如刀、叉、电动工具、打火机等应有效的管理，必要时锁住

　　D. 鼓励患者参加综合性的娱乐活动，如艺术、写作、参与社交等

　　E. 用药物干预的方法来控制患者的异常行为，必要时使用或不使用身体约束

4. 维持阿尔茨海默病患者自理能力时，下列做法不正确的是（　　　　）。

　　A. 进行复杂活动训练　　　　　B. 建立每日活动时间表

　　C. 评估患者的活动能力　　　　　D. 鼓励患者

　　E. 给予合适的用具以适应患者的能力

5. 患者张某，男，55岁。确诊为阿尔茨海默病2年，近期家属发现张某出现新的症状，经常叫不上物品的名字，如要手机，就说"那个输入数字，按一下可以跟别人讲话的"。此症状属于（　　　　）。

　　A. 失用症　　　　　B. 失认症

　　C. 认知障碍　　　　　D. 判断障碍

　　E. 语言障碍

二、多选题

6. 关于阿尔茨海默病患者的饮食指导，不正确的有（　　　　）。

　　A. 固体和液体食物不分开　　　　　B. 单独定时进食

　　C. 食物要复杂、多样　　　　　D. 饮食可以不加咀嚼直接吞咽

　　E. 限制水分摄入

7. 下列有关阿尔茨海默病说法，不正确的是（　　　　）。

　　A. 遗传是唯一的病因　　　　　B. 首发症状是记忆力减退

　　C. 会出现生活自理能力下降　　　　　D. 会出现攻击行为甚至自伤行为

　　E. 一般不会出现压疮、吸入性肺炎等并发症

三、病例串选择题

（第8～第11题共用题干）患者，女，69岁。近3年来逐渐出现特别好忘事，做事经常丢三落四，检查未发现有器质性疾病，近1年不会自己穿衣服，有时把裤子当上衣穿，有时对着镜子中的自己问"你是谁"，2周前一个人跑出家门，找不到回家的路，说不清地址，说不出自己的名字，幸被邻居碰上才未发生意外。

8. 对该患者进行护理时，错误的做法是（　　　）。

　　A. 鼓励患者多料理自己的生活　　　　B. 反复强化训练患者大脑

　　C. 多鼓励患者回忆往事　　　　　　　D. 患者外出时需陪伴

　　E. 保证夜间休息

9. 该患者把裤子当上衣套在身上，患者的问题属于（　　　）。

　　A. 定向力障碍　　　　　　B. 记忆障碍　　　　　　C. 判断障碍

　　D. 失用症　　　　　　　　E. 失认症

10. 该患者找不到回家的路，说不清地址，说不出自己的名字时，应高度关注，因为患者此时最可能发生（　　　）。

　　A. 走失　　　　　　　　　B. 情绪高涨　　　　　　C. 攻击他人

　　D. 摔伤　　　　　　　　　E. 失忆

11. 对患者的精神行为进行护理时，护理人员应（　　　）。

　　A. 给予及时制止，必要时保护约束

　　B. 让患者认识到其行为的异常

　　C. 转移患者的注意力后耐心解释和疏导，帮助患者使情绪平稳

　　D. 不去理睬患者的行为

　　E. 对家属进行药物相关知识指导

任务七　老年抑郁症的护理

【学思践悟】

健康老龄化之心理平衡

　　健康的一半是心理健康，疾病的一半是心理疾病。所有的健康长寿处方中，心理平衡必不可少。根据《中国国民心理健康发展报告（2019—2020年）》发布的老年人心理健康现状，以北京市为例，有效采样415例，平均年龄69.36岁，有1/3的老年人处于抑郁状态。管中窥豹，抑郁是老年群体中极为常见的心理健康问题。作为健康四大基石（图5-7-1）之一的心理平衡是老年护理工作的核心，掌握必要的心理健康知识尤为重要，一方面能够使自己保持健康的心理，另一方面可以帮助老年人化解心理健康问题，这也是成为一名优秀医护工作者的必备技能。

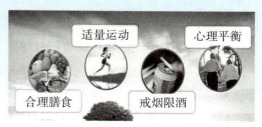

图5-7-1　健康四大基石

任务描述 5-7

　　患者，王奶奶，65 岁，因"反复失眠、心悸 3 年余"就诊。患者高中文化，退休。近 3 年出现情绪低落，失眠，整日愁眉苦脸，食欲减退，体重减轻，总感觉自己一无是处，高兴不起来，消极悲观，自罪自责，时常表示"活着是受罪，死了一切都解脱"。患者经常烦躁，坐卧不安，注意力不集中，记忆力减退，意志活动减退，生活懒散，怕见人，求治愿望强烈，定向力、自知力完整。未发现错觉、幻觉及感觉综合障碍。患者既往体健，年轻时性格外向，但胆小怕事，无主见，做事谨小慎微，追求完美，诊断为抑郁状态，并住院接受治疗。入院查体结果显示，体温 36.6℃，呼吸频率 20 次 / 分，脉搏 86 次 / 分，血压 140/85 mmHg，心肺听诊未及异常，腹部体检未及压痛、反跳痛及包块等。神经系统检查未发现阳性体征。神经心理学检查：HAMA 16 分，HAMD 23 分。

　　护理人员应如何评估该老年人的心理精神状态及如何减轻该老年人的精神抑郁症状？

任务分解

　　老年抑郁症的护理分为护理背景、护理方案 2 个子任务，如图 5-7-2 所示。请结合实际案例进行任务学习。

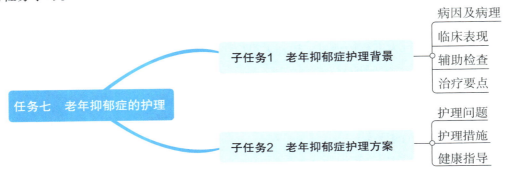

图 5-7-2　老年抑郁症护理的任务分解

子任务 1　老年抑郁症护理背景

任务实施

　　抑郁症是一种常见的心境障碍，可由各种原因引起，以显著而持久（至少 2 周）的情绪低落或抑郁心境为主要临床特征，且心境低落与处境不相称，严重者可出现自杀念头和行为，又称情感障碍。

　　老年抑郁症是指首次发作时年龄 60 岁以上、以持久的抑郁心理为主要临床表现的一种精神障碍性疾病。临床表现为情绪低落、精力减退、精神运动性迟滞和躯体不适症状，且不能归于躯体疾病和脑器质性病变。随着年龄的增加，老年人的脑功能将逐渐减退，心理也逐渐衰老，加上因退休、丧偶、经济来源、家庭不睦等因素所导致的悲观、焦虑、抑郁、孤独等心理变化，容易诱发老年抑郁症。据世界卫生组织统计，抑郁症老年人占老年人口总数的 7% ~ 10%，患有躯体疾病的老年人，其抑郁症发生率可达 50%。1% ~ 4% 的抑郁症老年人有重症表现，其中女性的发病率是男性的 2 倍，老年抑郁症已成为影响老年人身心健康和晚年生活质量的严重威胁。

一、病因及病理

抑郁症病因目前尚不明确，可能与下列因素有关。

1. 生理因素

（1）神经递质代谢异常：如5-羟色胺和去甲肾上腺素功能不足，以及单胺氧化酶活性增加，影响情绪调节。

（2）神经内分泌功能障碍：下丘脑-垂体-肾上腺轴及下丘脑-垂体-甲状腺轴调节功能失调。

2. 心理和社会因素

老年人受到心理和社会的应激事件频度和强度增多的影响，而对应激承受的能力在减弱，如丧偶、离退休、独居、经济困窘、躯体疾病等。

3. 遗传因素

了解患者家庭成员是否有过精神心理疾病，早期评估患者的一般健康状况、自我照顾能力、活动状态，以及对疾病的认知能力等。

二、临床表现

典型抑郁发作表现为情绪低落、思维迟缓及言语活动减少等。老年患者抑郁发作的临床症状常不太典型，与青壮年期患者存在一些差别，认知功能损害和躯体不适的主诉较为多见。

1. 躯体症状

主要表现为疼痛综合征，如头痛、颈部痛、腰酸背痛、腹痛和全身的慢性疼痛；消化系统症状，如腹胀、腹痛、恶心、嗳气、腹泻或便秘等；心血管系统疾病症状，如胸闷和心悸等；自主神经系统功能失常，如面红、潮热出汗、手抖等。此外，老年人的抑郁症状常表现为表述不确切、易变的躯体症状，如睡眠障碍、性欲减退、周身麻木等。

2. 情绪低落

情绪低落是突出的典型症状，因患者无法准确表达出自己的不适症状或因疑病行为而让人误解，或者因难以忍受疾病的折磨而出现焦虑、烦躁、易激惹。严重时可出现激越性，表现为终日恐慌、坐卧不安、夜不能眠，对环境中的一切事物均无兴趣，不愿与周围人交往，总是感到精力不够，全身乏力，甚至日常生活都不能自理，越来越不愿意参加社交活动，甚至闭门独居、疏远亲友。

3. 抑郁性假性痴呆

患者因思维迟缓、记忆力减退及精神运动迟滞，可出现较明显的认知功能（记忆力、计算力、理解和判断能力等）损害表现，类似痴呆表现，即为抑郁性假性痴呆，经过抗抑郁治疗可改善，预后较好。

4. 自杀倾向

自杀式抑郁症是最危险的症状。老年期抑郁症患者的自杀危险率比其他年龄组高，而且很坚决。严重抑郁发作的患者常伴有消极自杀观念和行为，自杀的成功率较高。因此须加强关注，严密防备。

5. 疑病症状

患者往往过度关注自身健康，以躯体不适症状为主诉（消化系统最常见，便秘、胃肠不适是主要的症状），主动要求治疗，但往往否认或忽视情绪症状，只认为是躯体不适引起的心情不好，进行各项检查的结果是阴性或者问题不大、程度不严重时，会拒绝相信检查结果，要求再到其他大医院、其他科室检查，也会埋怨医生检查不仔细、不认真、不负责任等。

6. 激越症状

激越性抑郁症最常见于老年人。表现为焦虑恐惧，终日担心自己和家庭将遭遇不幸，大祸临头，搓手顿足，坐卧不安，惶惶不可终日，夜晚失眠或反复追念着以往不愉快的事，责备自己做错了事导致家人和其他人的不幸，对不起亲人，对环境中的一切事物均无兴趣，甚至可出现冲动性自杀行为。

三、辅助检查

1. 心理评估量表

可用汉密尔顿抑郁量表（HAMD）、汉密尔顿焦虑量表（HAMA）、老年抑郁量表（GDS-SF）、90项症状自评量表（SCL-90）、抑郁自评量表（SDS）、Beck抑郁问卷（BDI）等来评估患者有无抑郁及其程度。

2. 影像学检查

老年人群心理健康普查中应用最为广泛的是老年抑郁量表。

CT、MRI显示脑室扩大和皮质萎缩。

四、治疗要点

老年抑郁症的治疗原则强调个性化原则，要及早治疗，一般以非住院治疗为主。但有严重自杀企图或曾有自杀行为，或身体明显虚弱，或严重激越者须住院治疗，以药物治疗为主，配合心理治疗、电休克治疗等。临床常用的抗抑郁药包括：①三环类抗抑郁药，如丙米嗪、阿米替林、多塞平、米安色林等。不良反应最常见的是镇静嗜睡、心动过速、口干、视物模糊、便秘和震颤等。老年人的药物代谢动力学不同于年轻人，血药浓度明显高于年轻者，所以老年人的抗抑郁药剂量以低于普通剂量，并从小剂量逐渐增至治疗量。②选择性5-羟色胺再摄取抑制药，目前已在临床上应用的有氟西汀、帕罗西汀、氟伏沙明、舍曲林、西酞普兰等。这类药的不良反应比较少、更易耐受、更安全，比较适合老年患者使用。③单胺氧化酶抑制药，如苯乙肼、苯环丙胺等，这类药物毒性较大。④其他新型抗抑郁药，如文拉法辛、米氮平和曲唑酮，这类抗抑郁药效果也较好，目前临床应用广泛。

任务分析 5-7（1）

评估该患者精神心理状况，发现患者近期受到退休等不良生活事件影响，存在情绪低落的典型表现，有自杀企图和抑郁性假性痴呆症状。HAMD量表和HAMA量表评估显示，存在中度焦虑和中度抑郁。

子任务2 老年抑郁症护理方案

一、护理问题

（1）睡眠形态紊乱：与情绪低落有关。

（2）营养失调：与抑郁导致食欲下降、摄入低于机体需要量有关。

（3）个人应对无效：与情绪抑郁、无助感、精力不足、疑病有关。

（4）有自杀的危险：与严重的忧郁、悲观绝望等有关。

（5）自理能力下降：与精神运动迟滞、兴趣减少、无力照顾自己有关。

二、护理措施

1. 日常生活护理

（1）安全护理：自杀行为是抑郁症患者最危险的症状。对于有强烈自杀倾向的患者，应避免其独居和单独活动，持续安排陪伴，并做好交接班。凌晨是抑郁症患者自杀发生的最危险时期，对于有强烈自杀企图的患者，要劝导继续入睡；若不能再入睡者需严加看护，以免发生意外。营造安全舒适且充满活力的环境，如充足的光线、家居温馨、设施简单、色彩丰富等，以调动患者的生活情趣。清除房内危险物品，严禁患者和他人带入各种不安全器具如刀、剪、铁器、各种玻璃制品和各种绳带等，以免成为自杀工具。严密监控用药，每次发药时，严格按药物剂量发药并等患者服完药后才离开。注意防止患者私自储存药物及家属私自给患者提供镇静药。

（2）饮食护理：患者往往食欲缺乏，表现为畏食或自责观念而拒食，加之老年患者体质较差，睡眠不好，食欲下降，容易出现营养缺乏，因而要及时补充营养，督促进食。对于进食少或违拗的患者要劝喂，特别注意补充钠盐，服用加盐的牛奶。为患者选择易消化、高热量、高蛋白质、维生素丰富的食物，少量多餐。避免吸烟、酗酒、饮浓茶，使之认识到饮食护理对治疗老年抑郁症的重要性。

（3）活动与休息：保证患者高质量的休息和睡眠，应要求患者白天尽量不卧床睡觉，入睡困难者遵医嘱适当给予帮助睡眠的药物。另外，可采用一些放松技术帮助患者放松，如热水沐浴、听轻音乐、肌肉放松运动等，减少或限制具有中枢兴奋作用的饮料，可在睡前喝些牛奶。指导并协助患者做好沐浴、更衣、头发及皮肤等日常护理，引导和鼓励患者做些力所能及的日常生活活动，培养其兴趣，树立信心，使其看到康复的希望，消除负性情绪及反应。鼓励患者参加体育活动，可以释放能量，产生健康的感受和有控制能力的成就感。同时，身体的健康能促进精神健康，如参加散步、慢跑、体操、太极拳、气功等活动。鼓励患者尽量多参加一些团体活动，逐步获得正向经验，进一步获得自尊和自信。特别要鼓励家属共同参与，家属参与越强对患者的预后越有利；在活动中可以引导家属对疾病的认识，增进患者与家属的交流。

2. 用药护理

（1）严格遵医嘱用药：因抑郁症治疗时间长，药物都有不良反应，老年人往往对治疗信心不足或不愿意治疗，表现为拒药、藏药或随意增减药物。因此，要耐心说服老年人严格遵医嘱服药，不可随意增减药物或中途自行停服。

（2）密切观察不良反应：抑郁症患者因对治疗没信心或不同意治疗，常表现为拒药或藏药，因此患者服药要有专人督促检查，特别警惕其藏药后积存一次吞服。服用抗抑郁药后要仔细观察药物的不良反应，如头晕、乏力、恶心、双手颤动、视物模糊等，严重者出现心悸、呕吐腹痛、双手粗大震颤、嗜睡或昏迷等，警惕药物中毒。一旦发现不良反应，及时通知医师处理。

同时，老年人对药物不良反应的感觉迟钝，有时不能主动诉说，治疗中应严密观察，同时还应把药物可能出现的不良反应告诉患者及其照料者，以便及时尽早发现不良反应。

（3）抗抑郁药用药原则：①个体化用药是必须遵循的用药原则。开始用药从小剂量逐渐增至治疗量。停药时也应逐渐递减，以免引起停药反应。②老年人肝肾功能减退，药物代谢慢，所以老年人用药剂量相对较低。③老年人对药物不良反应耐受力低，故应尽量选择不良反应较小的药物。④老年患者常伴有躯体疾病，如帕金森病、心脏病、高血压、糖尿病、青光眼等，在治疗时既要考虑周全，又要注意各种药物的相互影响。⑤老年抑郁症容易复发，因此强调长期服药的重要性，大多数老年人应坚持服药 2 年。

3. 心理护理

（1）支持性心理护理：运用普通心理学的知识和原理，通过交谈解决心理问题，减轻心理痛苦和消除抑郁症状。常用的护理干预方式有以下几种。①细心倾听：护理人员及家属要专心致志地倾听患者诉说，使其通过诉说达到感情疏泄，有助于内心苦恼的减轻，减少其心理负担。②解释指导：运用通俗、简明的语言，把抑郁问题的性质及其危害性讲清楚，改善老年人的知识观念，促进他们逐渐从心理困扰中恢复过来。③鼓励支持：鼓励支持是支持性心理护理的核心，护理人员及家属要表示关心和同情，使其在孤立无援时，仍旧可以感到人际关系的温暖。让其看到自己还有力量，认识到自己并非一无是处，从而鼓起战胜困难的勇气，从消沉中振作起来。④控制训练：抑郁的老人往往缺乏适当的自我控制，常常随心所欲，护理人员通过健康教育、精神鼓励、心理疏导等干预给予其适当的控制与约束，以克服不良行为，养成良好的行为习惯，对改善抑郁症的临床症状和生活质量，甚至防止自杀等具有重要意义。

（2）心理疏导：根据老年人的情绪状况、人生观、信仰、应对方式、自我概念、自我价值和自我实现等，可进行有针对性的心理疏导。①指导老年人及时反馈心理变化：通过反馈，让老年人对自己的问题有所发现，举一反三地自我联系，有利于老年人自我认识，不断发现自己的长处和优点，进而产生愉快的心境。②培养老年人的成就感和自信心：护理人员以准确、生动、严谨、灵活、亲切、适当、合理的语言，帮助患者分析抑郁症的根源和形成的过程，教给老年人战胜疾病的方法，激励老年人同疾病做斗争的勇气和信心，充分调动老年人的能动性，逐步培养老年人自我领悟感。③激励引导老年人参与社会活动：护理人员及家属应帮助老年人由被动到主动地积极参加各种社交活动，在开心、愉悦的活动氛围中，不知不觉地淡忘烦恼，进而自觉调整、修正自己消极的心理。

（3）行为心理护理：①放松训练：通过深呼吸、冥想等有意识地控制或调节自身的心理生理活动，以达到降低机体的唤醒水平，进而调节那些因紧张刺激而出现问题的功能。②生物反馈疗法：借助现代电子仪器，将个体在通常情况下不能觉察的内脏器官的生理功能予以描记，并转换为数据、图形或声、光等反馈信号，让患者根据反馈信号的变化有意识地进行反复训练和学习，以此来调节和控制内脏功能及其他身体功能，达到治疗疾病的目的。③自我管理法：运用自我管理法减少或消除某些不良行为，如抽烟、酗酒等，也可用于有意识地增加某些良好行为，如规律作息、平时多锻炼等，提高对未来环境刺激的应对能力。

（4）人际心理护理：老年抑郁症患者存在人际沟通的困扰、角色转换的不适应、人际关系失调和过度悲伤反应等心理问题，护理人员通过了解老年人的人际关系、家庭状况和角色功能，鼓励其走出家门，主动找关系融洽的朋友交流、活动，逐渐增强其应对困难的能力，达到提高疗效、阻止疾病复发、打断和遏制抑郁发生与人际关系低下之间的恶性循环，改善患者的人际交往功能。

任务分析 5-7（2）

对于老年抑郁症患者，应该从安全护理、饮食护理及心理护理等多方面提供照护，减轻其精神抑郁，提高生活质量。

三、健康指导

1. 知识宣教

应指导患者及家属认识疾病的性质及正确对待方法，建立正性自我概念，明确长期治疗的重要性，定期复查，预防复发。社区、养老机构、医疗保健机构应创造条件针对老年抑郁症的预防和心理健康促进等开展讲座，有条件的地区可以通过网络、热线电话、媒体推送等方式进行心理健康指导。

2. 心理指导

心理护理是老年精神疾病的治疗关键，指导宣教能给予老年人更多的关心和照顾，减少孤独与社会隔绝感，建立规律的日常生活，鼓励其多参加社交活动，培养兴趣爱好，丰富晚年生活。和睦、温暖的家庭和社交圈，有助于预防和度过灰色的抑郁期。

3. 安全教育

对于有自杀企图者，安排家人陪伴，预防自杀、自残等意外，做好意外情况的识别和预防。

任务评价

学习自评表

班级 _____　　姓名_____　　学号_____

	学习索引	学生自评		
		1—完全掌握　　2—部分掌握　　3—仍需加油		
知识点	老年抑郁症的病因及病理	□ 相关因素		
	老年抑郁症的临床表现	□ 躯体症状　　　　□ 情绪低落　　　　□ 抑郁性假性痴呆 □ 自杀倾向　　　　□ 疑病症状　　　　□ 激惹症状		
	老年抑郁症的辅助检查	□ 常用的标准化抑郁评定量表		
	老年抑郁症的治疗要点	□ 治疗原则		
	老年抑郁症的护理问题	□ 具体问题		
	老年抑郁症的护理措施	□ 日常生活护理　　□ 用药护理　　　　□ 心理护理		
	老年抑郁症的健康指导	□ 知识宣教　　　　□ 心理指导　　　　□ 安全教育		

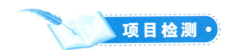

一、单选题

1. 抑郁症的早期表现不包括（　　　）。

    A. 神经衰弱　　　　　　　　B. 失眠　　　　　　　　　　C. 食欲减退

    D. 周身不适　　　　　　　　E. 突然发病

2. 抑郁症的后期表现包括（　　　）。

    A. 情感障碍　　　　　　　　B. 思维活动障碍　　　　　　C. 精神活动障碍

    D. 有自杀倾向　　　　　　　E. 以上都是

3. 老年抑郁症首次发病年龄（　　　）。

    A. 70 岁以上　　　　　　　　B. 50 ~ 60 岁　　　　　　　　C. 80 岁以上

    D. 90 岁以上　　　　　　　　E. 60 岁以上

4. 在社区老年人群心理健康普查中，应用最为广泛的抑郁量表为（　　　）。

    A. 汉密尔顿抑郁量表　　　　B. 老年抑郁量表　　　　　　C. 流调中心用抑郁量表

    D. Zung 抑郁自评量表　　　　E. Beck 抑郁量表

5. 老年抑郁症患者最常见并且较早出现的神经系统的表现是（　　　）。

    A. 疑病症　　　　　　　　　B. 焦虑不安　　　　　　　　C. 情绪低落

    D. 假性痴呆　　　　　　　　E. 自杀行为

6. 抑郁症患者自杀发生的最危险时期是（　　　）。

    A. 饭后　　　　　　　　　　B. 中午　　　　　　　　　　C. 晚上

    D. 凌晨　　　　　　　　　　E. 傍晚

7. 女性，67 岁，经常出现无助和无望感，食欲明显减退，入睡困难，易早醒，认为自己一生事业无成，多次抱有自杀企图。经多家医院检查结果显示，无明显异常；抑郁量表评估结果为中度抑郁，其得分为（　　　）。

    A. 0 ~ 10　　　　　　　　　　B. 11 ~ 20　　　　　　　　　C. 20 ~ 35

    D. 30 ~ 50　　　　　　　　　　E. 大于 50

8. 男性，60 岁，某机关干部，退休在家，感到整日无所事事，因别人不再叫他某某领导，感觉很不适应。这位老年人的主要心理矛盾是（　　　）。

    A. 角色转变与社会适应的矛盾

    B. 老有所为与身心衰老的矛盾

    C. 老有所养与经济保障不充分的矛盾

    D. 安度晚年与意外刺激的矛盾

    E. 以上都不是

9. 女性，65 岁，自入院以来，一直沉默寡言，闷闷不乐，有时偷偷流眼泪，情绪极度低落。这位老年人的主要心理问题是（　　　）。

    A. 焦虑　　　　　　　　　　B. 抑郁　　　　　　　　　　C. 恐惧

　　D. 孤独　　　　　　　　E. 自卑

二、多选题

10. 可能促使老年抑郁症发生的因素包括（　　　）。

　　A. 退休　　　　　　　B. 独居　　　　　　　C. 回避

　　D. 自责　　　　　　　E. 躯体疾病

11. 下列关于老年抑郁症的安全护理措施，正确的是（　　　）。

　　A. 应随时掌握患者的思想动态

　　B. 严格执行安全检查制度

　　C. 患者应 24 小时有专人陪护

　　D. 尽早发现患者的自杀先兆并及时采取专人的安全护理措施

　　E. 尽量让老年人独居以减少打扰

三、病例串选择题

（第 12 ~ 第 13 题共用题干）李奶奶，72 岁，近半年往日精神头儿还不错的她变得不爱运动，动作缓慢僵硬，很少的家务劳动也需很长时间才能完成，也不爱主动讲话，每次都以简短低弱的言语答复家人。面部表情变化少，有时双眼凝视，对外界动向常常无动于衷，只有在提及她故去的老伴时，她才眼含泪花。经常表示许多事情自己都做不了，想不起怎么做，头脑一片空白。

12. 请问李奶奶最可能的诊断是（　　　）。

　　A. 老年性痴呆　　　　　B. 精神分裂症　　　　C. 抑郁症

　　D. 谵妄　　　　　　　　E. 焦虑症

13. 此时宜采用的辅助检查工具是（　　　）。

　　A. 老年焦虑量表　　　　　B. 老年抑郁量表

　　C. 简明精神神经状态量表　　D. 状态—特质焦虑问卷

　　E. 孤独量表

（孙海燕）

任务八　老年性白内障的护理

【学思践悟】

感受拥有光明的幸福

　　爱护眼睛，治疗白内障防盲。我国医护人员多年来响应国家号召组织"光明行"公益活动，免费为贫困地区的老年人进行白内障手术 21 万多例。培养学生对贫困人群的关爱，以及对国家政策的认同，激发学生担当更多"健康中国"的社会责任。

任务描述 5-8

康爷爷，74 岁，有 12 年糖尿病病史，2 年前右眼看远处物体时出现多个叠影，近 1 个月来右眼视力下降到只有眼前光感，左眼视力也明显下降，有时伴头痛。经医生初步诊断为老年性白内障。

请结合康爷爷的实际，列出其目前照护的重点，并说说如何对其进行健康指导。

任务分解

老年性白内障的护理分为护理背景、护理方案 2 个子任务，如图 5-8-1 所示。请结合实际案例进行任务学习。

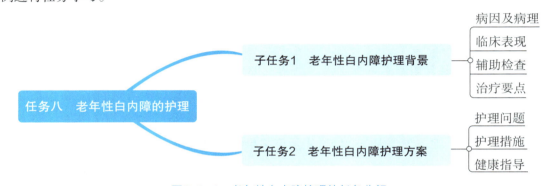

图5-8-1　老年性白内障护理的任务分解

子任务 1　老年性白内障护理背景

任务实施

白内障是指晶状体透明度降低或颜色改变所导致的光学质量下降的退行性改变。老年性白内障是最为常见的白内障类型，多见于 50 岁以上的中老年人，随年龄增加发病率明显升高。本病属于晶状体老化后的退行性改变，是多种因素综合作用的结果。年龄、职业、性别、紫外线辐射、糖尿病、高血压和营养不良等均是导致白内障发生的危险因素。随着我国老龄化进程的加速，白内障已成为我国首位的致盲眼病。白内障流行病学调查表明，我国每年新增白内障病例 40 万 ~ 120 万例。

一、病因及病理

1.病因

（1）年龄因素：随着年龄的增长，晶状体的透明度会逐渐下降，这是老年性白内障的主要原因之一。晶状体中的蛋白质会逐渐凝聚和氧化，导致晶状体混浊。

（2）长期紫外线照射：长期暴露在紫外线下，特别是紫外线 B 和紫外线 C 的辐射，会增加白内障的发病风险。

（3）代谢异常：高血糖会使晶状体内的蛋白质结构发生变化，导致变得浑浊，失去透明度；高血糖还会引起氧化应激和糖基化，加速晶状体老化，使白内障的发生和进展加速。此外，糖尿病患者的高血糖容易并发其他眼部疾病，如视网膜病变，导致眼部血流量减少、血液黏性增加和氧气供应减少，从而加速白内障的发生和发展。

（4）环境因素：长期接触一些有害物质，如甲醛、苯、铅等化学物质，也会增加发生白内障的风险。

2. 病理

老年性白内障主要表现为晶状体蛋白质的凝聚和氧化，导致晶状体透明度下降，从而形成混浊，阻碍光线正常进入眼底，影响视网膜的成像（图 5-8-2）。随着白内障的进展，晶状体可能会逐渐变硬，导致透明度更差，最终影响视力和视觉质量。白内障可以影响眼睛的清晰度和色彩感知，同时还可能导致对光的敏感性增加。

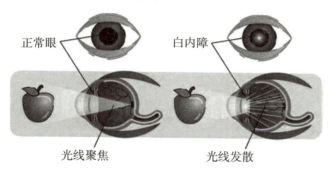

正常眼　　白内障

光线聚焦　　光线发散

图 5-8-2　老年性白内障的病理改变

二、临床表现

1. 症状

（1）视力下降：这是白内障最明显、最重要的症状。晶状体周边部的轻度混浊可不影响视力，而在中央部的混浊，虽然可能范围较小、程度较轻，但也可以严重影响视力。特别在强光下，瞳孔收缩，进入眼内的光线减少，此时视力反而不如弱光下好。晶状体混浊明显时，视力可下降到仅有光感。

（2）对比敏感度下降：白内障患者在高空间频率上的对比敏感度下降尤为明显。

（3）屈光改变：核性白内障因晶状体核屈光指数增加，晶状体屈光力增强，产生核性近视，原有的老视减轻。若晶状体内部混浊程度不一，也可产生晶状体性散光。

（4）单眼复视或多视：晶状体内混浊或水隙形成，使晶状体各部分屈光力不均一，类似棱镜的作用，产生单眼复视或多视。

（5）眩光：晶状体混浊使进入眼内的光线散射所致。

（6）色觉改变：混浊晶状体对光谱中位于蓝光端的光线吸收增强，使患者对这些光的色觉敏感度下降。晶状体核颜色的改变也可使患眼产生相同的色觉改变。

（7）视野缺损：晶状体混浊使白内障患者视野产生不同程度的缺损。

2.体征

晶状体混浊可在肉眼、聚光灯或裂隙灯显微镜下观察并定量。不同类型的白内障具有其特征性的混浊表现。当晶状体混浊局限于周边部时，需散瞳后才能看到。

三、辅助检查

1.视力检查

通过视力表检查患者的远视力和近视力，确定视力下降的程度。

2.眼底检查

眼底检查可以观察晶状体和玻璃体的状态，排除其他眼部病变，同时也可以检查是否有其他眼部疾病的并发症。

3.需要瞳孔扩张的检查

为了更好地观察晶状体的状态和确认诊断，眼科医生通常会使用散瞳药物散瞳，能更清楚地观察晶状体的混浊情况。

4.角膜地形图

角膜地形图可以评估角膜的曲率和形状，帮助眼科医生确定是否适合进行人工晶状体植入手术。

5.超声生物显微镜（UBM）

UBM是一种高频超声检查技术，可用于评估晶状体的后囊和前囊，以及相关的眼部结构。

6.光相干断层扫描（OCT）

OCT是一种高分辨率的眼底成像技术，可用于检查晶状体的后囊和前囊，以及相关的眼部结构。

7.角膜内皮细胞计数

这是一种测量角膜内皮细胞数量的检查方法，用于评估是否适合进行人工晶状体植入手术。

8.眼科A型超声检查

眼科A超检查主要是测量眼轴长度、角膜厚度、前房深度、晶状体视网膜厚度等眼部参数。

9.眼科B型超声检查

眼科B超检查是二维检查，主要用于查看眼球内有没有异物，是否有玻璃体混浊、后脱离，视网膜是否有隆起、脱离等。

四、治疗要点

1.观察和规避

对于早期轻度的老年性白内障，可以先观察病情的变化，保持良好的生活习惯，规避可能导致白内障加重的因素，如避免长时间暴露在紫外线下、戒烟限酒等。

2.配戴合适眼镜

对于一些早期白内障患者，可以通过配戴合适的近视或远视眼镜来纠正视力，改善症状。

3.手术治疗

对于白内障症状较严重、严重影响患者生活质量的，手术是最常用的治疗方法。晶状体摘除手术是目前最常见的治疗方式。手术中将混浊的晶状体摘除，植入人工晶状体，恢复视力。

4. 人工晶状体选择

在进行晶状体摘除手术时，选择合适的人工晶状体对于手术效果和患者视力恢复至关重要。根据患者的眼球度数和个体差异，选择适合的人工晶状体类型。

5. 术后康复和护理

术后康复是手术成功的重要保障。患者需要遵守医生的术后护理指导，如用药、避免剧烈活动等。术后常规复查和随访也非常重要，以确保手术效果稳定和及时发现并处理并发症。

6. 配合治疗

对于有其他慢性疾病的患者，如糖尿病、高血压等，需要积极配合治疗，保持疾病稳定，以利于手术的顺利进行和康复过程。

子任务2　老年性白内障护理方案

一、护理问题

（1）视觉改变：与老年性白内障晶状体混浊有关。

（2）有受伤的危险：与视力下降有关。

（3）自理缺陷：与视力下降有关。

（4）社交交往障碍：与视力下降有关。

二、护理措施

1. 术前护理

（1）术前一定要探访患者，与患者交谈。交谈时，放低音调与减慢说话速度，耐心解释手术的必要性、重要性与安全性，减轻老年患者的焦虑心理。

（2）采用图案清晰、字体较大的小画册或相片等为老年患者讲解手术室情况，避免陌生的手术环境引起恐惧感，利用民歌、相声等帮助患者放松情绪。

（3）术前营造良好睡眠环境，尽量在日间安排护理操作，减少探视或陪护人员，对于入睡困难的患者，可指导睡前饮用温热牛奶或采用耳穴贴压、头部按摩、足浴等方法改善失眠症状，使用安眠药时需掌握好禁忌证、适应证与不良反应。

（4）术前训练：术前反复训练患者注视显微镜灯光，保持良好的固视，因为术中眼睑痉挛、眼球转动，不利于手术顺利进行，要鼓励患者树立自信心，取得良好配合。

（5）术前3天内滴用抗生素眼药水，控制眼局部感染，有泪道炎的患者，应治疗并做结膜囊、细菌培养，提示无菌生长后方能手术。

（6）保持大便通畅，有些老年患者患有便秘，容易引起术后前房积血和伤口爆裂等，严重的术后并发症，从而影响手术效果，故术前可适当运用通便药润肠通便。

（7）术前剪除眼睫毛，并做好有关药物过敏试验。手术当日早晨用0.9%氯化钠溶液冲洗泪道、冲洗结膜囊，需散瞳者于手术前散瞳，测量生命体征，如有异常及时报告医生，按医嘱给予降压药、镇静药、止血药及静脉滴注甘露醇等，排空大小便。

（8）指导患者术前避免吸烟，以免刺激气管黏膜引发生咳嗽，同时指导如何抵制术中咳嗽及打喷嚏（用舌尖顶压在上颚或用手指压人中穴）。

2. 术后康复护理

手术后，为患者提供合理的康复护理，包括眼部护理、伤口护理等；指导患者进行康复训练，如翻身训练、上肢功能锻炼等，以帮助患者尽快恢复日常生活能力；术后每周去医院检查1次，3个月内避免剧烈运动，对长期使用激素类眼药者，注意眼压情况，避免产生激素性青光眼。

3. 生活护理

（1）环境：室内应保证阳光充足，提高照明度，晚间用夜视灯调节室内光线，但注意避免用单个强光和刺眼的阳光直接照射老年人的眼睛。

（2）物品：物品放置应简单、相对固定，并帮助老年人熟悉日常用品放置的位置。

（3）饮食：合理饮食是保护眼睛健康的重要因素。多摄取富含维生素 C、维生素 E、β－胡萝卜素、锌的食物，如橙子、菠菜、坚果等，保护眼睛的晶状体。避免食用过多的高脂肪、高胆固醇和高盐食物，以控制血压和血脂。多饮水，每日饮水量 2000 ～ 2500 mL。

（4）配镜：需要配戴眼镜者，配镜前先验光，按年龄和老化的视力程度增减屈光度。还应考虑平时习惯的阅读距离，适当增减镜片的度数。近距离精细者应适当增加老花镜度数，反之，应适当降低。定期做眼科检查。

（5）眼部卫生：保持眼部的卫生，定期清洗眼睛，避免接触有害物质。

（6）避免眼疲劳：提供的阅读材料字体要大，最好用淡黄色的纸张，避免反光；术后3个月内，少看书报、少看电视、少用或暂时不用电脑，少干费眼的精细活；外出活动安排在白天；在光线强烈的户外活动时，佩戴抗紫外线的太阳镜。

4. 安全护理

防止眼部外伤，老年性白内障患者的晶状体较为脆弱，容易受到外伤，注意避免碰撞和剧烈运动。

5. 用药护理

向患者和家属介绍术后用药情况，包括眼药水的使用方法和注意事项，以及其他辅助治疗的注意事项。

6. 心理护理

老年性白内障引起老年人视力减退，影响老年人的起居饮食，外出和社会交往受到限制，严重妨碍了老年人的日常生活，导致老年人自信心下降，容易产生消极悲观情绪。

（1）注意评估老年人的情绪、性格特征，积极主动为老年人及家属讲解疾病的发生发展过程、预后，消除紧张情绪。

（2）在为老年人提供护理时应注意放慢语速、调节语调，根据老年人情况使用非语言沟通技巧，做到尊重老年人，时刻树立"以老年人为中心"的护理理念。

（3）加强注意力和放松训练：①参加活动：组织老年人积极参加感兴趣的小组活动，有效提高注意力，如唱歌、唱戏、愉快交谈等。②音乐疗法：优美的旋律对减轻焦虑和抑郁等有较好的效果，根据老年人的性格爱好，选择不同类型的音乐。③深呼吸：指导患者进行有节律地深呼吸，用鼻深吸气，然后慢慢从口中呼气，反复进行。

任务分析 5-8（1）

老年白内障患者的照护重点包括生活护理、心理护理、用药护理。

三、健康指导

1. 视力保健

定期检查视力，及时发现和治疗眼部问题，如近视、远视等。避免长时间用眼过度，注意保持正确的用眼姿势，适时休息眼睛。

2. 饮食调理

饮食应均衡多样，多食用富含维生素 C 和 E、β－胡萝卜素、锌等营养素的食物，如水果、蔬菜、坚果等，有助于保护眼睛健康。

3. 控制血压和血脂

老年性白内障患者常伴随高血压、高血脂等情况，定期监测并积极控制血压和血脂水平，有助于减缓白内障发展。

4. 避免抽烟和酗酒

抽烟和过量饮酒会加速老年性白内障的进展，尽量避免这些不良生活习惯，保持良好的生活方式。

5. 防止外伤

老年人容易发生意外引发外伤，应注意保护眼睛免受外力伤害，如戴护目镜进行户外活动、避免碰撞和摔倒等。

6. 积极治疗其他慢性疾病

如糖尿病、心脑血管疾病等与老年性白内障存在一定关联，积极治疗有助于减缓白内障的发展。

7. 定期复查

白内障发展进程较缓慢，定期进行眼科检查，及时了解病情变化，采取必要的治疗措施。

8. 保持良好生活习惯

合理安排作息，保证充足的睡眠时间；适量运动，增强身体素质；保持心情舒畅，避免长期处于紧张、焦虑状态。

9. 注意用眼卫生

避免长时间盯着屏幕或书看，注意光线充足，避免用眼疲劳。

任务分析 5-8（2）

结合康爷爷实际，需对康爷爷进行健康指导，包括预防眼疲劳、饮食调理、避免外伤、定期复查、养成良好的生活习惯、注意用眼卫生等。

任务评价

学习自评表

班级 ＿＿＿＿＿＿＿　　姓名＿＿＿＿＿＿＿＿＿　　学号＿＿＿＿＿＿＿＿＿

	学习索引	学生自评		
		1—完全掌握　　　2—部分掌握　　　3—仍需加油		
知识点	老年性白内障的病因及病理	☐ 危险因素		
	老年性白内障的临床表现	☐ 症状		☐ 体征
	老年性白内障的辅助检查	☐ 眼科检查方法		
	老年性白内障的治疗要点	☐ 治疗原则		
	老年性白内障的护理问题	☐ 具体问题		
	老年性白内障的护理措施	☐ 术前护理　　☐ 生活护理　　☐ 用药护理		☐ 术后康复护理　　☐ 安全护理　　☐ 心理护理
	老年性白内障的健康指导	☐ 具体指导内容		

项目检测

一、单选题

1. 白内障的主要症状是（　　　）。

　　A. 视力障碍　　　　　　　　B. 眼痛　　　　　　　　　C. 眼充血

　　D. 压痛　　　　　　　　　　E. 眼分泌物

2. 皮质性白内障的混浊通常表现为（　　　）。

　　A. 棒状　　　　　　　　　　B. 楔形　　　　　　　　　C. 点状

　　D. 块状　　　　　　　　　　E. 哑铃状

3. 皮质性白内障膨胀期和初发期的临床表现不同之处是（　　　）。

　　A. 水裂　　　　　　　　　　B. 混浊形态不同　　　　　C. 视力急剧下降

　　D. 空泡　　　　　　　　　　E. 板层分离

4. 可以明确诊断白内障的方法是（　　　）。

　　A. 验光　　　　　　　　　　B. 视觉诱发电位　　　　　C. 干涉光断层扫描

　　D. 裂隙灯显微镜　　　　　　E. 视野检查

5. 老年性白内障最好的治疗方法是（　　　）。

　　A. 手术治疗　　　　　　　　B. 药物治疗　　　　　　　C. 放射治疗

　　D. 验光配镜　　　　　　　　E. 营养治疗

二、多选题

6. 白内障手术术前检查包括（　　　）。

A. 视功能检查：包括远、近裸眼和矫正视力、光定位和红绿色觉

B. 散瞳后裂隙灯检查晶状体混浊情况

C. 眼压

D. 裂隙灯检查角膜情况，除外虹膜炎症

E. 测量角膜曲率和眼轴长度

7. 白内障主要临床症状有（　　　）。

A. 视力下降　　　　　　B. 单眼复视或多视　　　　　C. 虹视

D. 视野缺损　　　　　　E. 视力增强

任务九　糖尿病老年人的护理

【学思践悟】

健康老龄化之合理膳食

随着经济发展，生活水平提高，人类的预期寿命越来越长，人口老龄化已成为全球发展趋势，也是我国的基本国情。如何做到健康老龄化，需要从生理健康、心理健康、适应社会良好等方面考虑。

《中国居民膳食指南（2022）》在一般人群膳食指南基础上，结合65岁以上老年人的特点，提出了一般老年人（65～79岁）膳食指南——食物品种丰富，动物性食物充足，常吃大豆制品；鼓励共同就餐，保持良好食欲，享受食物美味；积极户外活动，延缓肌肉衰减，保持适宜体重；定期健康体检，测评营养状况，预防营养缺乏。饮食疗法是糖尿病治疗的基石，指导糖尿病老年人科学膳食是一名优秀医护工作者的必备技能。

任务描述 5-9

李奶奶，75岁，多饮、多食、多尿，体重明显减轻4个月，步行入院。体检结果显示，体温36.5℃，脉搏72次/分，呼吸频率21次/分，血压150/84 mmHg，空腹血糖12.1 mmol/L。

请描述李奶奶存在的问题，并对其进行健康指导。

任务分解

糖尿病老年人的护理分为护理背景、护理方案2个子任务，如图5-9-1所示。请结合实际案例进行任务学习。

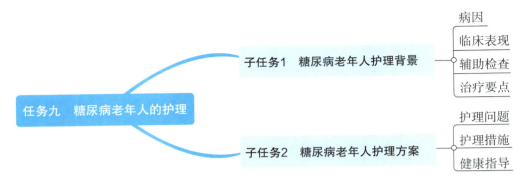

图5-9-1　糖尿病老年人护理的任务分解

子任务1　糖尿病老年人护理背景

任务实施

　　糖尿病是一组以慢性血葡萄糖（简称血糖）水平升高为特征的代谢性疾病，是由胰岛素分泌和（或）作用缺陷引起的。长期糖类，以及脂肪、蛋白质代谢紊乱可引起多系统损害，导致眼、肾、神经、心脏、血管等组织器官的慢性进行性病变、功能减退及衰竭；病情严重或应激时可发生急性严重代谢紊乱，如糖尿病酮症酸中毒、高血糖高渗状态；糖尿病常见类型包括1型糖尿病、2型糖尿病、妊娠期糖尿病和其他特殊类型糖尿病。老年性糖尿病是指老年人（≥60岁）因体内胰岛素分泌不足或胰岛素作用障碍所引起糖、蛋白质、脂肪、水和电解质等一系列物质代谢紊乱的疾病。临床上以血糖升高为主要表现，可导致多系统损害。老年糖尿病患者超95%是2型糖尿病患者，并发症多且重，致残、致死率较高，严重影响老年人的生活质量和寿命。

一、病因

　　糖尿病病因尚未完全阐明，老年2型糖尿病可能与年龄遗传因素等有关（图5-9-2），是一种特异性疾病。

1. 年龄

　　随着年龄的增长，外周组织的胰岛素抵抗和B细胞功能缺陷导致的不同程度胰岛素缺乏是2型糖尿病肾病的两个主要环节。

2. 遗传因素

　　糖尿病有一定的遗传倾向，如果有家族糖尿病史，特别是一级亲属（父母、兄弟姐妹）患病，会导致老年人发生糖尿病的风险增加。

3. 体力活动不足

　　老年人体力活动逐渐减少，肌肉摄取葡萄糖的能力降低，对胰岛素敏感性降低。

4. 膳食结构不合理

　　高糖、高脂、高盐的饮食习惯可导致体重增加和胰岛素敏感性下降，增加糖尿病的发生率。

5. 肥胖或超重

　　肥胖或超重是糖尿病发生的重要危险因素。老年人因为身体代谢减缓出现体重增加。

6. 高血压

老年人中高血压的发生率较高，高血压与糖尿病有一定的关联性，可共同导致心血管并发症的发生。

7. 高胆固醇和高甘油三酯

老年人高胆固醇和高甘油三酯水平的增加与糖尿病的发生有关，增加了心血管疾病和糖尿病的风险。

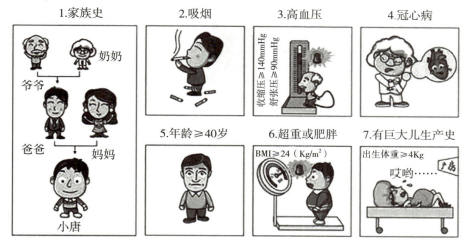

图 5-9-2　糖尿病的危险因素

二、临床表现

1. 起病隐匿且症状不典型

糖尿病老年人中仅有 1/5 ～ 1/4 的患者会出现糖尿病的典型症状，如多尿、烦渴多饮、善饥多食和体重减轻等；发病形式多样化，常表现为疲乏无力、尿频、皮肤瘙痒、四肢酸痛麻木及视力障碍等。部分老年人常在健康体检或因其他疾病就诊时，通过生化检查才发现血糖水平高于正常范围。

2. 多伴有神经精神症状

糖尿病老年人的认知能力相对较差，抑郁症的发病率较高，容易出现嗜睡、晕厥、昏迷、躁动或精神错乱等表现。

3. 以并发症为首发症状

糖尿病老年人急性、慢性并发症多，病死率高。常以呼吸系统、泌尿系统、皮肤等多系统感染为首发症状。

1）急性并发症

以低血糖、糖尿病高渗综合征和乳酸酸中毒多见。其中低血糖多见于长期口服磺脲类降糖药、多重用药及营养不良、肾功能不全的老年人，表现为饥饿感、心悸、乏力，偶有头晕、嗜睡等，重者出现昏迷甚至死亡；糖尿病高渗综合征多见于饮水量减少、口渴、中枢敏感性下降的老年人，"三多一少"症状明显，伴有脱水表现，如口唇干裂、低血压，严重时出现昏迷和循环衰竭；乳酸酸中毒的诱因是急性感染，苯乙双胍使用过量导致乳酸堆积引起的酸中毒。

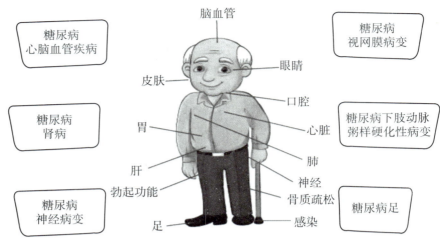

图 5-9-3　糖尿病的并发症

2）慢性并发症（图 5-9-3）

（1）糖尿病视网膜病变：表现为视力明显下降，重者失明。

（2）糖尿病肾病：表现为水肿、高血压、泡沫尿、多尿等，是导致老年人肾衰竭的最常见病因。

（3）糖尿病神经病变：糖尿病病程超过 10 年者，常有明显的糖尿病神经病变，主要累及周围神经，以远端对称性、多发性神经病变为主，呈手套或袜套样分布的肢端感觉异常，如麻木感、针刺感、烧灼感等，重者肢端感觉减退甚至丧失。

（4）动脉粥样硬化：老年糖尿病还易并发各种大血管或微血管症状，合并脑血管病时脑梗死多、脑出血少；中小梗死多、多发病灶多；椎 - 基底动脉梗死多，直接引起死亡少、癫痫发作多。

（5）动脉粥样硬化闭塞症：双下肢动脉硬化闭塞症，中重度患者可有皮温降低、皮肤苍白或变黑、间歇性跛行、静息痛、足部溃疡或坏疽等；双侧颈动脉硬化闭塞可引起头晕甚至晕厥。

（6）糖尿病皮肤病变：表现为全身或局部皮肤瘙痒，以夜间阵发性发作常见，常由一处开始，逐渐扩延。也可有糖尿病性硬肿病，表现为背部、颈肩部皮肤增厚硬化；糖尿病性大疱好发于四肢末端，足趾多见。

三、辅助检查

1. 糖尿病的诊断标准

1999 年世界卫生组织公布糖尿病的诊断标准，将符合下述标准之一，在次日复诊仍符合 3 条标准之一者，诊断为糖尿病：①有糖尿病症状，并且随机血浆葡萄糖水平 ≥ 11.1 mmol/L；②空腹血浆葡萄糖（FPG）≥ 7.0 mmol/L，空腹状态定义为至少 8 小时内无热量摄入；③口服葡萄糖耐量试验（OGTT）中 2 小时血糖（PG）≥ 11.1 mmol/L。

2. 糖尿病的检测方法

目前临床用于检测血糖的指标主要有瞬间血糖、动态血糖监测系统（CCMS）、糖化血红蛋白（HbA1c）和糖化白蛋白（GA）或果糖胺（FM）测定等。

（1）动态血糖：一般采用动态血糖监测系统（CGMS）进行监测，CGMS是对老年人进行连续3日的血糖监测，可持续监测受试者血糖水平的变化，但监测时间长，反馈的信息滞后不能及时提供血糖空腹数值，故不作为社区血糖监测管用的常用方法。

（2）糖化白蛋白（GA）：是葡萄糖与GA发生非酶糖化反应的产物，因白蛋白在体内的半衰期较短，为17～19天，故测定GA可了解老年糖尿病患者近2～3周的平均血糖水平，在临床上用于评价糖尿病短期血糖控制水平及药物疗效等，具有较高的实用价值。但各种血清蛋白（包括白蛋白、球蛋白及脂蛋白等）可干扰GA检测在临床上的实际应用价值。

（3）尿糖：虽然自我血糖监测是最理想的血糖监测手段，但有时受条件所限无法测血糖时，也可以采用尿糖测定来进行自我监测。尿糖的控制目标是任何时间尿糖均为阴性，但是尿糖监测对发现低血糖没有帮助；在一些特殊情况下，如老年人肾糖阈升高时，尿糖监测没有意义。

四、治疗要点

糖尿病的预后取决于治疗的效果。治疗原则是强调早期治疗和长期、良好的血糖、血压和血脂的控制可明显延缓和防止慢性并发症的发生和发展，降低致残率。因老年人低血糖的危险性高于高血糖，故血糖控制不可过分严格。

治疗目标是纠正代谢紊乱、消除症状、防止或缓解并发症的发生，提高糖尿病老年人生活质量，保持良好心理状态。治疗方法是采用目前国际糖尿病联盟提出的糖尿病治疗的5个要点（"五驾马车"）：医学营养治疗、运动治疗、血糖监测、药物治疗和糖尿病教育，其中医学营养治疗是最基本的治疗措施。

子任务2　糖尿病老年人护理方案

一、护理问题

（1）营养失调：低于机体需要量或高于机体需要量与胰岛素分泌或作用缺陷引起糖类、蛋白质、脂肪代谢紊乱有关。

（2）潜在并发症：糖尿病足。

（3）潜在并发症：低血糖。

（4）潜在并发症：酮症酸中毒、高渗性昏迷。

任务分析5-9（1）

根据李奶奶的实际情况，目前存在的护理问题有营养失调低于机体需要量，并潜在发生糖尿病足、低血糖、酮症酸中毒、高渗性昏迷等并发症的危险。

二、护理措施

1. 饮食护理

饮食护理是糖尿病老年人最根本的治疗措施，目的是控制血糖、维持理想体重，最大限度地减少或延缓各种并发症的发生。

（1）饮食护理原则：合理饮食，吃动平衡，有助于血糖的良好控制。主食定量，粗细搭配，提倡低血糖指数的主食；多吃蔬菜，水果适配，种类和颜色要丰富多样；常吃鱼禽，蛋肉适量，限制加工肉类制品摄入；奶类豆类，天天要有，零食加餐按需合理选择；清淡饮食，少油低盐，应当足量饮水且不饮酒；定时定量，细嚼慢咽，根据实际情况少食多餐。

（2）控制每日总热量：标准体重（kg）= 身高（cm）－105；根据标准体重和活动情况计算每日所需的总热量（表5-9-1）。若感到饥饿，可用蔬菜、豆制品、纤维素食物充饥，但不能用含糖高的瓜类。

表5-9-1　成人每日热量供给量估算表　　　　　（单位：kcal/kg）

体型	休息状态	轻体力劳动	中体力劳动	重体力劳动
消瘦	20～25	35	40	45～50
正常	15～20	25～30	35	40
超重	15	20～25	30	35
肥胖	15	20～25	30	35

注：年龄超过60岁者，基础代谢率降低，能量需求减少，因此每增加10岁，摄入总热量比标准值减少10%。

（3）注意宏量营养素比例：宏量营养素是指糖类、蛋白质和脂肪。

①糖类：占饮食总能量的50%～60%，提倡用粗制米、面和一定量的粗粮，忌食葡萄糖、蔗糖、蜜糖及其制品。②蛋白质：占饮食总能量的10%～15%；糖尿病老年人的蛋白质摄入量为每日每千克理想体重0.6～1.0 g，营养不良或伴有肾功能减退者适当增减摄入量；其中1/3应来自动物蛋白质，以保证必需氨基酸的供给。③脂肪：占饮食总能量的20%～30%，以植物油为主，少食用动物内脏、蟹黄、虾子、鱼子等含胆固醇高的食物。

（4）根据老年人的生活习惯病情和药物治疗的需要分配总摄入量，每日三餐比例分配为1/3、1/3、1/3或1/5、2/5、2/5，每日四餐比例分配为1/7、2/7、2/7、2/7。

（5）进食时间应尽量固定，注意配合胰岛素和口服降糖药的用药时间。

（6）定期监测体重和血糖变化，注意防止低血糖反应。每周定期测量体重1次，如果体重改变大于2 kg，应报告医生并协助查找原因。

2. 运动护理

适量运动有助于增强肌肉对糖的利用，提高胰岛素的敏感性，降低血糖、血脂，纠正代谢紊乱。长期有规律的运动有利于减轻体重，还可以减轻老年人的压力。根据糖尿病老年人的病程、严重程度、并发症等糖尿病本身的特征，综合考虑老年人的特征及老年人个体的年龄、个人条件、社会家庭状况、运动环境等多种因素制订运动方案。

（1）运动方式：老年人最好选择有氧运动，如散步、太极拳、慢跑等，其中步行活动安全，容易坚持，可作为首选的锻炼方式。

（2）运动频率：2 型糖尿病老年人每周至少进行 150 分钟中等强度运动，并将运动量分布在每周大多数日子中，如每周运动 5 次，每次 30 分钟。在非连续日进行 2 ~ 3 次 / 周的抗阻练习。对每个主要的肌群进行不少于 2 次 / 周的柔韧性练习，可以保持关节活动度。

（3）运动时间与时机：每次运动持续 20 ~ 30 分钟为宜；可根据老年人情况逐渐延长，每日 1 次，1 型糖尿病运动宜在餐后 1 小时进行，不在空腹时运动，运动量不宜过长，避免运动后低血糖反应。2 型糖尿病，尤其是肥胖者，根据个人健康状况可适当增加活动次数和时间。建议老年人在进行运动时，身上常备一些快速补糖食品（如糖块、含糖饼干等），以便运动时间过长或出现低血糖现象时及时补充糖分，纠正低血糖。

（4）运动强度：确定运动强度是运动方案中的关键环节，运动强度应该根据老年人的目标量身定制。对于大多数糖尿病老年人来说，有氧运动的合理强度应该是其储备心率（最大心率和安静心率之差）的 40% ~ 70%。身体状况欠佳的老年人可以从低强度（30% ~ 40% 的储备心率）开始，逐渐过渡到中等强度（40% ~ 60% 的储备心率）。抗阻运动同样应当达到中等强度。

（5）运动前评估糖尿病老年人的身体情况，根据具体情况选择合适的运动方式、时间及运动量。

（6）运动前先做热身运动，运动中注意心率变化，若出现乏力、头晕、心悸、胸闷、出虚汗、腿痛等不适，应立即停止运动。

（7）随身携带糖尿病识别卡，写明姓名、年龄、家庭电话、疾病和用药相关情况，以备急需。

（8）运动后仔细检查双脚，发现红肿、青紫、水泡、血疱、感染等应及时到医院处理。

（9）做好运动日记，以便观察疗效和不良反应。

3. 监测血糖

为控制好血糖及防止并发症的发生，必须在专科医生指导下定期检查空腹血糖及餐后 2 小时血糖，按照老年人血糖标准控制血糖，空腹血糖宜控制在 9 mmol/L 以下，餐后 2 小时血糖不高于 12.2 mmol/L。老年人除了控制血糖，还须定期检测血脂、糖化血红蛋白、血压、心电图等，并随时观察和预防各种并发症的发生。

4. 心理护理

了解老年人患病后的心理反应，加强沟通，以消除老年人焦虑、悲观心理，提高治疗的依从性。与老年人及家属共同商讨制订饮食、运动计划，鼓励家属和朋友多给予亲情和温暖，增强其战胜疾病的信心。

5. 用药护理

（1）口服降糖药：主要包括磺脲类、双胍类、噻唑烷二酮类、α- 糖苷酶抑制剂等。磺脲类药物主要不良反应为低血糖；双胍类药物可诱发乳酸酸中毒；噻唑烷二酮类药物不良反应为外周性水肿，并可诱发或加重心力衰竭和肺水肿；α- 糖苷酶抑制剂主要不良反应为肠胀气、腹痛、腹泻等，伴有肠道感染者不宜使用。用药过程中注意评估老年人的血糖控制情况和药物不良反应，并及时给予提供用药指导和不良反应的照护措施。

（2）胰岛素：严格遵医嘱应用，做到剂型、剂量、注射时间准确无误，不可随意停药；未开封的胰岛素放于冰箱 4 ～ 8℃冷藏保存，正在使用的胰岛素在常温下可使用 28 天。

三、健康指导

糖尿病的健康指导对于糖尿病老年人和高危人群非常重要。它能提供相关知识和技能，帮助患者更好地管理病情，预防并发症，改善生活质量。以下是糖尿病健康指导的内容。

（1）糖尿病的认识：介绍糖尿病的基本概念、病因、分类、症状和诊断标准，让老年人和高危人群了解糖尿病的特点和危害。

（2）血糖监测：教导糖尿病老年人正确使用血糖监测仪，学会监测血糖水平的方法和时机，并解释不同血糖值的含义。

（3）饮食指导：提供合理的饮食建议，包括控制糖类的摄入，合理搭配蛋白质和脂肪，多食用蔬菜水果，避免高盐和高脂饮食。

（4）运动建议：指导老年人选择适合自己的运动方式和强度，帮助控制血糖，增强体质。

（5）药物治疗：解释不同降糖药物的作用和用法，以及合理用药的注意事项，强调按医嘱服药。

（6）低血糖预防：教导老年人低血糖的症状和处理方法，以及如何预防低血糖的发生。

（7）并发症的预防：介绍糖尿病可能引起的并发症，如视网膜病变、神经病变、心血管疾病等，并提供相应的预防措施。

（8）生活方式管理：强调戒烟限酒、保持健康体重、定期进行体检等健康生活方式的重要性。

（9）心理支持：提供心理支持和应对压力的方法，帮助糖尿病老年人积极面对糖尿病带来的挑战。

（10）应急处理：教导糖尿病老年人在紧急情况下应该怎么处理，如出现高血糖或低血糖的紧急处理方法。

健康指导应该以简单易懂的方式呈现，结合实际案例和示范，让糖尿病老年人和高危人群更容易接受和理解。同时，指导过程中要重点强调个体化管理，因为每个糖尿病老年人的情况都是不同的。通过健康教育，帮助糖尿病老年人和高危人群掌握必要的知识和技能，可有效预防糖尿病的并发症，提高生活质量。

任务分析 5-9（2）

结合李奶奶的临床症状，应该从糖尿病的饮食治疗、运动治疗、药物治疗、血糖监测、并发症的预防、生活方式管理、应急处理等方面进行健康指导。

任务评价

学习自评表

班级 _____　　　姓名 _____　　　学号 _____

知识点	学习索引	学生自评 1—完全掌握　2—部分掌握　3—仍需加油	
	糖尿病的病因及病理	□ 危险因素	
	糖尿病的临床表现	□ 典型症状 □ 急性并发症	□ 神经精神症状 □ 慢性并发症
	糖尿病的辅助检查	□ 诊断标准、检测方法	
	糖尿病的治疗要点	□ "五驾马车"	
	糖尿病的护理问题	□ 具体问题	
	糖尿病的护理措施	□ 饮食护理 □ 监测血糖 □ 心理护理	□ 运动护理 □ 用药护理
	糖尿病的健康指导	□ "五驾马车" □ 生活方式管理 □ 安全教育	□ 并发症的预防 □ 应急处理

项目检测

一、单选题

1. 糖尿病患者（　　）是干预基础。

　　A. 自我管理教育　　　　　B. 饮食控制　　　　　C. 运动

　　D. 药物治疗　　　　　　　E. 心理干预

2. 使用口服药和生活方式干预的糖尿病患者每周检测（　　）次。

　　A. 1 ~ 2　　　　　　　　B. 2 ~ 4　　　　　　　C. 4 ~ 5

　　D. 6 ~ 7　　　　　　　　E. 7 ~ 8

3. 正常人空腹血糖为（　　）mmol/L。

　　A. 3.8 ~ 6.9　　　　　　B. 3.8 ~ 7.0　　　　　C. 3.9 ~ 6.1

　　D. 3.9 ~ 7.0　　　　　　E. 3.8 ~ 8.0

4. 糖尿病老年人的饮食原则可概括为（　　）。

　　A. 总量控制、局部交换、少量多餐、食谱广泛

　　B. 总量控制、局部交换、掌握比例、食谱广泛

　　C. 定时定量、局部交换、掌握比例、食谱广泛

　　D. 定时定量、局部交换、掌握比例、少量多餐

5. 70 岁糖尿病老年人运动时，要求最大心率达到（　　）。

　　A. 150 次 / 分　　　　　B. 160 次 / 分　　　　C. 170 次 / 分

　　D. 140 次 / 分　　　　　E. 180 次 / 分

6. 正在使用的胰岛素在常温下可使用（　　　）。

    A. 29 日   B. 30 日   C. 28 日

    D. 25 日   E. 26 日

7. 李爷爷，70 岁，身高 175 cm，标准体重为（　　　）。

    A. 80kg   B. 65kg   C. 70kg

    D. 75kg   E. 60kg

8. 糖化白蛋白可了解老年糖尿病患者过去近（　　　）内的平均血糖水平。

    A. 1 ～ 3 周   B. 5 ～ 6 周   C. 4 ～ 5 周

    D. 2 ～ 3 周   E. 3 ～ 4 周

二、病例串选择题

（第 9 ～第 10 题共用题干）患者，男，63 岁，糖尿病病史 4 年，一直口服降糖药，但血糖控制不理想。目前因空腹血糖 11.0 mmol/L，餐后 2 小时血糖 18.0 mmol/L 入院，医生医嘱注射胰岛素治疗。

9. 用强化胰岛素治疗后最常见的不良反应是（　　　）。

    A. 局部脂肪萎缩   B. 过敏反应   C. 轻度浮肿

    D. 低血糖   E. 视力改变

10. 短效胰岛素皮下注射的时间为（　　　）。

    A. 餐前 1 小时   B. 餐前 30 分钟   C. 进餐时

    D. 餐后 30 分钟   E. 餐后 1 小时

任务十　老年性关节炎的护理

【学思践悟】

全面健康　全面小康

    每年的 8 月 8 日是"全民健身日"。全民健身战略是以中国国情为基础，面向全体人民，倡导人人参与、人人享受健身活动的全民健身运动。老年人是全民健身战略的主要受益者之一。老年人缺乏锻炼，身体功能逐渐下降，多种疾病随之而来。全民健身战略的实施为老年人提供了更为便捷的健身途径，推动老年人健康养老产业发展，提高老年人全面健康水平，促进老年人社会融合，为老年人的健康和幸福打造了一个全新的格局。随着全民健身战略的继续开展，期待将来的老年人健康养老产业将更加多姿多彩，社会的体育文化氛围将会更加热烈，从而使得全民健身战略对老年人的健康和幸福起到更大的推动作用。

    老年护理人员应该主动参与全民健身活动，应用自己的专业技能指导老年人参与符合自身病情的健身活动，落实全面健身国家战略，探索形成中国特色的体医融合疾病管理和健康服务模式，切实使重大慢性疾病发病率上升趋势得到遏制，重点人群健康状况得到改善。

任务描述 5-10

王奶奶，65 岁，左膝关节疼痛 3 年，加重 1 个月。3 年前无明显诱因下出现左膝关节疼痛，活动后加重，下楼梯时更明显，休息后缓解。近 1 个月来出现左膝关节肿胀、疼痛加重。王奶奶既往体健，家族史无特殊。

请描述王奶奶存在的护理问题，并对其进行健康指导。

任务分解

老年性关节炎的护理分为护理背景、护理方案 2 个子任务，如图 5-10-1 所示。请结合实际案例进行任务学习。

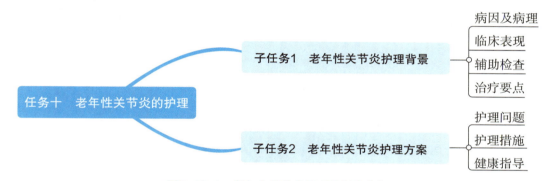

图 5-10-1　老年人关节炎护理的任务分解

子任务1　老年性关节炎护理背景

任务实施

老年性关节炎又称退行性骨关节病、老年性骨关节炎等，是由于关节软骨发生退行性病变，引起关节软骨完整性破坏，以及关节下骨板病变，继而导致关节功能下降或障碍的一组慢性退行性病变。骨关节的病理变化表现为透明软骨软化、糜烂，骨端暴露，并继发滑膜、关节囊、肌肉的变化。关节炎好发于髋、膝、脊椎等负重关节，以及肩、指关节等，高龄男性髋关节受累多于女性，手骨关节炎则以女性多见。发病率随着年龄的增加而升高，60 岁人群比 40 岁人群患病率高出 1 倍，致残率高达 53%。

一、病因及病理

老年性关节炎可分为原发性和继发性两类。原发性老年性关节炎的主要病因尚不明确，可能与高龄、超重、感染、遗传和创伤有关（图 5-10-2）。继发性老年性关节炎多继发于其他疾病，如类风湿病等。此外，气候和运动过度是老年性关节炎的主要诱因。

（一）主要病因

1. 原发性老年性关节炎

（1）高龄：随年龄增长，出现骨质退行性改变，关节已有磨损和生理性老化，软骨营养不良、代谢能力差，致使软骨变质，出现骨质疏松，由于软骨下骨小梁变薄、变僵硬时，会出现老年性关节炎。

（2）超重：肥胖者患病率是正常人群的2.63倍，因体重压力过大，会加重关节的负荷造成关节的过度磨损，出现老年性关节炎。

（3）遗传：与基因有关，目前机制尚未明确，仅证明有直系亲属患病者发病率较高，具有家族遗传倾向。

（4）创伤：创伤分为急性与慢性，老年性关节炎多由长期的、慢性的消磨损伤导致。因几十年的磨损、生理的老化使关节面变得不光滑，关节受力不平均，就容易造成老年性关节炎。

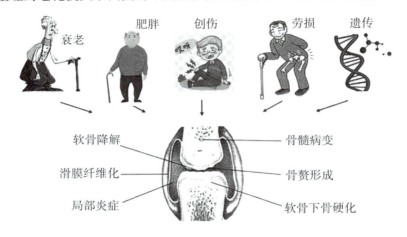

图 5-10-2　老年性关节炎的病因

2. 继发性老年性关节炎

（1）原有病变：常见于类风湿病等，病变先从关节滑膜开始，形成类风湿滑膜炎，然后侵犯软骨及骨质，形成类风湿关节炎，导致关节受损，逐渐发展为继发性老年性关节炎。关节畸形也是主要原因之一，因关节面不稳导致关节受力不平均，就容易造成继发性老年性关节炎。

（2）感染：当外伤伤到关节时，把病菌带到关节内，致使关节内感染，炎症可直接破坏软骨及骨质，从而造成继发性老年性关节炎。由结核杆菌所致的结核性关节炎，对软骨与骨质破坏明显。

（二）诱发因素

1. 气候

阴冷、潮湿的气候可能会诱发老年性关节炎。

2. 运动过度

长时间走路、蹲起运动等运动过度也容易对关节面造成损伤，诱发老年性关节炎。

二、临床表现

1. 总体表现

（1）关节疼痛与压痛：最常见的表现是关节局部的疼痛和压痛，负重关节及双手关节最易受累。一般早期轻度或中度间断性隐痛，休息时好转，活动后加重。随病情进展，可出现持续性疼痛，导致活动受限。关节局部可有压痛，伴有关节肿胀时尤为明显。疼痛在阴雨、潮湿天气会加重。

（2）关节肿胀：早期为关节周围的局限性肿胀，随病情进展可出现关节弥漫性肿胀、滑囊增厚或伴关节积液，后期可在关节部位触及骨赘。

（3）晨僵：晨起或关节静止一段时间后可出现僵硬感，活动后可缓解。晨僵时间一般数分钟至十几分钟，很少超过半小时。

（4）关节摩擦音（感）：多见于膝关节，由于软骨破坏、关节表面粗糙，关节出现摩擦音（感）。

（5）关节活动受限：由于关节肿痛，活动减少，肌肉萎缩，软组织痉挛等引起关节无力，活动受限。关节活动受限缓慢发生，早期表现关节活动不灵活，以后关节活动范围可因关节内的游离体或软骨碎片出现活动时的"绞锁"现象。

2. 不同部位骨关节炎的表现特点

（1）手：以远端指间受累最为常见，表现为关节伸侧面的两侧骨性膨大，称为赫伯登结节，近端指间关节伸侧出现者称为布夏尔结节。可伴有结节局部的轻度红肿、疼痛和压痛。第一腕掌关节受累后，其基底部的骨质增生可形成方形手畸形，手指局部有肿胀、压痛、屈伸活动受限，多有骨摩擦音。

（2）膝：膝关节受累在临床上最为常见。危险因素有肥胖、膝外伤和半月板切除。主要表现为膝关节疼痛，活动后加重，下楼梯更明显，休息后缓解。严重者可出现膝内翻或外翻畸形。关节局部有肿胀、压痛、屈伸活动受限，多有骨摩擦音。

（3）髋：男性髋关节受累多于女性，单侧多于双侧，多表现为局部间断性钝痛，随病情进展可发展为持续性疼痛。部分老年人的疼痛可放射到腹股沟、大腿内侧及臀部。髋关节运动障碍多在内旋和外展位，随后可出现内收、外旋和伸展受限，可出现步态异常。

（4）足：跖趾关节常常受累，可出现局部疼痛、压痛和骨性肥大。可出现足外翻等畸形。足底可出现骨刺，导致行走困难。

（5）脊柱：颈椎受累比较常见，腰椎第3、第4椎体为多发部位。可有椎体和后突关节的增生和骨赘，引起局部的疼痛和僵硬感，压迫局部血管和神经时可出现相应的放射痛和神经症状。颈椎受累压迫椎–基底动脉可引起脑供血不足的症状。腰椎骨质增生导致椎管狭窄时可出现间歇性跛行以及马尾综合征。

三、辅助检查

本病无特异性的实验室指标，影像学检查具有特征性改变，不仅帮助确诊骨关节炎，而且有助于评估关节损伤的严重程度，评价疾病进展性和治疗反应，及早发现疾病或相关的并发症。

（1）X线平片是一种常规检查手段。典型表现为受累关节间隙狭窄，软骨下骨质硬化及囊性变，关节边缘骨赘形成，关节内游离骨片。严重者关节面萎缩、变形和半脱位。

（2）CT用于椎间盘病的检查，效果明显优于一般X线检查。

（3）MRI不但能发现早期的软骨病变，而且能观察到半月板、韧带等关节结构的异常。

四、治疗要点

（1）减小劳动强度及关节过度负重。

（2）使用非甾体抗炎镇痛药物，如美洛昔康、布洛芬缓释胶囊及双氯芬酸钠等，能够促进关节炎症消退，缓解关节疼痛症状，达到抑制关节退行性改变的目的。

（3）使用超短波及微波治疗，能够加速关节血液循环，改善炎症反应，缓解关节疼痛及关节积液。

（4）关节内定期注射玻璃酸钠，可以缓解关节磨损。

（5）关节出现畸形等晚期表现时，可行人工关节置换手术。

子任务2　老年性关节炎护理方案

一、护理问题

（1）疼痛：与关节炎性反应有关。

（2）躯体活动障碍：与关节疼痛、僵硬、功能障碍有关。

（3）生活自理缺陷：与关节功能障碍、疼痛、疲乏有关。

（4）知识缺乏：缺乏疾病的治疗和自我护理知识。

（5）活动无耐力：与慢性炎症、活动障碍有关。

任务分析 5-10（1）

王奶奶目前存在的问题有疼痛、躯体功能活动障碍、活动无耐力。

二、护理措施

1. 饮食护理

老年性关节炎是一种常见的慢性疾病，饮食护理在缓解症状、改善生活质量方面具有重要作用。

（1）控制体重：体重过重会增加关节的负担，加重炎症和疼痛。保持适当的体重对于减轻关节炎症状非常重要。通过均衡的饮食和适度的运动，控制体重。

（2）增加抗炎食物摄入：富含 ω-3 脂肪酸的鱼类（如鲑鱼、沙丁鱼）、坚果、橄榄油、水果和蔬菜等。适当增加这些食物摄入，有助于减轻炎症。

（3）摄入足够的钙和维生素 D：对于维持骨骼健康至关重要，可减少骨折风险。优质的钙来源包括低脂奶制品、豆类、绿叶蔬菜等。

（4）减少摄入饱和脂肪和反式脂肪酸：这些脂肪可能增加炎症风险。减少加工食品和糖的摄入，避免过多的饱和脂肪和反式脂肪酸的摄入。

（5）适当的蛋白质摄入：蛋白质是维持肌肉和关节健康的重要营养素。选择瘦肉、鱼、家禽、豆类等富含优质蛋白质的食物。

（6）多摄入水果和蔬菜：这些食物富含维生素、矿物质和抗氧化剂，有助于减轻炎症，增强免疫系统。

（7）适量的膳食纤维：高膳食纤维饮食有助于消化和维持肠道健康。全谷物、豆类、坚果和水果都是良好的膳食纤维来源。

（8）避免过多的糖：高糖饮食可能导致体重增加和炎症。减少糖的摄入，特别是添加糖。

（9）避免过多的咖啡因和酒精：这些物质可能加重炎症和关节不适。

（10）保持充足的水分摄入：足够的水分对于关节润滑和维持身体功能至关重要。

2. 安全护理

（1）提供适当的步行辅助工具：对于行动不便的老年人，提供合适的助行工具，如拐杖、助行器或轮椅，以减轻关节负担，同时避免摔倒风险。

（2）营造安全的居住环境：确保居住环境的地面平整，没有杂物或导致绊倒的障碍物。使用防滑地毯和安全扶手来减少摔倒的风险。

（3）适当的家居改造：根据老年人的需要，进行家居改造，如加装扶手、扶手楼梯、浴室扶手等，以便老年人更安全地移动和进行日常活动。

（4）协助日常活动：帮助老年人进行日常活动，如穿衣、洗漱、进食等，以减轻关节的负担。

（5）定期锻炼：引导老年人进行适当的关节运动和活动，以保持关节灵活性和肌肉力量。但要避免过度的运动，以免加重关节疼痛。

（6）用药管理：严格遵照医嘱，指导老年人按时服用药物，以控制疼痛和炎症。

（7）注意疼痛护理：监测老年人的疼痛水平，及时采取措施减轻疼痛，如冷敷、热敷、按摩等。

（8）避免过度劳累：帮助患者合理分配活动和休息时间，避免过度劳累，以减轻关节负担。

3. 康复护理

（1）保证休息与运动之间的平衡：适度的休息可以帮助减轻关节的负担，缓解疼痛和肿胀，促进关节的恢复和修复。而适度的运动可以保持关节的活动性，增强关节的稳定性和灵活性，有助于改善关节功能和预防肌肉萎缩。指导老年人选择低冲击性运动，如散步、游泳、太极拳等，这些运动不会给关节带来过大的压力。

（2）落实物理因子治疗：应用低、中频电疗（音频电、干扰电、调制中频电等），可促进局部血液循环、缓解疼痛；应用高频电疗（如短波、超短波、微波疗法等）有消炎镇痛、缓解肌肉痉挛、改善血液循环作用。水疗（如热水浴、矿泉浴、药物浴）、药物离子导入、直流电、磁疗等均有促进血液循环、缓解疼痛作用，也可用针灸、按摩治疗，适当的手法运用不仅可以减轻关节疼痛，还可以有效地缓解关节肿胀，改善关节活动功能。水疗时应控制好温度，水温以 $36 \sim 38$ ℃为宜，以免造成心血管系统、神经系统、循环系统的影响。

（3）适时休息：指导老年人在运动后适时休息，给关节和肌肉充分的恢复时间。如果运动过程中出现疼痛或不适，应立即停止活动，并休息一段时间。

（4）使用辅助器具：指导老年人使用合适的辅助器具，如手杖、拐杖等，帮助行走，减轻关节负担。

（5）热敷与冷敷：可以在运动前为老年人进行热敷，帮助放松肌肉和关节；在运动后可以进行冷敷，减轻关节疼痛和肿胀。

4. 心理护理

（1）情绪支持：倾听老年人的情绪和感受，理解他们可能因为疼痛和功能障碍而产生的情绪波动，如愤怒、焦虑、抑郁等。

（2）教育和信息：为老年人提供关于老年性关节炎的详细信息，帮助他们了解疾病的病因、症状和治疗，从而减轻对未知的恐惧。

（3）积极态度：鼓励老年人保持积极的态度，相信康复和治疗的可能性，避免消极情绪影响康复进程。

（4）目标设定：帮助老年人设定实际可行的康复目标，逐步实现，从而提升他们的信心和满足感。

（5）情绪释放：鼓励老年人合理地表达情绪，可以通过交流、书写、绘画等方式来释放内心的压力。

（6）亲友支持：倡导老年人与家属和朋友保持紧密的联系，分享感受，得到情感上的支持。

（7）放松技巧：教授老年人一些放松技巧，如深呼吸、冥想、渐进性肌肉松弛等，有助于减轻焦虑和紧张感。

（8）社交活动：鼓励老年人积极参与社交活动，避免孤立，增加社交支持。

（9）应对策略：帮助老年人培养应对疼痛和不适的策略，如积极的心态、分散注意力、找到适合的疼痛缓解方法等。

（10）定期沟通：康复师、医生和家属可以定期与老年人进行沟通，了解他们的心理状态，及时提供支持和帮助。

三、健康指导

1. 调节生活方式

减少不合理活动，减少每日运动总量，使用减轻关节负荷的动作完成日常生活活动，避免危险因素，保护关节。如尽量在平地上行走，少爬山或不爬山，需要上下楼梯时，用手扶栏杆；避免长时间下蹲、久站。

2. 适当进行有氧运动

自行车、游泳、散步、太极拳等。减轻体重，以减轻膝关节负荷。保持良好的姿势，维持足够的肌力。

3. 改造家庭环境

以适应疾病的需要；穿厚、软底有弹性的鞋，禁穿高跟鞋。使用合适的辅助装置，在最佳体位下进行工作或日常生活活动；注意休息与活动相协调。

4. 合理饮食

及时补充钙剂，老年女性可遵医嘱补充雌激素；均衡营养，可多吃含蛋白质、钙质、胶原蛋白、纤维素的食物，如牛奶、奶制品、黑木耳、鱼、蹄筋等，以及柑橘、草莓等水果。

任务分析 5-10（2）

对于老年性关节炎患者，应该从生活方式的调整、运动、改造家庭环境、饮食等方面进行健康指导。

任务评价

学习自评表

班级 _____　　姓名 _____　　学号 _____

知识点	学习索引	学生自评	
		1—完全掌握　　2—部分掌握　　3—仍需加油	
	老年性关节炎的病因及病理	☐ 主要病因　　　　　　☐ 诱发因素	
	老年性关节炎的临床表现	☐ 关节疼痛与压痛　　　☐ 关节肿胀 ☐ 晨僵　　　　　　　　☐ 关节摩擦音（感） ☐ 关节活动受限	
	老年性关节炎的辅助检查	☐ X线平片、CT、MRI	
	老年性关节炎的治疗要点	☐ 药物治疗、物理治疗、人工关节置换术	
	老年性关节炎的护理问题	☐ 具体问题	
	老年性关节炎的护理措施	☐ 饮食护理　　　　　　☐ 安全护理 ☐ 康复护理　　　　　　☐ 心理护理	
	老年性关节炎的健康指导	☐ 生活方式的调整　　　☐ 运动 ☐ 家庭环境改造　　　　☐ 饮食	

项目检测

一、单选题

1. 老年性关节炎的主要病变是（　　）。

　　A. 关节内化脓性感染　　　　　　　　　　B. 关节特异性炎症

　　C. 关节软骨退变和继发性骨质增生　　　　D. 关节骨质疏松

　　E. 骨与关节慢性疼痛

2. 骨关节受损导致的畸形是（　　）。

　　A. 纽扣花样畸形　　　　　　　　　　　　B. 方形手

　　C. 手关节尺侧偏斜　　　　　　　　　　　D. 天鹅颈样畸形

　　E. 杵状指

3. 非化脓性骨关节炎的主要症状是（　　）。

　　A. 疼痛　　　　　　　B. 晨僵　　　　　　　C. 关节肿胀

　　D. 骨摩擦音　　　　　E. 活动受限

4. 患者，女，60岁，间断双手远端指间关节疼痛3年，晨僵30分钟，查体可见双手指上的希伯登（Heberden）结节，最可能的诊断是（　　）。

　　A. 类风湿关节炎　　　　B. 痛风　　　　　　　C. 骨关节炎

　　D. 银屑病关节炎　　　　E. 系统性红斑狼疮

5. 下述关于骨关节炎的描述，错误的是（　　）。

    A. 受累关节多为负重关节

    B. 男性发病多于女性

    C. 随年龄增加，本病的发病率逐渐升高

    D. 放射学检查有助于本病的诊断

    E. 患者可出现关节的晨僵表现

6. 以关节活动弹响（骨摩擦音）为特征性体征的风湿病是（　　）。

    A. 类风湿关节炎　　　　　B. 强直性脊柱炎　　　　　C. 风湿热关节受累

    D. 骨性关节炎　　　　　　E. 痛风性关节炎

7. 不符合骨关节炎特点的表现是（　　）。

    A. 表现为关节疼痛、骨性膨大　　B. 慢性起病、进展缓慢

    C. 膝关节在活动时有骨擦感　　　D. 休息时关节疼痛明显，活动时疼痛减轻

    E. 晨僵可达 20 ~ 30 分钟

8. 骨关节炎最基本的病理改变是（　　）。

    A. 滑膜炎　　　　　　　　B. 附着点炎　　　　　　　C. 关节软骨变性

    D. 中、小血管炎　　　　　E. 关节腔炎症

二、多选题

9. 骨性关节炎的病因和发病机制包括（　　）。

    A. 关节软骨消耗磨损　　　　B. 软骨下骨板损害使软骨失去缓冲作用

    C. 关节软骨糜烂溃疡　　　　D. 关节内局灶性炎症

    E. 软骨基质合成和分解代谢失调

10. 膝骨性关节炎的临床特点有（　　）。

    A. 早期以疼痛和僵硬为主　　　B. 骨摩擦音及膝内翻畸形

    C. 单侧或双侧交替　　　　　　D. 关节肿胀压痛

    E. 疼痛多发生于上下楼梯时

（蔡巧英）

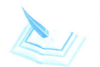

珍惜生命　休养生息
——老年生命教育

1. 能够描述生命教育的内涵、背景、取向、三个层次、五个向度。
2. 能够描述死亡教育的起源、意义、内容及熟悉老年人对待死亡的常见类型，以及如何做好老年人死亡教育。
3. 能够描述安宁疗护的意义与启示、目标、服务对象、服务模式及熟悉安宁疗护的服务内容。
4. 培养医护人员对生死问题的敏感性，接纳死亡，能够坦然面对自己与他人的生与死。
5. 能树立正确的生死观念，并培养医护人员对生命和生活的热爱，不恐惧，不随意放弃生命，但也不接受有辱尊严之死。

任务一　生命教育

【学思践悟】

庄子的生死观
——"生亦何欢，死亦何苦"

庄子妻死，惠子吊之，庄子则方箕踞鼓盆而歌。惠子曰："与人居，长子老身，死不哭亦足矣，又鼓盆而歌，不亦甚乎！"庄子曰："不然。察其始而本无生，非徒无生也而本无形，非徒无形也而本无气。杂乎芒芴之间，变而有气，气变而有形，形变而有生，今又变而之死，是相与为春秋冬夏四时行也。人且偃然寝于巨室，而我嗷嗷然随而哭之，自以为不通乎命，故止也。"

——《庄子·至乐》

潇洒达观的庄子认为生死就如同春夏秋冬四时的更替。生并不是获得，死也并不是丧失，生并不比死具有更大的意义。死亡也是回归万物、更新再造的开始。无为首领，生为脊背，死为尻尾，死生存亡为一体，这就叫作"生死如一"。

人的一生不是向死而生，就是向死而死。死是一个避不开的话题。只有正视死亡，才会好好地活。你是如何看待生死的呢？

任务描述 6-1

　　我国已进入老龄化社会，人口老龄化已经引起社会的广泛关注。工作的丧失、生理功能的减退和社会关系的变化均使得老年人承受着沉重的心理负担，很多老年人感受不到生活的意义。

　　请结合实际，说说生命教育的内涵及必要性，老年人生命教育的取向，及护理人员如何帮助老年人重新认识生命的意义，从容地面对死亡。

任务分解

　　生命教育分为生命教育概述、老年人生命教育 2 个子任务，如图 6-1-1 所示。请结合实际案例进行任务学习。

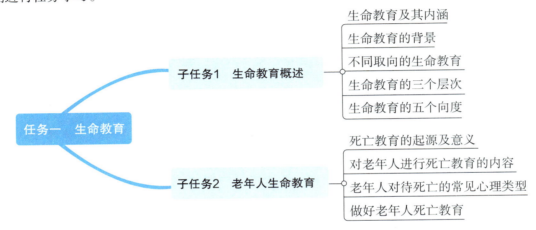

图6-1-1　生命教育的任务分解

子任务 1　生命教育概述

任务实施

一、生命教育及其内涵

　　生命教育，即是直面生命和人的生死的教育，目标在于使人们学会尊重生命、理解生命的意义，以及生命与天人物我之间的关系，学会积极生存、健康生活与独立发展，并通过彼此间对生命的呵护、记录、感恩和分享，由此获得身心和谐，事业成功，生活幸福，从而实现自我生命的最大价值。

　　生命教育的内涵可以概括为广义与狭义两种。狭义的生命教育指的是对生命本身的关注，包括个人与他人的生命，进而扩展到一切自然生命。

　　广义的生命教育是一种全人的教育。它不仅包括对生命的关注，而且包括对生存能力的培养和生命意义与价值的提升。通过开展生命教育，表达对生命状态的关怀，对生命情调的追求，使人更好地体验和感悟生命的意义，促进肉体生命的强健和精神生命的形成，在激扬生命之力的同时焕发生命光彩。

二、生命教育的背景

"生命教育"一词本是美国在 20 世纪 60 年代针对社会中吸毒、自杀、他杀、性危机等危害生命的现象时提出的，旨在唤醒人们对生命的热爱，消解生命的威胁。

1968 年，美国的杰·唐纳·华特士最先正式倡导生命教育的思想。

1977 年，列温顿（Leviton）在美国创刊《死亡杂志》，倡导向人们进行死亡教育。澳大利亚于 1979 年成立了"生命教育中心"（Life Educational Center，LEC），明确提出"生命教育"的概念。这是西方国家最早使用"生命教育"概念的机构。

在亚洲，日本于 1989 年新修订的"教育大纲"明确提出以尊重人的精神和对生命的敬畏的观念来定位道德教育的目标。

20 世纪 90 年代末，我国台湾教育界也开始了生命教育，国内教育研究领域叶澜等人也开始关注生命教育。武汉大学等学校陆续开设相关课程。

2000 年，我国郑晓江发表《台湾中小学的生命教育课》，首次把台湾的生命教育介绍到大陆。

2010 年 7 月 29 日，国务院发布了《国家中长期教育改革和发展规划纲要（2010—2020年）》。其中第一部分"总体战略"中第二章"战略目标和战略主题"明确指出："重视安全教育、生命教育、国防教育、可持续发展教育。促进德育、智育、体育、美育有机融合，提高学生综合素质，使学生成为德智体美全面发展的社会主义建设者和接班人。"这标志着生命教育正式上升为国家教育发展战略。

三、不同取向的生命教育

生命教育的核心是珍惜生命、注重生命质量、凸显生命价值。但是不同取向的生命教育，侧重点也不同。

1. 身心健康取向的生命教育

这是目前西方生命教育的主流，重视了解人体生理结构，给人以生命的孕育、发展的知识，教人以增进健康、疾病预防、面对危机的技能，以及保护环境的相关知识。

2. 生死取向的生命教育

生命教育最早源于西方兴起的死亡学和死亡教育。死亡教育主要目的在于让人们认识死亡的意义、本质，以及学习如何充实地生活与有尊严地死亡。

3. 伦理取向的生命教育

伦理取向的生命教育在我国台湾地区表现得比较明显。台湾地区的生命教育是通过伦理教育转化而来的。

4. 宗教取向的生命教育

宗教取向的生命教育重视让人相信神的存在，感受神的恩泽，并能根据教义了解人的生、老、病、死，遵循神的旨意去做，从而使人获得神的接纳，并能最终回归神的国度，以求灵魂的安顿，起到净化人心、引人向善的作用。

5. 社会取向的生命教育

社会取向的生命教育把人作为一个社会人，关注人的社会性发展，重视人我关系、人际相

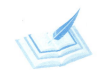

处、社会能力培养、自我生活的料理、生活习惯的培养、生活的调适及品格的培养，使个体能成为一位德行与学问兼备的人。

不同国家和地区的文化传统不同，便会出现不同取向的生命教育，取向方向主要反映当时社会的缺失和需求，同时由于一个国家或地区面临的问题通常不是单一的，生命教育的取向多数为多种取向的综合。

国内生命教育是伦理教育、社会教育、心理健康教育的综合体，主要涉及生命与健康、生命与安全、生命与成长、生命与价值、生命与关怀等教育主题。

四、生命教育的三个层次

1. 生存教育

即保存生命的教育。

2. 生命价值教育

即发展生命教育。

3. 死亡教育

以适当的方式和方法让人们了解、认识和接纳死亡，让人们认识到死亡是一种自然现象，消除他们对死亡的恐惧感，并通过认识死亡来感悟人的有限生命的宝贵，从而能够珍惜自己的人生，更加珍惜生命，"向死而知生"。

五、生命教育的五个向度

1. 人与自我关系的教育

认识自我生命的意义和价值，珍爱自己的生命，能够进行自我心理情绪的调控，规划人生的发展，开发生命的潜能，不断地超越自我，实现自我。

2. 人与他人关系的教育

学会尊重他人、关怀他人，具有宽容的意识，尊重人与人之间的差异，关注群体伦理，关注弱势群体和个体，与他人和睦相处，创造一个和谐的人际环境。

3. 人与社会关系的教育

作为一个社会性存在，个体生命首先要社会化，适应社会的要求，处理个人与社群、集体的关系，既要维护个人的正当权益、自由，又要维护公共的道德和利益，树立社会关怀和正义感。

4. 人与自然关系的教育

大自然是人赖以生存的环境，自然界的其他物种都是与人类息息相关的"朋友"。因此要尊重生物的多样性，具有一种悲天悯人的情怀，珍惜周遭的自然环境，保持自然生态平衡，追求可持续发展，创造一种天人合一的境界。

5. 人与宇宙关系的教育

从终极意义上说，生命以死亡为终点。但人正因为有死亡，短暂的人生才要活出意义，所以生命教育是教人思考死亡的意义，探索人类存在的价值，确立自己的人生信仰，努力创造自己灿烂的人生。同时，要认识国家、世界的伦理，关心人类的危机，树立地球村的观念。

子任务 2　老年人生命教育

一、死亡教育的起源及意义

死亡教育 1928 年起源于美国，20 世纪 50 年代末正式兴起。

1959 年，赫曼·费弗尔（Herman Feifel）发表第一部死亡教育的代表著作《死亡的意义》。

1963 年，罗伯特·富尔顿（Robert Fulton）在美国明尼苏达州的大学里首次开设了美国大学的第一门正规死亡教育课程。

1970 年，第一次死亡教育的研讨会在明尼苏达州的哈姆莱恩大学举行，之后死亡教育渐受重视。

1976 年，美国成立了"死亡教育与咨商协会"，这是美国最重要的死亡教育专业组织，也是国际最大的"教育的、专业的、科学的"死亡学领域的组织。

死亡是构成完整生命历程不可回避的重要组成部分，是人类不可抗拒的自然规律。对老年人乃至全社会进行有关死亡的教育，可以帮助人们正确地面对自我之死和他人之死，理解生与死是人类自然生命历程的必然组成部分，从而树立科学、合理、健康的死亡观。

二、对老年人进行死亡教育的内容

1. 克服怯懦思想

目前，在因疾病迁延不愈或生活自理能力低下的老年人群中，自杀是一个值得重视的问题。护理人员应该引导教育老年人，自杀本身就是怯懦的表现，生比死更有意义。

2. 正确地对待疾病

医护人员对于临终患者应"以患者为中心"，而不是"以疾病为中心"，以支持患者、控制症状、姑息治疗与全面照护为主，让他们知道积极的心理活动有利于提高人的免疫功能，良好的情绪、乐观的态度和充足的信心是战胜疾病的良药。

3. 树立正确的生命观

医护人员应注重老年患者的尊严与价值，提高他们临终期的生命质量。通过关心和照护，减缓老年患者的孤独感、失落感，增加舒适感，帮助他们树立正确的"死亡观"，提高其生命质量，维护其尊严。同时，注重满足患者的情感与精神需求，适时有效地进行心理疏导，营造家庭式关爱的氛围，有利于患者的精神平和与愉悦。

4. 做好充分的心理准备

当人们步入老年期以后，面临的是走向人生的终极——死亡。人们追求优生、优活，也希望善终、优死。怎样尽量使剩余的时间过得有意义？认识和尊重临终的生命价值，这对于临终的老年人是非常重要的，也是死亡教育的真谛所在。

临终关怀教育不仅可以帮助老年人树立正确的生死观，缓解其心理压力和心理上的痛苦，减轻、消除其失落感或自我丧失的恐怖心理，同时能够减轻临终老年人亲属的精神痛苦，保持身心健康。通过临终关怀教育还可以打破谈论死亡的禁忌，促进社会的文明进步，取代迷信、愚昧、落后的意识。

　　虽然人们都明白"人生自古谁无死"的道理，但是要做到很平静地对待死亡，从心理上接受死亡、战胜死亡，并不是件容易的事。对老年人进行死亡教育并不是让他们去掌握生死学的艰深理论，也不必将有关死亡的所有问题全部讲清，重点在于了解他们的文化素养和宗教背景，原先对死亡有什么看法，现在面对死亡或即将丧亲的情况下，最恐惧、担心、忧虑的究竟是什么？根据他们的有关情况，帮助老年人解决对死亡的焦虑、恐惧和各种思想负担，使他们能坦然面对可能的死亡，同时使老年人家属有准备地接受丧亲之痛。不同的人对待死亡有不同的反应。思考老年人对待死亡会通常有什么表现，我们护理人员面对不同表现类型的老年人的应对措施。

三、老年人对待死亡的常见心理类型

　　老年人对待死亡的态度受到许多因素的影响，如文化程度、社会地位、宗教信仰、心理成熟程度、年龄、性格、身体状况、经济情况和身边重要人物的态度等。老年人对待死亡的心理表现主要有以下几种类型。

1. 理智型

　　老年人当意识到死亡即将来临时，能从容地面对死亡，并在临终前安排好自己的工作、家庭及身后事，这类老年人一般文化程度和心理成熟程度比较高，他们能够比较镇定地对待死亡，能意识到死亡对配偶、孩子和朋友是最大的生活事件，因而总是尽量避免自己的死亡给亲友带来太多的痛苦和影响。他们往往在精神还好时，就已经认真地写好了遗嘱，交代自己死后的财产分配、遗体的处理或器官捐赠等事宜。

2. 积极应对型

　　老年人有强烈的生存意识，他们能从人的自然属性来认识死亡首先取决于生物学因素，也能意识到意志对死亡的作用。因此，能用顽强的意志与病魔做斗争，如忍受病痛的折磨和诊治带来的痛苦，寻找各种治疗方法以赢得生机。这类老年人大多是低龄老年人，并且有很强的斗志和毅力。

3. 接受型

　　这类老年人分为两种表现。一种老年人无可奈何地接受死亡的事实，如在农村，有些老年人一到 60 岁，子女就开始为其准备后事，做寿衣、做棺木、修坟墓等。对此，老年人常私下议论说："儿女们已开始准备送我们下世了"，但也只能沉默，无可奈何地接受。另一种老年人把此事看得很正常，多数是属于信仰某一种宗教的，认为死亡是到天国去、到另一个世界去。因此，自己要亲自过问后事准备，甚至做棺木的寿材要亲自看着买，坟地也要亲自看着修，担心别人办不好。

4. 恐惧型

　　老年人极端害怕死亡，十分留恋人生。这类老年人一般都有较好的社会地位、经济条件和良好的家庭关系，期望能在老年享受天伦之乐，看到儿女成家立业、兴旺发达。表现为往往会不惜代价，多方寻找起死回生的药方，全神贯注于自身机体的功能上，如喜欢服用一些滋补、保健药品，千方百计延长生命。

5. 解脱型

此类老年人大多有着极大的生理、心理问题，可能是家境贫苦、饥寒交迫、衣食无着，缺乏子女的关爱，或者因身患绝症、病魔缠身而极度痛苦。他们对生活已毫无兴趣，觉得活着是一种痛苦，因而希望早些了结人生。

6. 无所谓型

有的老年人不理会死亡，对死亡持无所谓的态度。

既要关注老年人的病理生理改变，也要了解其面对死亡的常见心理，关注老年人精神和心理需求。要尊重老年人的人格与权利，维护其生命尊严。

四、做好老年人死亡教育

死亡教育是引导人们科学、人道地认识死亡，对待死亡，以及利用医学死亡知识服务于医疗实践和社会教育。在临终关怀过程中，医护人员应做好对临终患者及家属的死亡教育，引导临终患者正确对待死亡。

1. 引导老年人正确认识和面对死亡

生命都经过孕育期，然后出生、成长到衰老，最后死亡。教育老年人如何"学习和练习死亡"，通过"准备死亡、面对死亡、接受死亡"三个过程，积极地提高生命质量，或者向家人提出自己的想法和要求，完成自己的心愿，发挥自己最后的余热，维护生命的尊严。

2. 帮助发现生命中有价值的闪光点

善于发现老年人生活中在事业、亲情、友情、爱情、人情上的闪光点。协助老年人寻找生命回忆中经历有意义的事件，如工作的辉煌与艰辛，创造过的精神财富和物质财富，亲情、友情的美好片段等。

3. 做好跨文化的死亡教育

宗教信仰对待生命和死亡更为达观，可以平静而较少害怕死亡的来临。对于有宗教信仰者，可允许临终者接受法师或牧师指导。

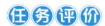

任务评价

学习自评表

班级 _____ 　姓名_____ 　学号_____			
知识点	学习索引	学生自评	
		1—完全掌握　　2—部分掌握　　3—仍需加油	
	生命教育及其内涵	□ 生命教育概念	□ 内涵
	生命教育的背景	□ 背景	

（续表）

知识点	不同取向的生命教育	☐ 身心健康取向的生命教育 ☐ 伦理取向的生命教育 ☐ 社会取向的生命教育	☐ 生死取向的生命教育 ☐ 宗教取向的生命教育
	生命教育的三个层次	☐ 生存教育 ☐ 死亡教育	☐ 生命价值教育
	生命教育的五个向度	☐ 人与自我关系的教育 ☐ 人与社会关系的教育 ☐ 人与宇宙关系的教育	☐ 人与他人关系的教育 ☐ 人与自然关系的教育
	死亡教育的起源与意义	☐ 起源定义	
	老年人死亡教育的内容	☐ 克服怯懦思想 ☐ 树立正确的生命观	☐ 正确地对待疾病 ☐ 做好充分的心理准备
	老年人对待死亡的常见心理类型	☐ 理智型 ☐ 接受型 ☐ 解脱型	☐ 积极应对型 ☐ 恐惧型 ☐ 无所谓型
	做好老年人死亡教育	☐ 引导老年人正确认识 ☐ 做好跨文化的死亡教育	☐ 帮助发现生命的闪光点

项目检测

一、单选题

1. 首次把我国台湾地区的生命教育介绍到大陆的是（　　）。

　　A. 郑晓江　　　　　　　　B. 华特士　　　　　　　　C. 叶澜

　　D. 冯建军　　　　　　　　E. 褚惠萍

2. 可以让人们了解、认识和接纳死亡的生命教育是（　　）。

　　A. 生存教育　　　　　　　B. 生命价值教育　　　　　C. 死亡教育

　　D. 保存生命教育　　　　　E. 发展生命教育

3. 李奶奶，80 岁，临床诊断肺癌晚期，无治疗希望。李奶奶了解到病情以后，经过思考，立下了遗嘱，安排了自己的遗产、家庭及身后事。请问李奶奶对待死亡的心理属于（　　）。

　　A. 理智型　　　　　　　　B. 积极应对型　　　　　　C. 接受型

　　D. 恐惧型　　　　　　　　E. 解脱型

二、多选题

4. 对老年人进行死亡教育的内容主要包括（　　）。

　　A. 克服怯懦思想　　　　　B. 正确地对待疾病　　　　C. 树立正确的生命观

　　D. 做好充分的心理准备　　E. 采取一切可能的办法寻找治疗疾病的药物

任务二　安宁疗护

【学思践悟】

安宁疗护方式的开创者

安宁疗护方式的开创者是英国人桑德斯（Dame Cicely Saunders）。1947 年，桑德斯照顾一位年轻的癌症患者大卫·塔斯马。由于当时医生对癌症患者的疼痛束手无策，桑德斯突发奇想："不知能否为癌症患者的疼痛做点什么？能否给他们更好的照顾？"于是，桑德斯决定为癌症患者建立一个像家而比较不像医院的地方。1948 年，塔斯马去世，将他的遗产 500 英镑都留给桑德斯，自此桑德斯便特别关心癌症患者，且继续为她的理想到处演讲、募款。1967 年，桑德斯创办了世界著名的临终关怀机构 —— 圣克里斯多福安宁医院（St. Christopher's Hospice），使垂危患者在人生旅途的最后一段过程得到舒适的照顾。

任务描述 6-2

死亡是生命过程的一个重要部分，也是一个必然的过程。科学技术可以延长人的生命，但无法使人永生。既然人必然要死，就应与优生一样要优死，这是人类文明和时代进步的标志。

请思考我们如何运用安宁疗护中科学的心理关怀和精湛的护理手段，最大限度地减轻患者的痛苦，更好地使患者平静地离开人间，使患者死而无憾，生者（家属）问心无愧。

任务分解

安宁疗护分为安宁疗护概述、安宁疗护服务 2 个子任务，如图 6-2-1 所示。请结合实际案例进行任务学习。

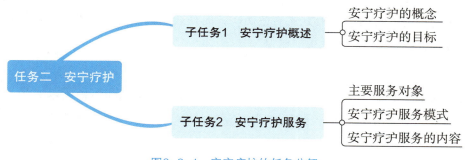

图6-2-1　安宁疗护的任务分解

子任务1　安宁疗护概述

任务实施

一、安宁疗护的概念

安宁疗护即临终关怀与舒缓治疗，是对生命末期患者的一种综合性的医疗与照护服务，是老年医疗卫生服务与养老服务中最后一个重要的环节。

世界卫生组织（WHO）指出，临终关怀是指对无治疗希望患者的积极与整体性的治疗与照护。在当代，临终关怀是指为生存时间有限（6个月或更少）的患者提供综合性的照护服务，以减轻生理痛苦和心理恐惧，目的既不是治疗疾病或延长生命，也不是加速死亡，而是改善患者余寿的生活质量。简言之，临终关怀"不以延长生命为目的，而以减轻身心痛苦为宗旨"。

舒缓治疗又称为姑息治疗。依据世界卫生组织的定义，舒缓治疗是指为无治疗希望的末期病患提供积极的、人性化的服务，主要通过疼痛控制、缓解躯体上的其他不适症状和提供心理、社会和心灵上的支持，为患者和家属赢得尽可能好的生活质量。舒缓治疗体现了人类对生命的尊重与珍惜，让人生的最后一段旅途过得舒适、平静、有尊严和少痛苦。

安宁疗护的理念为"维护生命，把死亡看作正常生理过程""不加速也不拖延死亡""控制疼痛及心理精神问题""提供支持系统以帮助家属处理丧事并进行心理抚慰"。安宁疗护并非放弃对患者的积极救治，也不是"安乐死"，而是用专业的方法帮助患者，确保其拥有最佳的生活质量，同时帮助患者的家庭和亲属能够平静面对亲人的离世。

二、安宁疗护的目标

桑德斯提出的安宁疗护目标是消除内心冲突、复合人际关系、实现特殊心愿、安排未完成的事业、与亲朋好友道别。

1. 减轻患者痛苦

安宁疗护的目的不再通过积极方式治愈疾病，而是通过控制各种症状，缓解症状给患者带来的不适，减轻患者痛苦，提高其生活质量。

2. 维护患者尊严

通过尊重患者对生命末期治疗的自主权利，尊重患者的文化和习俗需求，采取患者自愿接受的治疗方法，在照护过程中，将患者当成完整的个人，而不是疾病的代号，提升患者的尊严感。

3. 帮助患者平静离世

通过与患者及家属沟通交流，了解患者未被满足需要、人际关系网络及在生命末期想要实现的愿望，并帮助其实现，达到内心平和、精神健康的状态，患者能平静离开人世。

4. 减轻丧亲者的负担

通过安宁疗护多学科队伍的照护，减轻家属的照护负担，并给丧亲者提供居丧期的帮助和支持，帮助丧亲者度过哀伤阶段。

子任务 2　安宁疗护服务

任务实施

一、主要服务对象

安宁疗护服务对象主要是处于生命终末期的患者和老年人、临终患者的家属及其至亲好友。

二、安宁疗护服务模式

1. 医院服务模式

医院安宁疗护适用于有难治性或复杂性的临床症状，而在其他照护场所如社区、居家无法满足其全方位照护需求的终末期患者。医院安宁疗护为终末期患者提供跨区域、专业的、不以治愈为目标的综合医疗服务，解决危急重症和疑难复杂症状，满足患者和家属心理、社会，以及精神方面的需求。医院安宁疗护病房服务对象一般为诊断明确且病情不断恶化，现代医学不能治愈，属于不可逆转的慢性疾病终末期，预期存活期小于 6 个月的患者。

2. 社区服务模式

社区安宁疗护为终末期患者提供住院医疗机构、门诊及居家模式相结合的安宁疗护服务。社区卫生服务中心开展安宁疗护服务，应当到本区县医疗机构执业登记机关办理登记手续，为终末期患者及家属提供住院、门诊、居家基本服务，满足患者及家属在身体、心理、社会及精神方面的需求。

3. 居家服务模式

居家安宁疗护在家庭环境下，为处于生命终末期的患者提供缓解症状、舒适护理等服务，帮助患者解除生理、心理、社会和精神的痛苦，满足患者在家中接受照护和离世的愿望，使其能安详地度过人生的最后阶段，有尊严地辞世。同时帮助家属减缓失去亲人的痛苦，积极地面对生活，最终提高患者及家属从疾病诊断到居丧整个过程的生活质量。提供居家安宁疗护的医护人员可以来自医院、宁养院、安宁疗护中心或社区卫生服务中心等服务机构。服务对象为愿意接受居家安宁疗护的终末期患者。

任务分析 6-2

安宁疗护服务主要包括全面评估及控制痛苦和不适症状，提高生命质量，帮助服务对象舒适、安详、有尊严地离世。

三、安宁疗护服务的内容

1. 全面身体评估及症状控制

身体评估包括头颈部、胸腔及肺、腹部、背部、四肢、会阴部及意识状态等。

症状控制包括疼痛、胃肠道症状（如食欲缺乏、吞咽困难、恶心呕吐、胃肠道出血、便秘腹泻等）、呼吸道症状（如呼吸困难、咳嗽咯血等）、其他症状（如谵妄、睡眠障碍、淋巴水肿、发热、口腔溃疡等）。

2. 安宁疗护舒适照护

随着死亡脚步的临近，终末期患者的症状更加恶化，会出现呼吸困难、喉间痰鸣音、意识不清、指甲苍白或发绀、出冷汗、四肢厥冷等症状。因此，为终末期患者提供舒适照护是安宁疗护不可缺少的一部分，舒适照护包括环境的管理；床单位的管理；口腔护理；肠内、外营养护理；静脉导管维护；留置导尿护理；会阴护理；协助沐浴和床上擦浴；床上洗头；协助进食饮水；排尿、排便异常的照护；卧位的护理；体位转换；轮椅与平车的使用等。缓解患者不适的症状，减轻照顾者的负担，继而改善患者的生活品质。

3. 安宁疗护心理支持

心理支持的目的是恰当应用沟通技巧与患者建立信任关系，引导患者面对和接受疾病状况，帮助患者应对情绪反应，鼓励患者和家属参与，尊重患者的意愿做出决策，让其保持乐观顺应的态度度过生命终末期，从而舒适、安详、有尊严地离世。

（1）心理支持：一个人在知道自己不久于人世时，恐惧、惊慌、悲伤等情绪都有可能产生。安宁疗护工作人员通过患者的表情、言语、姿势、行为等了解患者的心理状态和行为，懂得患者的苦闷和恐惧。同时，通过与患者交流，了解患者的心理需求和意愿，帮助其缓解情感上的不安，适应临终这个突发事件。

（2）社会支持：终末期患者基本脱离社会，人际关系网络发生改变，易导致患者产生支持度不够的感受，安宁疗护工作者要关心、爱护终末期患者，了解患者心理需求和变化，做好宣传、解释和沟通工作。鼓励社会工作者和志愿者加入安宁疗护工作，为有需求的患者获取社会资源提供帮助；鼓励家属参与照护、及时表达对患者的关心，让患者感受到外界的关心和支持，尽力满足患者的要求和希望，使其在精神上得到宽慰和安抚。

4. 灵性疗护

灵性疗护包括引导患者及亲属寻找生命的意义、爱与关怀的满足、希望的实现、提供宗教信仰的依靠等。安宁疗护工作者通过倾听、同理、冥想等精神抚慰方法缓解患者精神困扰，包括帮助患者在生命末期寻求生命的意义、自我实现、给予爱与宽恕等。

5. 死亡教育

安宁疗护工作者通过死亡教育普及正确的生死观，帮助人们正确面对自我之死和他人之死，理解生与死是人类自然生命历程的必然组成部分，消除人们对死亡的恐惧、焦虑等心理，坦然面对死亡。

6. 家属的哀伤疗护

终末期患者离世后，患者的家属极度悲痛，部分家属在居丧时期难以接受丧亲的事实，无法适应丧亲后的环境改变等，表现出严重的焦虑、烦躁、愤怒，甚至自毁行为。安宁疗护工作包括针对家属的身体、情绪的评估与辅导；家属与患者之间沟通问题及有不同意见时的辅导；倾听及陪伴家属，使其感到被了解、被接受；为过劳家属提供喘息服务的安排，使其身心暂获休息等。

7. 濒死症状评估、死亡准备、遗体护理及丧葬准备

因为每个患者的个性及疾病不同，所呈现出来的濒死症状也不相同，如镜面舌、耳垂缩、陈式呼吸、死前嘎嘎声、阴茎（囊）缩、巩膜水肿、谵妄、临死觉知等。

濒死症状的评估可以提升照护技能，以便更准确地预估患者死亡时日，以利于患者及家属做善终准备，教导并协助家属做遗体护理及丧葬准备。

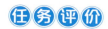

学习自评表

班级 _____	姓名 _____		学号 _____	

<table>
<tr><td rowspan="11">知识点</td><td rowspan="2">学习索引</td><td colspan="2">学生自评</td></tr>
<tr><td colspan="2">1—完全掌握　　2—部分掌握　　3—仍需加油</td></tr>
<tr><td>安宁疗护</td><td colspan="2">□ 定义</td></tr>
<tr><td rowspan="1">目标</td><td>□ 减轻患者痛苦
□ 帮助患者平静离世</td><td>□ 维护患者尊严</td></tr>
<tr><td>服务对象</td><td colspan="2">□ 处于生命终末期的患者和老年人
□ 临终患者的家属及其至亲好友</td></tr>
<tr><td>服务模式</td><td>□ 医院服务模式
□ 居家服务模式</td><td>□ 社区服务模式</td></tr>
<tr><td>安宁疗护
服务的内容</td><td>□ 全面身体评估及症状控制
□ 安宁疗护心理支持
□ 死亡教育
□ 濒死症状评估、死亡准备、遗体护理及丧葬准备</td><td>□ 安宁疗护舒适照护
□ 灵性疗护
□ 家属的哀伤疗护</td></tr>
</table>

项目检测

一、单选题

1. 安宁疗护的服务对象不包括（　　）。

　　A. 处于生命终末期老年人　　　　B. 临终患者的家属

　　C. 处于生命终末期的患者　　　　D. 临终患者的同事

　　E. 临终患者的至亲

2. 医院安宁疗护病房服务对象一般为诊断明确且病情不断恶化，现代医学不能治愈，属于不可逆转的慢性疾病终末期，预期存活期小于（　　）的患者。

　　A. 3 个月　　　　　　　　　　　B. 6 个月

　　C. 9 个月　　　　　　　　　　　D. 12 个月

　　E. 1 个月

二、多选题

3. 家属的安宁疗护工作主要包括（　　　　）。

　　A. 针对家属的身体、情绪的评估

　　B. 家属与患者之间沟通问题及有不同意见时的辅导

　　C. 倾听及陪伴家属

　　D. 针对家属的身体、情绪的辅导

　　E. 为过劳家属提供喘息服务的安排

4. 提供居家安宁疗护的医护人员可以来自（　　　　）。

　　A. 医院　　　　　　　　　　　　　B. 宁养院

　　C. 安宁疗护中心　　　　　　　　　D. 社区卫生服务中心

　　E. 社会志愿者

（李　翠）

参考文献

［1］肖新丽，储奕．老年护理［M］．北京：高等教育出版社，2017．

［2］张雪英．失智老年人照护［M］．北京：中国财富出版社，2019．

［3］洪震，朱蓓．基础护理学［M］．南京：江苏凤凰科学技术出版社，2018．

［4］孙建萍，张先庚．老年护理学［M］．北京：人民卫生出版社，2018．

［5］熊云新，叶国英．外科护理学［M］．北京：人民卫生出版社，2018．

［6］尤黎明，吴瑛．内科护理学［M］．北京：人民卫生出版社，2017．

［7］廖承红，李国萍，宫汝飞．老年护理学［M］．上海：同济大学出版社，2021．

［8］王丽华，鲁红，李相中．实用老年护理［M］．北京：中国科学技术出版社，2017．

［9］国家心血管病中心，国家基本公共卫生服务项目基层高血压管理办公室，国家基层高血压管理
    专家委员会．国家基层高血压防治指南2020版［J］．中国循环杂志，2021，36（3）：209-220．

［10］冯晓丽．老年照护［M］．北京：中国人口出版社，2019．

［11］国家市场监督管理总局，国家标准化管理委员会老年人能力评估规范：GB/T 42195—2022［S］．

［12］郭宏．老年护理学［M］．北京：中国医药科技出版社，2018．

［13］赵文星．老年人综合能力评估［M］．北京：人民卫生出版社，2022．

［14］冯丽华，史铁英．内科护理学［M］．北京：人民卫生出版社，2018．

［15］杨蕾，夏凡林，王永萍．老年照护：上下册［M］．北京：北京理工大学出版社，2021．

［16］刘成玉．健康评估［M］．北京：人民卫生出版社，2022．

［17］徐家仁．老年护理［M］．2版．北京：人民卫生出版社，2020．

［18］胡秀英，肖惠敏．老年护理学［M］．5版．北京：人民卫生出版社，2022．

［19］郭桂芳，刘宇（译）．老年护理学［M］．8版．北京：人民出版社，2021．

［20］中华医学会精神医学分会．中国老年期痴呆防治指南（2021）［M］．北京：人民出版社，
    2021．

［21］单伟颖，郭飏．老年人常用照护技术［M］．北京：人民卫生出版社，2021．

［22］朱霖．老年人健康管理实务［M］．北京：人民卫生出版社，2022．

［23］孙红梅，朱晓菊．老年照护技术［M］．北京：北京理工大学出版社，2021．